Dr. med. Dorothee Struck

Verhüten ohne Hormone

Alternativen zu Pille & Co.

Dr. med. Dorothee Struck

Verhüten ohne Hormone

Alternativen zu Pille & Co.

STADELMANN
VERLAG

Wichtiger Hinweis

Die Inhalte dieses Buches dienen der allgemeinen Information über gesundheitliche Themen, der Aufklärung, Information und Selbsthilfe. Jede Leserin ist aufgefordert, in eigener Verantwortung zu entscheiden. Das Buch kann und soll in keinem Fall die ärztliche Beratung, Diagnose oder Behandlung ersetzen. Sie sollten daher die hier bereitgestellten Informationen niemals als alleinige Quelle für gesundheitsbezogene Entscheidungen verwenden. Die Inhalte und Informationen dürfen nicht als Grundlage zur eigenständigen Diagnose und Beginn, Änderung oder Beendigung einer Behandlung von Krankheiten verwendet werden. Die Diagnosestellung und Beurteilung der Indikation einer medizinischen Behandlung obliegt allein Ihrer Ärztin.

Zur eigenverantwortlichen Behandlung geringfügiger Gesundheitsstörungen finden Sie hier Informationen zu Teemischungen und Produkten, die rezeptfrei in der Apotheke erhältlich sind. Dies entbindet Sie nicht von der Pflicht, die Beipackzettel sorgfältig zu lesen und ggf. Rat von Ihrer Ärztin oder Apothekerin einzuholen. Bei anhaltenden oder zunehmenden Beschwerden sollten Sie in jedem Fall ärztlichen Rat suchen. Die Inhalte wurden mit größtmöglicher Sorgfalt erstellt. Die Urheberin dieses Buches, der Verlag und seine Beauftragten übernehmen dennoch keine Gewähr für die Vollständigkeit, Richtigkeit, Aktualität und Ausgewogenheit der bereitgestellten Inhalte und Informationen. Eine Haftung der Autorin, des Verlags oder seiner Beauftragten für Personen-, Sach- oder Vermögensschäden ist ausgeschlossen.

Dieses Buch ist frei von offenem oder verdecktem Sponsoring durch Firmen, die Arznei- und Heilmittel herstellen. Allerdings hat die Autorin mehrfach als Referentin im Rahmen von medizinischen Fortbildungsveranstaltungen, die von Arzneimittelfirmen gesponsert wurden, teilgenommen.

Impressum

ISBN 978-3-943793-41-3

E-Mail: bestellung@stadelmann-verlag.de
Herstellung: Thomas Stadelmann
Illustration Umschlag: Torill Glimsdal-Eberspacher, Betzigau
Lektorat: Frauke Bahle, Merzhausen
Illustrationen: Dorothee Struck
Gesamtherstellung: Kösel, Krugzell

Inhaltsverzeichnis

Vorwort

Dieses Buch entstand aus meiner täglichen Arbeit heraus: Immer wieder fragen mich Frauen, ob es denn keine Alternativen zur »Pille« gebe – und immer wieder sind viele Frauen bass erstaunt, wenn ich anfange, von Gynefix, verschiedenen Spiralenmodellen, Femcap und NFP zu erzählen. Ich höre immer wieder die Frage: »Wo finde ich gute, zuverlässige Informationen darüber? Im Internet steht so viel ...« Wie finde ich also die Nadel im berühmten Heuhaufen? Und wenn ich schließlich erstklassige Infos gefunden habe, verstehe ich sie, auch wenn ich nicht »Medizinesisch« gelernt habe?

Ich habe im Vorfeld viele Bücher über Verhütung gelesen. Ich wollte schließlich nichts schreiben, was schon auf dem Büchermarkt verfügbar ist. Und oft genug habe ich mich geärgert! Über Informationen zur Portiokappe, die in etwa dem Wissensstand von 1930 entsprachen, über Fehlinformationen zur Spirale, die 1980 noch hätten durchgehen können, und darüber, dass Methoden teilweise gar nicht erwähnt wurden. Aber es gab auch wirklich gut gemachte Bücher, die sachlich korrekt waren – und meistens sterbenslangweilig. Es fehlten mir die Lebendigkeit und vor allem die praktischen Details. Verhütung findet nicht im luftleeren Raum oder in kreidetrockener Hörsaalatmosphäre statt, sondern sie betrifft die Lebens- und Liebesrealität von Frauen. Mit all den sehr praktischen Fragen und Problemen, die dabei auftauchen können. Es gibt keine dummen Fragen zur Verhütung, was »man aber nicht über manche Antworten von sogenannten ›Verhütungsexperten‹ sagen kann«. Dieses Zitat aus dem Mund von Dr. Anne Szarawski, der leider viel zu früh verstorbenen Chefherausgeberin des »Journal of Family Planning«, gab den letzten Anstoß, dieses Buch endlich in die Welt zu bringen und es als ein sehr persönliches und praktisches Buch zu schreiben. Ich habe nach bestem Wissen und Gewissen recherchiert, um den aktuellen Stand der medizinischen Erkenntnis abzubilden, wo immer es möglich ist, ich habe versucht, das Erfahrungswissen vieler Frauen mit einzubinden, und denke, damit ein Buch geschrieben zu haben, das es so noch nicht gibt. Möge es vielen Frauen nützen und auch den dazugehörigen Männern. Denn eine angespannte Frau, die ihrer Verhütungsmethode nicht über den Weg traut, ist für sich selber und ihren Partner keine wirkliche Freude.

Ich habe in diesem Buch immer die weibliche Form gewählt und wenn ich von Ärztinnen spreche, sind die männlichen Kollegen selbstverständlich ebenfalls gemeint. Ich denke, gute Frauenheilkunde auszuüben ist keine Frage des biologischen Geschlechts, sondern eine Frage von Mitgefühl und der Motivation, die bestmögliche Medizin zu machen, die unter den jeweiligen Bedingungen möglich ist. Es gibt tolle, einfühlsame und sehr kluge männliche Kollegen und ruppige, unsensible Frauen. Da ich aber das politisch korrekte »-Innen« schrecklich finde und das »Ärztinnen und Ärzte« holperig und den Lesefluss beeinträchtigend, habe ich, weil ich aus der Sicht einer Frau schreibe, mich für die weibliche Form entschieden.

1 Einleitung und was Frau vorweg wissen sollte

Meine eigene »Verhütungs- und Ausbildungsgeschichte« – von Großraumpullovern, der Farbe Lila und der Sicherheit von Verhütungsmethoden

Mit Beginn des Studiums stellte sich für mich das Thema Verhütung das erste Mal ernsthaft. Und für eine ökofeministische Vegetarierin[1], die ich damals war, mein Freund in der IPPNW (Ärzte gegen Atomkrieg) aktiv, galt es als politisch völlig unkorrekt, »Hormone« zu nehmen. »*No Atomkraft in my Apfelsaft!*« Also gab es Kondome. Dann beschaffte ich mir ein gutes, medizinisches Buch, das die Grundlagen der natürlichen Familienplanung sehr ausführlich beschrieb, sowie ein Digitalthermometer aus der Apotheke. Erst mal war alles wunderbar und funktionierte. Im zweiten Semester schleppte mich meine Freundin Dörtlis ins feministische Frauengesundheitszentrum (FFGZ). Dort lernte ich das Diaphragma kennen und war begeistert. Mittlerweile hatte ich einen Job als Aushilfe im Krankenhaus, überwiegend Nachtdienste und am Wochenende Schichtdienst, was die Temperaturmessung schwierig gestaltete. Dem FFGZ trat ich dann bei und machte in der Beratung und bei Selbstuntersuchungskursen mit.

Irgendwann lernte ich die Diaphragmaanpassung und gab die praktischen Erfahrungen weiter. Die Grundregel lautete damals: Die Frauen, die mindestens ein Jahr regelmäßig selber mit Diaphragma verhütet haben, können in die Beratung und Anpassung eingearbeitet werden. Frauenselbsthilfe war das Thema der Stunde und unsere »Bibel« war das Buch der amerikanischen Frauengesundheitsbewegung »How to stay out of a gynaecologist office«. »Frauenkörper neu gesehen« und später auch »Womens bodies, womens wisdom« von der genialen Dr. Chris Northrup lagen ständig auf meinem Lesestapel.

1 Ein Kommilitone sagte vor dem Physikum: »Dodo, wenn wir dich nicht im Semester hätten, wüssten wir nicht, wie viele Schattierungen von Lila es gibt. Aber deine Stricknadeln klappern und ich wäre froh, wenn du den nächsten Großraumpulli nicht in der Vorlesung stricken würdest!«

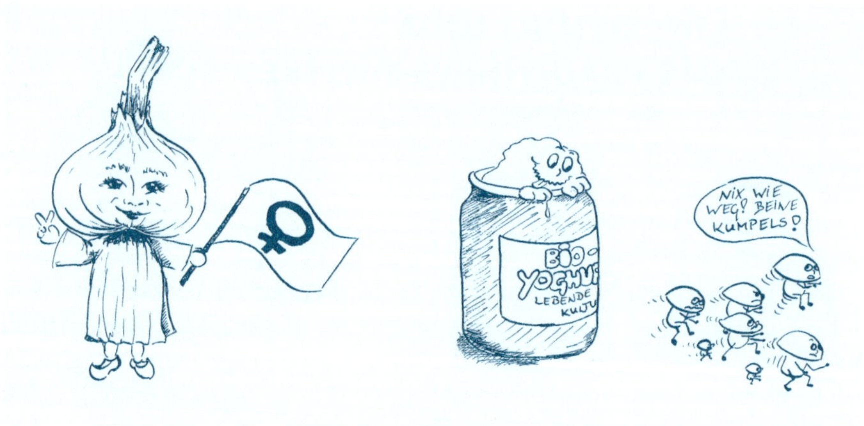

Abb. 1: Illustrationen zum Vortrag »Selbsthilfe bei häufigen Vaginalpilzinfekten« im FFGZ Kiel e.V. 1992 – heute würde ich weder Knoblauchzehen für die vaginale Anwendung empfehlen, noch Joghurt, aber das ist eine andere Geschichte.

Nach ein paar Jahren stieg ich dann auf eine Portiokappe um. Auch Kondome waren wieder Thema, nachdem meine erste Beziehung zu Ende war, was unfreiwillig zu einem Selbstversuch mit der »Pille danach« führte. Damals noch die Yuzpeh-Methode (Tetragynon): Was war mir schlecht! Bloß nicht neben das Mikroskop erbrechen! Und ich saß an diesem Morgen in der ersten Reihe vor unserem Professor … Die modernere Nachverhütung ist Göttin sei Dank nicht nur effektiver in der Verhütung von Schwangerschaften, sondern auch viel besser verträglich, wie im **Kapitel 10** »Nachverhütung« beschrieben. Die vier Tabletten blieben drin, kein Kind im Medizinstudium, erst mal war alles wieder gut.

Am Ende des Studiums wollte ich mir dann eine Spirale legen lassen, damals noch ein Multiload ohne Cytotec und ohne Lokalbetäubung. Ich war in einer Beziehung, in der eine Schwangerschaft so gar nicht funktioniert hätte. Ich bin der weisen Kollegin von damals immer noch dankbar, dass sie nach der Sondierung des Muttermunds den Versuch abbrach. Ich hatte heftige Schmerzen und Doris sagte: »Dein Muttermund geht sofort wieder knallfest zu, dein Körper will das gerade nicht! Ich kann dir die Spirale jetzt reindrücken, aber dann bist du in drei Monaten wegen Bauchschmerzen wieder da. Oder wir lassen das und du überlegst erst einmal, was sich wirklich passend anfühlt.« Fünf Tage später bekam ich Wind davon, dass der betreffende Herr, wegen dem ich das IUP wollte, zwei Nebenbeziehungen führte und gerne auf Kondome verzichtete … Damit hatte sich der Verhütungsbedarf fürs Erste erledigt!

Dann irgendwann wieder Diaphragma oder Portiokappe und Zyklusbeobachtung, insgesamt waren es fast 22 Jahre mit dieser Kombination. Zwischendurch unternahm ich zweimal kurze Selbstversuche in Sachen Pille, auch um mal zu wissen, wie sich das anfühlt: Bescheuert! Ich fühlte mich nicht wohl und hatte Schmierblutungen. Heute weiß ich, dass ich für mich völlig unpassende Präparate ausgesucht hatte, aber damals dachte ich noch, dass alle Pillen annähernd gleich wären, und in meiner Facharztausbildung hatte ich nicht viel darüber gelernt. Nach der alten Ausbildungsordnung war dies kein vorgeschriebener Fortbildungspunkt. Ich war vier Jahre in Kliniken gewesen, da war das Thema Verhütung nur insoweit relevant, als dass ich im Bereitschaftsdienst am Wochenende regelmäßig wegen der »Pille danach« aus dem Bett gepiepst wurde.

Auch die letzten 18 Monate in einer Belegpraxis halfen nur teilweise: Einer meiner Vorgesetzten bevorzugte eine bestimmte Pille und wollte, dass alle Frauen, die erstmals die Pille verschrieben bekamen, auf dieses Präparat eingestellt wurden. Ein Wechsel war nur bei Problemen vorgesehen. Ich fand die überblondierte Pharmareferentin, mit der er regelmäßig über einem Espresso schäkerte, unangenehm. Sie wollte mir immer weismachen, dass es nur deshalb zu den vielen Zwischenblutungen kam, weil die Damen die Pille mal morgens, mal abends nähmen – und eigentlich sei das ja auch gar kein Problem. Aber warum kam es bei anderen Pillen deutlich seltener zu Kleckerblutungen? Waren die Nutzerinnen dieser Pille schusseliger oder dämlicher als die, die andere Präparate nahmen? Mein zweiter Chef, ein super Operateur, hatte da keine starken Präferenzen. Aber so viel ich von ihm auch im Operationssaal gelernt habe, was verschiedene Pillen anbelangt: Fehlanzeige.

Dann fiel mir irgendwann auf, dass sich die medizinischen Fachangestellten an den Pharmamustern bedienten und einige Präparate nie im Musterschrank ankamen … Ich hakte nach, denn das versprach, interessant zu werden. Und tatsächlich bekam ich erstmals klare Aussagen, zwar ohne biochemische Begründung, aber dafür handfeste Erfahrung vom Fachpersonal:

Dieses Präparat ist super bei starken Menskrämpfen und Blutungen, jenes ist das einzige, was bei unserem »Küken« die heftige Akne kuriert hat. Zwischenblutungen, die sonst nicht in den Griff zu kriegen sind, sprechen für ein drittes Präparat ... Also gab es doch Unterschiede! Und es sind alles Pillen, die ich heute, über zehn Jahre später, immer noch gerne verordne, wenn es passt. Endokrinologische Fortbildungen, unter anderem bei Prof. Dr. med. Michael Ludwig in Hamburg, führten dann nach der Facharztprüfung zu dem biochemischen Hintergrundwissen, das mir klar werden ließ, warum welche Pille wann passt, aber auch warum einige Frauen so gar nicht froh mit hormoneller Verhütung werden und selbst mit fünf verschiedenen Präparaten immer wieder Nebenwirkungen haben.

Dann kamen 18 Monate in der Ambulanz der britischen Streitkräfte in der Lüneburger Heide. Die Soldatinnen gingen ganz anders mit Körperlichkeit um und stellten hohe Ansprüche ans Funktionieren auch unter schwierigen Bedingungen. Einige Einheiten gingen in den Kosovo, sichere Verhütung war für viele ein »must« vor der Abreise. Hier lernte ich die Gynefix kennen, völlig erstaunt, dass es so eine kleine, zierliche »Spirale« gibt. Nach weiteren anderthalb Jahren als Oberärztin in einer Klinik, in der das Thema ungeplante Schwangerschaften nur als Abtreibungen auf dem Operationsplan auftauchte, zog es mich wieder nach Hause, nach Kiel, zu einer eigenen Praxis und das ist auch gut so!

Aus der ökofeministischen Hardlinerin ist über die Jahre eine fröhliche, lebenspraktische naturheilkundliche Frauenärztin geworden, die immer noch ohne Hormone verhütet. Und mir ist es sehr wichtig, dass Frauen die ganze Bandbreite aller Verhütungsmittel kennenlernen können, die uns heute zur Verfügung steht.

Pille ja oder nein – Oder: Was ist eigentlich »natürlich«?

52 Prozent aller jungen Frauen in Deutschland nehmen die Pille: zur Verhütung, weil sie schwere Akne oder Mensschmerzen haben, weil sie als Leistungssportlerinnen den Zyklus an den Wettkampfkalender anpassen wollen ... Die Gründe sind vielfältig. Da nicht alle jungen Frauen verhüten wollen, weil gerade kein männlicher Partner da ist oder sie sich ein Kind wünschen, sind 52 Prozent eine ganze Menge. Ein großer Teil davon ist zufrieden, einige

sind nicht froh damit. Manche haben schon mehrere Präparate ausprobiert und hatten die unterschiedlichsten Nebenwirkungen, zum Beispiel Gewichtszunahme, Brustspannungen, miese Laune, häufige Scheideninfekte oder keine Lust auf Sex, andere haben ein »irgendwie ungutes Gefühl« dabei, jeden Tag ein Medikament zu nehmen, das synthetische Hormone enthält.

Die Pille ist eine »Veräppelung« des weiblichen Körpers: Durch die regelmäßige Zufuhr von synthetischen Gestagenen und meist synthetischem Östrogen wird dem Körper vorgegaukelt, er sei schon schwanger und die Eierstöcke könnten sich bequem zurücklehnen und sagen: »Arbeiten? Wir? Eisprung machen? Och nö! Sind doch schon alle Hormone da!« Das ist doch nicht natürlich, kritisieren etliche Frauen, aber was ist eigentlich Natur? Die oft zitierte »Mutter Natur« sieht im Durchschnitt acht bis zwölf Schwangerschaften pro Frauenleben vor, davon erreichen vier Kinder die Pubertät. Fehlgeburten und Sterblichkeit im Kindesalter sind einkalkuliert und die Evolution setzt zunächst einmal auf Arterhalt. Insofern ist jede Form, bei regelmäßigen sexuellen Beziehungen zu männlichen Partnern die Nachkommenschaft zu begrenzen, ein Eingriff in unsere Natur. In diesem Sinne ist eigentlich nur die ganz strikte Zeitwahlmethode wirklich natürlich, das heißt, die Begrenzung von Sex mit Samenerguss in der Scheide auf die Zeit nach dem Eisprung. So eine Einschränkung wollen aber viele Paare nicht. Daher müssen wir, um ungeplante Schwangerschaften zu verhüten, immer die eine oder andere Maßnahme ergreifen.

Manche Frauen finden eine Pille »voll unnatürlich«, andere Frauen finden die Idee abartig, sich einen Fremdkörper in die Gebärmutter einsetzen zu lassen. Wenn ich dann bei einer Untersuchung Bauchnabel- oder Intim-Piercings sehe, denke ich mir oft: Okay, das Naturverständnis ist wirklich sehr individuell. Um eine Spirale zu legen, muss ich jedenfalls keine Löcher bohren, wo die Natur keine vorgesehen hat. Der Muttermund kann sich bei einer Geburt auf zehn Zentimeter Weite öffnen, da sind knapp fünf Millimeter für die IUP-Einlage nicht wirklich viel. Aber nicht ich soll die Verhütungsentscheidung treffen, sondern die Frau, die vor mir sitzt.

Mit einem natürlichen Zyklus zu verhüten, ob mit Spirale, Barrieremethode oder Körperwahrnehmung, bedeutet auch, dass ich meinen natürlichen Zyklus annehme, so wie er ist. Bei schlechter Ernährung und Stress ist die Menstruation oft schmerzhafter, die Blutung kann sich verschieben oder ausbleiben. Das kann sich gut anfühlen, es ist eine Art Feedback, das der Körper mir gibt, wie ich mit mir umgehe. Aber es kann auch stören und lästig sein, wenn ich gerade funktionieren will und muss. Nach Absetzen der Pille springt bei den meisten Frauen zügig der eigene regelmäßige Zyklus wieder an, bei anderen dauert es etwas, bis sich die Eierstöcke daran erinnern, wie das mit der regelmäßigen Arbeit war. Ob daran immer die Pille mit den »bösen Hormonen« Schuld ist? Ich denke nicht, denn die Pille maskiert häufig auch hormonelle Probleme und spiegelt einen regelmäßigen Zyklus vor, wo normalerweise gar keiner wäre. Wenn Frauen vor der Einnahme der Pille Zyklusprobleme hatten, die Regel unregelmäßig kam oder zu viele männliche Hormone produziert wurden, dann hat sich das Problem nicht immer während der Pillenzeit »herausgewachsen«. In vielen Fällen helfen aber naturheilkundliche Maßnahmen, sich wieder in einen regelmäßigen Rhythmus einzuschwingen **(Kapitel 12)**.

An sich ist die Pille erst mal nur ein Verhütungsmittel unter vielen, die wir zur Verfügung haben. Wenn Sie mit Ihrer Pille glücklich und zufrieden sind, überlegen Sie sich, ob Sie wirklich etwas ändern wollen. Gut laufende Rennpferde sollte man nicht ohne Grund wechseln. Einige Frauen kommen zur Beratung, weil sie nicht mehr regelmäßig Medikamente einnehmen wollen, schrecken aber bei allen Alternativen heftig zurück: Spirale legen, das tut doch weh und ist ein Fremdkörper. Beim Diaphragma muss ich jedes Mal vor dem Verkehr etwas tun? Muss ich bei der natürlichen Familienplanung wirklich mit der Menstruations-App auf dem Smartphone Tage zählen und noch dazu regelmäßig Temperatur messen und meinen Schleim beobachten? Ist das sicher? Und selber bestimmen, wann ich die Mens bekomme, kann ich dann auch nicht mehr …

Tja, die Natur hat uns die Fähigkeit zur Fruchtbarkeit mitgegeben, wenn wir das jetzt gerade nicht nutzen wollen, müssen wir in der einen oder anderen Form aktiv werden. Und jede Verhütungsmethode hat ihre Vor- und Nachteile. Nebenwirkungen der Pille liegen manchmal ganz einfach daran, dass aus dem großen Angebot, das wir haben, nicht das exakt passende Präparat gewählt wurde. Aber einige Frauen kommen einfach nicht gut mit der Einnahme synthetischer Hormone klar oder benötigen aufgrund chronischer Erkrankungen eine Alternative. Für sie ist dieses Buch geschrieben, für alle anderen wird es ein anderes Buch geben. Und glauben Sie nicht, dass ich gegen hormonelle Verhütung bin. Natürlich werden in meiner Praxis Pillen verschrieben, Hormonspiralen und -stäbchen eingesetzt. Meine Kolleginnen und ich sind der festen Überzeugung, dass nur, wenn eine Frau alle Optionen kennt, sie die wählen kann, die zu ihrer Lebenssituation wirklich passt!

Sicherheit von Verhütungsmitteln: Was sagt der Pearl-Index wirklich aus?

Um die Verhütungssicherheit einer Methode zu bewerten, war lange Zeit der sogenannte Pearl-Index die Standardangabe. Er gibt an, wie hoch der Anteil von Frauen ist, die trotz Verwendung einer bestimmten Verhütungsmethode schwanger werden. In der Regel errechnet man die Quote auf 100 Frauenjahre, das heißt: Wenn 100 Frauen genau ein Jahr mit dieser Methode verhüten, wie viele werden trotzdem schwanger? Es ist aber nicht vorgegeben, wie groß die beobachtete Frauengruppe sein muss. Ebenso sind andere statistisch interessante Daten wie Alter der Frauen, Häufigkeit des Verkehrs und korrekte Anwendung der Methode für die Berechnung nicht festgelegt. Der Pearl-Index kann aus verschiedenen Quellen und Studien berechnet sein, dabei sagt die Zahl nichts darüber aus, unter welchen Bedingungen die Beobachtung erhoben wurde oder ob die wissenschaftliche Qualität der Untersuchung gut oder schlecht ist. Der Pearl-Index als solcher ist nur eine wissenschaftliche Berechnungsmethode!

Aus diesen Gründen wird der Pearl-Index (als Bezeichnung) in den wissenschaftlichen Betrachtungen zu Verhütungsmethoden seit über zehn Jahren eigentlich nicht mehr verwendet. Der Begriff hat sich zwar eingebürgert, aber eine Berechnungsmethode alleine sagt nichts aus. Der Begriff als Ausdruck für Verhütungssicherheit ist unpräzise und kann zudem auch tendenziös verwendet werden, je nachdem, wie der Wert ermittelt wurde bzw. was für Studien zur Berechnung herangezogen wurden. Wenn verschiedene Untersuchungen zusammengefasst werden, kommt meist eine große Spannbreite heraus, die verhütungswillige Frauen in der Regel verschreckt. Das Diaphragma beispielsweise hat einen Pearl-Index von 2–20, das bedeutet, von 100 Frauen werden zwischen zwei und 20 pro Jahr schwanger.

Frau Professor Ingrid Gerhard aus Heidelberg hat Ende der 1990er-Jahre Doktorandinnen auf die Portiokappe und das Diaphragma angesetzt. Sie ermittelten bei hochmotivierten Frauen, die gut in die Anwendung des Diaphragmas eingewiesen waren, erfahrene Anpasserinnen hatten und das

Diaphragma konsequent bei jedem Geschlechtsverkehr anwendeten, eine Sicherheit von 0,7/100. Das entspricht genau der Sicherheit der damaligen Kupferspiralen. Wie kann das sein? Wenn Sie im Internet nach Verhütungssicherheit recherchieren, finden Sie für ein Diaphragma vermutlich einen Durchschnittswert von 6/100 für Frauen, die noch nicht geboren haben, und von 8/100 für Frauen, die schon mindestens ein Kind haben. Die Werte gründen aber auf einer Zusammenfassung verschiedener Studien, bei denen zum Teil Frauen, die definitiv keine Kinder wollten, mit Frauen, die nur den Abstand zwischen zwei Schwangerschaften verlängern wollten, in einen Topf geschmissen wurden. Teilweise wurden keine Angaben gemacht, ob und welche Spermien hemmenden Cremes verwendet wurden … Äpfel und Birnen in einem Korb.

Das heißt, ein Pearl-Index sagt etwas über Durchschnittswerte aus, nicht aber über die individuelle Frau, ihren Wissensstand zum Diaphragma und vor allem nicht zu ihrer Motivation, wirklich immer zu verhüten. Gerade für die weiblichen Barrieremethoden **(Kapitel 4)** ist dieses Thema spannend, daher dort mehr zum Thema Biomathematik (= medizinische Statistik). Fakt ist: Die Statistiken sind nur so gut wie die Ausgangsdaten, und Hintergrundwissen hilft, die Sicherheit einer Methode besser einzuschätzen.

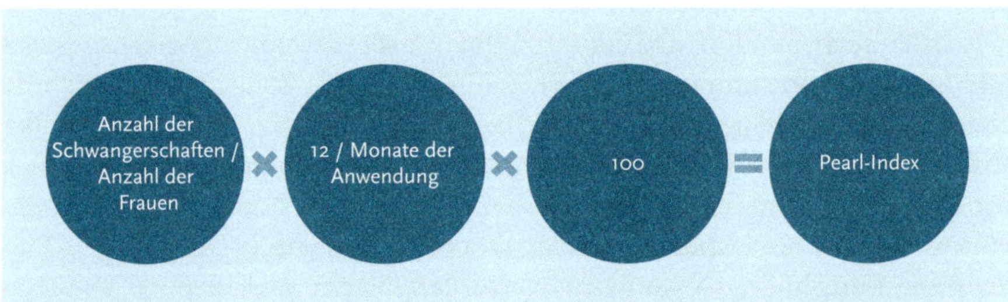

Abb. 2: Der Pearl-Index wurde nach dem amerikanischen Biologen Raymond Pearl (1897–1940) benannt. Beispiel: Ein Pearl-Index von 8 bedeutet, dass 8 Frauen von 100, die mit einer bestimmten Methode ein Jahr verhüten, am Ende des Jahres schwanger sind oder waren.

Der Pearl-Index wird in diesem Buch als Maßeinheit nicht mehr verwendet. Seriöse Angaben zur Verhütungssicherheit umfassen stattdessen immer zwei Werte:

- *Methodensicherheit (perfect use):* Sie gibt die Verhütungssicherheit bei absolut korrekter Anwendung der Methode ohne Störeinflüsse an.
- *Anwendersicherheit (typical use):* Das ist die Anwendung unter den nicht perfekten Bedingungen des Alltags. Das normale Leben also, so wie es ist, bunt, lebendig, manchmal chaotisch, Krankheitsphasen eingeschlossen. Synonym wird häufig das Wort »Gebrauchssicherheit« verwendet.

Beide Werte werden nach der Methode des Pearl-Index berechnet, können also theoretisch beide als »Pearl-Index« für eine Methode angegeben werden, denn wie gesagt, Herr Pearl verlieh nur einer Rechenformel seinen Namen. Und heute gilt auch: Wenn die Untersuchungsqualität bzw. die statistische Aussagekraft der verfügbaren wissenschaftlichen Daten eingeschränkt ist, muss dieses angegeben werden, wie zum Beispiel beim Femcap.

Für die Pille, die gemeinhin als sehr sicher gilt, bekommen wir starke Abweichungen bei beiden Werten. Die Methodensicherheit liegt bei fast allen Präparaten deutlich unter 1/100. Werte wie 0,3/100 klingen erst einmal super. Bei Betrachtung der Anwendersicherheit, die bei allen oralen Kombinationspillen (Antibabypillen zum Schlucken) weltweit zwischen 6 und 8 liegt, werden Frauen dann stutzig. Vergesslichkeit, Erbrechen, Durchfälle, Einnahme von anderen Medikamenten, die die Leber veranlassen, die Pille schneller abzubauen, all das kommt in der Realität vor. Bei einigen Frauen selten, bei anderen häufig. Die Frauen, die chronisch krank sind, Magen-Darm-Entzündungen haben oder Langzeitmedikamente brauchen, wissen oft um ihr erhöhtes Risiko, ungeplant schwanger zu werden. Sie verhüten meist doppelt, das heißt, mit Kondom dazu, oder sie suchen Alternativen. Die Schusseligkeit ist eine große und häufige Fehlerquelle, weshalb es so schade ist, dass wenige junge Frauen über Langzeitmethoden Bescheid wissen, zum Beispiel über die Spirale, Verhütungsstäbchen oder über Methoden, die den Magen-Darm-Trakt umgehen, etwa das Verhütungspflaster, das auch eine Form von Pille ist, nur eben zum Aufpappen auf die Haut.

Um das Thema »Schusseligkeit« wissenschaftlich zu ergründen, kamen britische Forscher vor einigen Jahren auf eine spannende Idee: Pillennutzerinnen bekamen in einer Studie ihre Pillen in Blisterstreifen, die mit einem elektronischen Messgerät ausgestattet worden waren. Dieses zeichnete auf, wann eine Pille aus der Verpackung herausgedrückt wurde[2]. Parallel dazu sollten die Probandinnen abends Tagebuch über ihre Pilleneinnahme führen. Im Durchschnitt wurden laut elektronischem Messfühler ein bis zwei Pillen pro Monat nicht genommen, die Patientinnen protokollierten aber deutlich seltener, dass sie eine Pille vergessen hatten, nämlich ungefähr alle zwei Monate … Ein schlechtes Gedächtnis und eine Routine, die in der Hektik des Alltags dann doch mal nicht eingehalten wird, erklären so manche Schwangerschaft trotz Pilleneinnahme – und die schlechte Anwendersicherheit von sechs bis acht Schwangerschaften pro 100 Frauen.

Bei den Spiralen dagegen sind die Methodensicherheit und die Anwendersicherheit fast identisch. Ist eine Spirale oder eine Kupferkette gut gelegt worden, kann frau fast nichts mehr falsch machen.

Der Anspruch, den viele Frauen an Verhütungssicherheit haben, ist in den letzten 40 Jahren deutlich gestiegen, wir sollten anfangen, dem durch präzise Datenaufbereitung Rechnung zu tragen. Aber auch die Frauen, die verhüten wollen, sollten nicht alles für bare Münze nehmen, was an leicht verfügbaren Informationen vor allem im Internet herumschwirrt.

Was sich in den ganzen medizinwissenschaftlichen Daten nicht wiederfindet und auch gar nicht abbilden kann, sind die Erfahrungen, die Ärztinnen während der jahrelangen Begleitung ihrer Patientinnen sammeln, die Frauen selber machen und die in Frauengesundheitszentren von den Anfängen in den 1970er-Jahren bis heute in die Beratung einfließen.

Nicht nur viele Kolleginnen, auch andere mit Verhütungsfragen befasste Berufsgruppen – in Deutschland Sozialpädagoginnen von Pro Familia, in anderen europäischen Ländern speziell geschulte Krankenschwestern oder Hebammen – berichten in den letzten fünf bis sechs Jahren über das vermehrte Aufkommen von vor allem jungen Frauen, die eigentlich nichts wollen. Sie kommen zur Verhütungsberatung mit einer riesigen Anspruchshaltung: Sie

2 Allerdings zeichnete das Gerät nicht auf, ob die Pille dann auch genommen wurde … Sie glauben nicht, was medizinische Fachangestellte in gynäkologischen Praxen für Anrufe bekommen: »Meine Pille ist ins Abwaschwasser gefallen, jetzt ist die Farbe ab, wirkt die dann noch?« Oder: »Die Pille ist runtergefallen und mein Hund hat sie aufgeschleckt, was soll ich tun?«

wollen hundertprozentige Verhütungssicherheit, lehnen aber Hormone ab, möchten keine Spirale, da schmerzhaft, Barrieremethoden stempeln sie von vorneherein als zu unsicher ab und weisen »das Gefummel vor dem Sex« von sich. Auf NFP wollen sie sich auch nicht einlassen, da sie jederzeit zu Sex bereit sein wollen. Dazu ist ganz klar zu sagen:

Keine Verhütungsmethode ist hundertprozentig wirksam, außer: die Apfelmethode! Statt Sex einen Apfel zu essen, immer, jedes Mal. Äpfel sind gesund! »An apple a day, keeps the doctor away!«, sagt ein englisches Sprichwort. Bei zuverlässiger Anwendung hält der regelmäßige Apfelkonsum statt Sex auch die Hebamme fern. Wenn Sie hundertprozentig nicht schwanger werden wollen, hilft es wirklich nur, Sex mit Männern zu vermeiden. Leben Sie zölibatär, legen Sie sich bei Bedarf eine Vibratorensammlung zu oder suchen Sie im Internet nach einem asexuellen Kerl (die gibt es). Wenn Sie auch Frauen sexuell anziehend finden, löst vielleicht eine Frauenbeziehung das Verhütungsproblem.

Die Alternative ist, der Realität ins Auge zu sehen: Wir Frauen sind fruchtbar, die Fähigkeit, Kinder zu bekommen, ist Teil unserer Natur. Behandeln Sie Ihre Fruchtbarkeit nicht wie eine Krankheit, die um jeden Preis ausgerottet werden muss, sondern wie ein Geschenk, das Sie nur jetzt nicht nutzen möchten. Und machen Sie sich Gedanken darüber, was Sie tun wollen, wenn Ihre Verhütungsmethode versagt (Kapitel 10). Nicht alle ungeplant entstandenen Kinder erweisen sich als Desaster, manche sind ein tolles Geschenk des Lebens. Viele von uns wären heute nicht hier auf diesem Planeten, gäbe es nur geplante Wunschkinder. Aber es gibt auch Zeiten und Situationen im Leben, in denen ein Kind nicht vorstellbar ist. Sich rechtzeitig über Nachverhütungsmöglichkeiten zu informieren und der eigenen Haltung zu Abtreibung oder Adoption klar zu werden, mindert die Panik oft schon deutlich.

Eine ausführliche und individuelle Verhütungsberatung, wo bekomme ich die?

Je nachdem, wo eine Frau wohnt, kann dies ein Problem sein. Eine Hamburgerin hat das Familienplanungszentrum vor Ort, in dem Ärztinnen, Krankenschwestern und Sozialpädagoginnen zu allen Themen rund um Sexualität, Verhütung, Schwangerschaft und Abtreibung beraten können, und das auch noch in mehreren Sprachen. Engagiert, freundlich und offen für Menschen aus allen gesellschaftlichen Bereichen und für Jugendliche konsequent kostenfrei – leider gibt es das nicht allerorten. Pro-Familia-Stellen sind in kleineren Städten häufig nicht mit einer Ärztin besetzt. Sozialpädagoginnen beraten dort oft sehr engagiert bei Schwangerschaftskonflikten und bei Fragen zu Sexualität und Partnerschaft, aber es ist nicht immer möglich, ein Diaphragma angepasst zu bekommen. Feministische Frauengesundheitszentren, die wie in Berlin zum Beispiel Diaphragma-Trainingsgruppen anbieten, sind in Deutschland auch nicht mehr dicht gesät und vom Besuch bei der Frauenärztin sind viele Damen frustriert.

Viele Ärztinnen nehmen sich für so etwas gar keine Zeit. (Wie knapp die Zeit für Beratung und Untersuchung bemessen ist, dazu schreibt im nächsten Absatz die Vorsitzende unseres Berufsverbandes in Schleswig-Holstein, Frau Doris Scharell.) Zudem liegt der Schwerpunkt in der ärztlichen Versorgung auf den Verhütungsmitteln, die verschreibungspflichtig sind wie die Pille oder arztgebunden wie die Spirale, ob mit Hormonen oder ohne. Da eine Diaphragmaanpassung oder ein Training für natürliche Familienplanung (NFP/Sensiplan, Kapitel 6) auch von einer entsprechend ausgebildeten nicht ärztlichen Fachfrau durchgeführt werden kann, fallen solche Methoden in den Arztpraxen oft unter den Tisch. In anderen Ländern, etwa in Großbritannien, übernehmen häufig Hebammen oder Krankenschwestern diese Tätigkeiten, beispielsweise in den Sexual Health Clinics des NHS (National Health Service). Demnach bleibt einer Frau, die nicht mit Hormonen verhüten möchte, bei uns meist nur die Option, sich gründlich zu informieren und die Dinge selber in die Hand zu nehmen bzw. eine gezielte Grundlage für das Gespräch mit ihrer Ärztin zu schaffen. Dazu soll dieses Buch eine praktische Hilfestellung sein.

Gesetzliche Regelungen zur Verhütungsberatung in Deutschland

Doris Scharell, Frauenärztin und Vorsitzende des Berufsverbands der Frauenärzte (BvF) für Schleswig Holstein

»In Deutschland gibt es ein Gesetz, das das persönliche Recht der Menschen auf Empfängnisverhütung regelt. Jedes Mädchen und jede Frau, die krankenversichert ist, hat überall in Deutschland einen Anspruch auf ärztliche Beratung über Fragen der Empfängnisregelung. Zur ärztlichen Beratung gehören auch die erforderliche Untersuchung und die Verordnung von empfängnisregelnden Mitteln. Wenn man unter 18 Jahre alt ist, bekommt man empfängnisverhütende

Mittel, die ärztlich verordnet werden müssen, von der Krankenkasse bezahlt, beispielsweise die Pille, die Verhütungsspritze, den Verhütungsring, das Verhütungspflaster, die Pille danach oder die Spirale. Man kann also in die Apotheke gehen, das Rezept abgeben und bekommt das Verhütungsmittel, ohne etwas bezahlen zu müssen. In der Zeit vom vollendeten 18. Lebensjahr bis zum vollendeten 20. Lebensjahr bekommt man diese Mittel ebenfalls kostenfrei, man muss lediglich eine Gebühr von fünf Euro bezahlen. Danach sind alle diese Kosten selbst zu tragen.

Ärztinnen und Ärzte, die diese Mittel verschreiben, haben sich verpflichtet, zum Wohle der Frau, die ein Verhütungsmittel braucht, nach den gesetzlichen Richtlinien zur Empfängnisregelung zu beraten und zu handeln. Sie sollen in ihrer Beratung die wissenschaftlich anerkannten Methoden berücksichtigen, in jedem Fall individuell und persönlich zu den Problemen der Frau beraten und, wenn es erforderlich ist oder gewünscht wird, auch den Partner oder die Partnerin mit in die Beratung einbeziehen. Manchmal kann diese Beratung zeitintensiv und kompliziert sein. Es können kulturelle, intellektuelle oder sprachliche Probleme auftreten. Es gibt Vorurteile und manchmal wollen Eltern die Empfängnisverhütung verbieten. Manchmal redet man auch schlicht aneinander vorbei – ein solches Kommunikationsproblem führte beispielsweise bei einer Professorin dazu, dass sie immer nur dann die Pille nahm, wenn sie Geschlechtsverkehr hatte.

Zu dieser ärztlichen Beratung gehören auch Untersuchungen und die Verordnung von empfängnisverhütenden Mitteln, wenngleich nicht bei jeder Beratung über Maßnahmen zur Empfängnisregelung auch eine Untersuchung erforderlich ist. Bekommt man das erste Mal eine Pille verordnet, gehört eine solche Untersuchung im Normalfall jedoch zur Beratung dazu. Die Ärztin oder der Arzt wird nach der eigenen Vorgeschichte und der Krankheitsvorgeschichte der Familie fragen, um beispielsweise schwerwiegende Gründe auszuschließen, die gegen die Pille sprechen, oder um weitere Untersuchungen zu veranlassen. Die Pille hat neben dem großen Vorzug einer sicheren Empfängnisverhütung bei regelmäßiger Anwendung auch Risiken, über die man sprechen muss. Wie in der Schule braucht man aber manchmal einen Merkzettel, um bei den vielen Informationen nicht eine zu vergessen. Seit Anfang 2014 gibt es einen Merkzettel für Ärztinnen und Ärzte zu den Risiken der Pille. Auf diesem Zettel müssen sie ankreuzen, dass sie mit der Patientin über ein sehr seltenes, aber wichtiges Risiko bei kombinierten Pillen (also Pillen mit Östrogenen und Gestagenen) gesprochen haben: Es geht um das Risiko, eine Thrombose, also ein Blutgerinnsel, zu entwickeln. Nach dem Gespräch bekommt die Patientin einen Informationsbogen ausgehändigt, damit sie in der Lage ist, dieses seltene Ereignis ggf. auch selbst zu erkennen.

Zur Untersuchung im Rahmen der Pillenverordnung gehört die gynäkologische Untersuchung auf dem Untersuchungsstuhl mit einem Zellabstrich des Muttermunds und einem Sekretabstrich aus der Scheide, um eine Infektion auszuschließen. Zusätzlich wird der Blutdruck gemessen und wenn man eine Spirale haben möchte, wird noch eine Ultraschalluntersuchung gemacht. Bei Frauen und Mädchen, die Geschlechtsverkehr haben, gehört bis zum abgeschlossenen 25. Lebensjahr auch einmal jährlich die Untersuchung einer Urinprobe auf genitale Chlamydia-trachomatis-Infektionen dazu. Als Hintergrundinformation zu dieser Untersuchung wird der Frau das Merkblatt »Warum wird mir ein jährlicher Chlamydientest angeboten?« ausgehändigt. Manchmal muss man auch nach dieser Untersuchung fragen, weil sie nicht Bestandteil der Beratung ist.

Wenn man die Pille nimmt oder die Spirale trägt, gehören Kontrolluntersuchungen während der Dauer der Anwendung zur eigenen Sicherheit dazu. Empfohlen wird eine halbjährliche Kontrolle mit einer Beratung, falls sich die Lebensumstände geändert haben oder Fragen aufgetaucht sind. Wenn man zum Beispiel mit dem Rauchen angefangen hat, mehrere Kilo zugenommen hat, sich plötzlich eine schwerwiegende Krankheit wie Rheuma, eine Schilddrüsenerkrankung oder die Zuckerkrankheit eingestellt hat oder man über längere Zeit ins Ausland gehen möchte, dann ist es wichtig, darüber zu reden und ggf. ein anderes Verhütungsmittel zu wählen. Es zählen dabei nur die ganz individuellen Probleme und nicht das, was zum Beispiel die Freundin mit der Pille erlebt hat. Natürlich gehören die Probleme mit dem Verhütungsmittel wie Pillenmüdigkeit, Pillenfehler, Abnahme des Lustgefühls oder verstärkte Regelblutung bei der Spirale zur Beratung und können in jedem Fall besprochen werden. Auch wenn die Möglichkeiten manchmal eingeschränkt sind, hat die persönliche ärztliche Beratung zu den eigenen Problemen einen höheren Stellenwert als sich in einem Internetforum auszutauschen oder eine Information zu googeln. Beratungen und Untersuchungen zu den empfängnisregelnden Maßnahmen nehmen im Praxisalltag einer frauenärztlichen Praxis einen großen Raum ein und werden auch gerne gemacht.

In ganz Deutschland gelten für jede Ärztin und jeden Arzt, jede Krankenkasse, jede Frau dieselben Rechte, Pflichten und Empfehlungen zu Beratungen, Verordnungen und Untersuchungen zur Empfängnisregelung. Häufig wird aber die Beratung zu alternativen Verhütungsmitteln wie Diaphragma, Portiokappe oder natürliche Empfängnisverhütung zum Problem, weil Ärztinnen und Ärzte dafür nicht umfassend genug ausgebildet werden oder kein Interesse daran haben und für diese Methoden keine Notwendigkeit für eine ärztliche Verordnung besteht. Einschränkend ist auch die zeitliche Vorgabe von zwölf Minuten für die Beratung und Untersuchung durch das System: Das reicht in keinem Fall aus, um in Ruhe ein Diaphragma anzupassen und immer wieder die Handhabung zu erklären, bis es keine Unsicherheiten mehr gibt. Diese Leistung ist im Versorgungssystem der Krankenkassen nicht vorgesehen, weil es kein ärztlich zu verordnendes Mittel ist. Es bleibt dann nur eine Selbstkostenleistung in der Frauenarztpraxis oder die Beratung in einem Familienplanungszentrum.

Letzteres kann aber je nach Wohnort der Frau zum Problem werden. So unterscheiden sich die Angebote im Süden und Norden des Landes und die Konfession, die in dem jeweiligen Bundesland vorherrscht, nimmt ebenfalls Einfluss auf die Beratung. Von niederschwelligen Angeboten mit freundlicher Ansprache ohne moralischen Zeigefinger und mit viel Zeit können Frauen in vielen Gegenden nur träumen.

Bei einer flächendeckenden Verbreitung von ambulant tätigen Ärztinnen und Ärzten ist in jedem Fall die Versorgung der Frauen zu Maßnahmen zur Empfängnisregelung gewährleistet.«

Danksagungen werden gerne überlesen, können aber informativ sein

In all den Jahren, in denen ich mich nun schon in der Frauenheilkunde bewegt habe, bin ich wunderbaren Menschen, Frauen wie Männern, begegnet, die sich mit großem Engagement dem Thema »Frauengesundheit« verschrieben haben – Frauengesundheit, wie wir sie in den 1980er-Jahren verstanden haben, als eine Stärkung des Wissens von Frauen über ihren Körper, über Möglichkeiten zur Selbsthilfe und im Hinblick auf autonome Entscheidungen über die Anzahl unsere Kinder und wie wir sie gebären wollen. Ich bin für viele Impulse und anregenden Austausch, freigebig mitgeteilte Informationen und vieles mehr dankbar. Alle kann ich nicht nennen, einen Teil dieser Menschen habe ich aus den Augen verloren, mit anderen stehe ich seit Jahren in Verbindung. Die meisten wissen, dass ich Sie im Herzen trage, ich muss sie nicht alle aufzählen. Aber ich möchte hier einige nennen, die für die eine oder andere Leserin von Nutzen sein können. Sie sind alle schnell im Internet zu finden und können mit ihren Ärztinnenpraxen individuell behandeln (und Diaphragmen anpassen) oder mit ihren Verlagen oder Firmen Anlaufstelle für weitere Informationen sein.

Die Kolleginnen

Dr. med. Anja-Maria Engelsing, Frauenärztin und klassische Homöopathin, eine weise Frau in der Begleitung von Krankheitsphasen mit einem umwerfenden Gespür für Worte und Sprache.

Heide Fischer, Ärztin und Kräuterfrau, die konsequent Frauen darin fördert, ihren Körper als eine Quelle von Wachstum und Heilung zu sehen. Sie empfiehlt in ihrer Praxis und in ihren frauen-naturheilkundlichen Seminaren unermüdlich das Diaphragma und gibt Anpassungskurse für Behandlerinnen.

Doris Scharell, Frauenärztin, Ärztin für Naturheilverfahren, nicht nur in Sachen Diaphragma und Portiokappe engagiert, sondern auch in unserem Berufsverband ständig aktiv. Doris organisiert Ärztefortbildungen, setzt sich ein, damit auch unter den Bedingungen unseres Gesundheitssystems vernünftige Frauenheilkunde möglich ist und bleibt.[3]

Britta Hildebrand, Frauenärztin in Wedel, mein Qualitätsmanagement in der Praxis, der Tipp zur Online-Fortbildung zur 3-Punkt-Anästhesie am Muttermund bei schwierigen IUP-Einlagen der F.I.A.P.A.C. (Fédération Internationale des Associés Professionnels de l'Avortement et de la Contraception) und viele andere praktische Hinweise stammen von ihr.

Ingeborg Stadelmann, Hebamme, hat eines der ersten Geburtshäuser in Deutschland mit aus der Taufe gehoben und fördert seit Jahren in Seminaren

3 Viele mosern über die Probleme unseres Gesundheitssystems. Aber wir haben eines! Bei uns muss niemand an einem durchgebrochenen Blinddarm sterben, nur weil eine Krankenhausrechnung der finanzielle Ruin für die ganze Familie wäre. Ja, wir dürfen jammern und an einer Verbesserung des Systems arbeiten, aber wir sollten wissen, dass wir das auf einem hohen Niveau der Gesundheitsversorgung tun.

und Kursen einen wohlwollenden, weiblichen Umgang mit unseren Körpern. Sie hat bereits sehr nützliche Bücher im Bereich Naturheilkunde und Frauen verlegt. Inge, ich lache immer noch darüber, dass Euer Buch zum Thema Infertilität (»Hoffnung bei unerfülltem Kinderwunsch« von Annemarie Schweizer-Arau) nicht aus den Puschen kam, weil die erste Lektorin schwanger wurde. Und als es endlich fertig war, wurde der junge Mann, der das Buch vermarkten sollte, Papa ... Wirkt also!

Firmenkontakte

Martin Kessel, Firma Medintim, der das SILCS/Caya-Diaphragma durch die europäische Zulassung gebracht hat und das Femcap in Deutschland verfügbar machte. Das waren viel Papierkram und Beharrlichkeit, die geleistet werden mussten, um Frauen zu nützen, die keine Diaphragmaanpasserin in ihrer Nähe finden. Auf jedem großen Gynäkologenkongress steht er mit einem kleinen Stand oft fast verloren neben den großen durchdesignten Ständen der Pharmakonzerne und verteilt unermüdlich an Kolleginnen Informationen zu Diaphragmen und anderen Bereichen von Verhütung und Sexualität.

Firma Tomed, die uns seit Gründung meiner Praxis mit guten IUP in verschiedenen Größen versorgt. Hier erhielt ich außerdem wissenschaftliche Daten und hilfreiche Kontakte, um tiefgehend für meinen Vortrag über Metallbelastung durch Spiralen für die Medizinische Woche in Baden-Baden 2009 zu recherchieren. Eigentlich war das der erste Impuls für dieses Buch, da mir klar wurde, wie viel Wissen es gibt, von dem bei den Anwenderinnen, aber auch bei den Kolleginnen, die tagtäglich Verhütungsberatung betreiben, nur wenig ankommt.

Dr. med. Dr. rer. nat. Dirk Wildemeersch, Contrel, Belgien, Entwickler des Gynefix, war ebenfalls bei der Recherche für meinen Vortrag 2009 zum Thema »IUP und Metalle« und auch später sehr freigebig mit Hintergrundinformationen und Studienmaterial.

Firma Prosan B.V., Arnhem, Niederlande, die mich mit Studienmaterial und Abbildungen über die verschiedenen IUP-Größen versorgt haben, ohne zu fragen, wozu ich das brauche. Ich freue mich immer, wenn Firmen wissenschaftlichen Austausch fördern und selber zum Nutzen der Patientinnen forschen.

Nota bene: Dieses Buch ist ohne jedes Sponsoring von Firmen entstanden, Punkt.

Es sind in einzelnen Kapiteln Präparatenamen genannt, überwiegend pflanzliche Medikamente oder Produkte, mit denen ich teilweise seit über zehn Jahren gute Erfahrungen gemacht habe und die ich in der Praxis verwende bzw. verordne. Auch hierfür gab es kein »Sponsoring«, ich nenne lediglich die gut laufenden Rennpferde, ohne damit sagen zu wollen, dass andere Hersteller keine guten Orthomolekularia (Präparate mit Vitaminen und Mineralstoffen), Phytopharmaka oder ähnliches herstellen. Ich finde es aber für die Nutzbarkeit des Buches für die Leserin in dieser Form am sinnvollsten. Geschützte Warennamen sind nicht besonders kenntlich gemacht. Aus dem Fehlen eines solchen Hinweises (Warenzeichen) kann also nicht geschlossen werden, dass es sich um einen freien Warennamen handelt.

Und einen besonderen Dank an Joachim Struck, meinen Mann, ohne den dieses Buch nie zur Druckreife gelangt wäre! Neben viel Wortwitz ist er der Mann mit dem praktischen Wissen über Bücher, Papier und Computer … So kann ich mich voll auf die Inhalte konzentrieren.

Alle anderen sind in meinem Geist und meinem Herzen gehalten!

Kiel im Mai 2015
Dorothee Struck

2 Frauenkörper – Geniestreich der Natur

«Thank God I'm a woman, no doubt and no fear, yeah ...
Thank God that I'm a woman, so free and so clear«
(Songtext von Anna F.) – Von Dingen, die im Biologieunterricht nicht erzählt wurden

Es wäre wünschenswert, dass jede Frau sich in ihrem Körper wohlfühlt, Lust hat, ihn – besser wäre »sie« – kennenzulernen, innen wie außen, und dass sie sich selber akzeptieren kann, so wie sie ist. Es macht die Vielfalt und Schönheit im Leben aus, dass wir nicht alle mit dem gleichen Standardförmchen gebacken wurden. Aber auch wenn der menschliche Körper in vielen individuellen Variationen existiert, so teilen wir dennoch alle ein Grundmuster. Dieses Grundmuster will ich im Folgenden beschreiben. Dabei gehen die Erklärungen ein bisschen über das Biologiebuch in der Schule hinaus, denn das Wissen um die Funktion und Bedeutung unserer Organe ist ein Eckstein für die erfolgreiche Anwendung hormonfreier Verhütung.

Die Gebärmutter (Uterus)

In der chinesischen Medizin wird sie als »außerordentliches Palastorgan« bezeichnet – ein wunderschönes Wort für das Organ, in dem unsere Kinder heranwachsen können. Es ist geradezu genial aufgebaut, um neues Leben erst neun Monate zu behüten und gut zu tragen und dann ans Licht der Welt zu befördern. Zu diesem Zweck besteht die Gebärmutter, medizinisch Uterus genannt, aus drei Schichten und hat mehrere Anteile.

Die äußere der drei Schichten, ein Überzug aus **Bauchfell**, interessiert uns im Bereich der Verhütung am wenigsten. Diese spiegelglatte dünne Haut, die alle Bauchorgane umschließt und medizinisch Serosa oder auch Peritoneum heißt, ist eine Gleitfläche. Sie bewirkt, dass die Organe bei Bewegungen sich gleitend gegeneinander verschieben können, ohne das etwas hakelt oder schmerzt. Die Dünndarmschlingen beispielsweise rutschen bei ihrer Verdauungsarbeit reibungslos über den Uterus. Und die Gebärmutter kann in der

Schwangerschaft bis drei Querfinger unter den Rippenbogen nach oben wachsen, die anderen Organe wie Leber und Darm rutschen dann zur Seite und nach oben.

Beim Mann bildet das Bauchfell eine in sich abgeschlossene Höhle, bei der Frau hingegen ist dieser Raum über die Eileiter offen zur Außenwelt. Auch wenn der Schleimpfropf im Muttermund ein sehr effektives Hindernis gegen aufsteigende Bakterien darstellt (dazu später mehr), können gelegentlich doch Keime über die Gebärmutter in die Eileiter gelangen und sich über die seitlichen Öffnungen der Eileiter in die Bauchhöhle aufmachen und eine Bauchfellentzündung (Peritonitis) verursachen. Einige Keime, wie zum Beispiel Darmbakterien, machen sich dann mit akuten Schmerzen, Fieber und starkem Krankheitsgefühl bemerkbar.

Einige andere Fieslinge wie die Chlamydien verursachen wenige bis keine Beschwerden, während sie sich langsam auf ihrem Weg bis zur Leber hoch ausbreiten. Aber heimlich still und leise kommt es zu spinnwebartigen Bindegewebeschleiern, die die Organe miteinander verkleben, die Eierstöcke einhüllen und die Eileiter verschließen können. Erst wenn die Verwachsungen fester und härter werden, kommt es zu diffusen Unterbauchschmerzen. Verwachsungen können weder im Ultraschall, noch im Röntgenbild oder in anderen bildgebenden Verfahren gesehen werden. Häufig fallen sie auf, wenn eine Frau bei unerfülltem Kinderwunsch eine Bauchspiegelung bekommt. Manchmal sind die Schäden dann irreparabel und es bleibt nur eine künstliche Befruchtung im Reagenzglas als Weg zum Wunschkind.

Insofern kann das Bauchfell bei chronisch fortschreitender Entzündung durch Chlamydien und andere Erreger zu langfristiger, dauerhafter und irgendwann auch sehr ungewollter Verhütung führen. Daher ist beim Partnerwechsel immer zu beachten: Alle Verhütungsmethoden schützen mehr oder weniger sicher vor ungeplanter Schwangerschaft, aber lange nicht alle halten sexuell übertragbare Infektionskrankheiten fern. Es klingt unappetitlich, aber mikrobiologisch gesehen schlafen wir nicht nur mit unserem jeweiligen Partner, sondern auch mit allen anderen Frauen, die er vorher im Bett hatte, und deren vorherigen Partnern … Im Zweifel also zusätzlich Kondome benutzen, das Bauchfell dankt.

Die zweite Schicht der Gebärmutter ist die Muskulatur, das **Myometrium.** Es handelt sich um glatte, nicht willkürlich beeinflussbare Muskelzellen mit Superfähigkeiten, die jeden Bodybuilder Tränen des Neids in die Augen treiben würden. Vor der ersten Schwangerschaft wiegt die Muskelmasse ca. 80 g, in der ersten Schwangerschaft wächst sie auf locker 1000 g an, um nach der Geburt – ohne Falten zu bilden, ohne schlabbrig zu werden oder die Funktion zu verlieren – auf 100 bis 120 g wieder zusammenzuschnurren. Und das wiederholt sie klaglos bei jeder weiteren Schwangerschaft.

Die Muskelfasern setzen am Dach der Gebärmutter, dem Fundus, an, laufen in Spiralzügen in den Wänden der Gebärmutter herunter und verankern sich in der ringförmig angeordneten Muskulatur des Gebärmutterhalses. Die Anordnung ist optimal, um mit Kontraktionen das Dach der Gebärmutter zum Muttermund hin zu ziehen, diesen durch Zug zu öffnen und herauszuschieben, was die Gebärmutter rauslassen möchte. Sei es im Großen das Kind, wenn der Geburtstermin erreicht ist und der hormonelle Dialog zwischen Mutter und Kind sagt: Wir haben fertig! Sei es im Kleinen die Schleimhaut bei der Menstruation, wenn keine Schwangerschaft eingetreten ist. Auch Reizungen durch eine schlecht angepasste, zu große Spirale können sich mit starken Kontraktionen schmerzhaft während der Mens bemerkbar machen, wenn der Uterus den Störenfried loswerden will. Das Dach der Gebärmutter ist übrigens der Ort, an dem der Knoten der Kupferkette verankert wird.

Innen in der Gebärmutter liegt die Schleimhautschicht, das **Endometrium**. Es baut sich aus einer Grundebene jeden Monat unseres fruchtbaren Frauenlebens zum Eisprung hin auf ca. 1 cm Dicke auf, wandelt sich nach dem Eisprung unter dem Einfluss des Gelbkörperhormons um und verlässt uns als Menstruation, wenn keine Schwangerschaft eingetreten ist. Der Aufbau und der anschließende Umbau erfolgen nach dem Kommando der wechselnden Hormone. Regieren in der ersten Zyklushälfte nach Abklingen der Menstruation die aufbauenden Östrogene, so ist für den Umbau in der zweiten Zyklushälfte ausreichend Progesteron nötig. Mangelt es an Progesteron und ist die Umwandlung unvollständig, kann sich die Schleimhaut nicht richtig ablösen und die eingesprossten Blutgefäße, die ein werdendes Kind versorgen sollten, können sich nicht zurückziehen. Dann ist die Blutung stärker und unter Umständen auch länger, als sie sein sollte. Auch Schmierblutungen, die in der zweiten Zyklushälfte bis zur Menstruation auftreten und länger als zwei Tage vor einer Regelblutung andauern, können Ausdruck eines Mangels an Progesteron sein. Ein solcher Mangel wird auch als Östrogendominanz bezeichnet. Schmierblutungen bis zu drei Tage lang um den Eisprung herum gelten als völlig normal, viele Frauen haben diese mittzyklischen Blutungen. Sie stammen nicht aus dem Endometrium, sondern meist vom Muttermund, der sich leicht öffnet und dessen Blutgefäße sehr durchlässig sein können.

Warum ist das interessant?

Wenn eine Frau mit Spirale verhütet, kommen gelegentlich Schmierblutungen vor. In den ersten ein bis drei Zyklen gilt das als normal, denn die Einlage irritiert die Schleimhaut und die Gebärmutter muss sich erst an den neuen Mitbewohner gewöhnen. Bei fast allen Frauen hat sich diese Irritation aber bereits mit der folgenden Menstruation erledigt, einmal abbluten, Schleimhaut neu aufbauen und gut. Aber was ist, wenn langfristig Schmierblutungen bei liegender Spirale auftauchen? Wenn die Zwischenblutungen einen klaren Bezug zum Zyklusgeschehen haben, ist es eher unwahrscheinlich, dass die Spirale schuld ist. Aber eine schlecht liegende Spirale, die zu groß oder verrutscht ist, kann an einzelnen Stellen drücken. Im Gegensatz zu Füßen, die auf Druckstellen mit Hornhaut reagieren, wird das Endometrium durch Druck über die Monate dünner und dünner und weicht schließlich ganz zurück. Der Fachausdruck »Denudation« kann als Glatzenbildung übersetzt werden. Das heißt, dass die Muskulatur nackt und ungeschützt ist und die in der Muskulatur liegenden Blutgefäße aufgeschürft werden. Halten die Schmierblutungen über sechs Monate mit einer Spirale an, ist es wichtig, genau zu gucken, wann und in welchem Zusammenhang Zwischenblutungen auftreten, bevor die Verhütungsmethode gewechselt wird und die Frau hinterher mit Blutungen, aber ohne Spirale dasteht.

Der Gebärmutterhals (Zervix)

Der Gebärmutterhals wird auch Zervix genannt. Er wächst als einziger Teil der Gebärmutter während der Schwangerschaft nicht mit, sondern hält die Gebärmutter geschlossen, bis es Zeit ist, das Kind zu gebären. Ein Teil des Gebärmutterhalses liegt innen hinter der Scheidenwand in der Bauchhöle, ein Teil ragt in die Vagina hinein. Dieser Teil wird auch als Portio (anatomisch korrekt: Portio vaginalis) bezeichnet. Mittig auf der Portio können wir den äußeren Muttermund als Grübchen tasten, nach Geburten ist das Grübchen oft nicht mehr rund, sondern länglich. Von der Festigkeit her fühlt sich die Portio mit dem Muttermund an wie eine Nasenspitze, die auch ein kleines

Grübchen im Knorpel hat. Der Gebärmutterhals verkürzt und dehnt sich unter der Geburt, bis ein Kind mit einem Kopfdurchmesser von 10 cm durchtreten kann. Nach der Entbindung hat er sich bereits in wenigen Tagen wieder formiert.

Im Gebärmutterhals sitzen viele Drüsen, die einen Schleimpfropf produzieren. Dieser ist die meiste Zeit im Zyklus sowohl für Spermien als auch für Bakterien undurchlässig. Vor dem Eisprung wechselt er die Zusammensetzung **(Kapitel 6)** und bildet eine Art Verkehrsleitsystem: Samenzellen bitte hereinspaziert und herzlich willkommen, Keime müssen leider weiterhin draußen bleiben. Das klappt zum Eisprung hin sehr gut, lediglich am Ende der Menstruation funktioniert der Schleimpfropf nicht optimal, denn mit der Mens werden immer Teile des Schleims mit hinausgewaschen. Daher birgt Verkehr während der ausklingenden Menstruation das höchste Risiko für eine Eileiterentzündung, keimverschleppende Praktiken wie Analverkehr und anschließender Vaginalverkehr sollten dann unbedingt unterbleiben.

Der innere Teil des Gebärmutterhalses dient außen als Verankerung für einen großen Teil des Bandapparates, mit dem die Gebärmutter im Becken aufgehängt ist und der vom Bauchfell umschlossen wird. In dieser Bauchfelldoppelung, auch als **Parametrien** bezeichnet, liegen die Eileiter, Blutgefäße, Nerven, Lymphgefäße und die Bänder, die für die Versorgung der Gebärmutter und anderer Genitalorgane wie der oberen Vagina nötig sind.

Die Eileiter (Tuben)

Nein, wie eine aufgerollte Tuba, das Blasinstrument, sehen die Eileiter nicht aus. Eher wie umgedrehte Alphörner. Mit dem schmalen Ende verschwinden sie in der Gebärmutterwand, um mit der kleinen Öffnung dort Anschluss an die Gebärmutterhöhle zu finden. Auch die Tuben sind dreischichtige Organe. Innen sind sie mit einem »Mikro-Flokati« aus winzigen Flimmerhärchen ausgekleidet. Die Härchen können sich aktiv bewegen und dabei einen Sog erzeugen, der die Eizelle in Richtung Gebärmutter führt. Neben den Flimmerzellen besteht die Schleimhaut des Eileiters auch aus Drüsenzellen. Sie geben ein Sekret ab, das der Ernährung der Eizelle und der Samenzellen dient.

Die mittlere Schicht ist eine wiederum in drei Ebenen aufgebaute Muskelschicht. Sie kann zwei Bewegungsrichtungen erzeugen: eine in Richtung

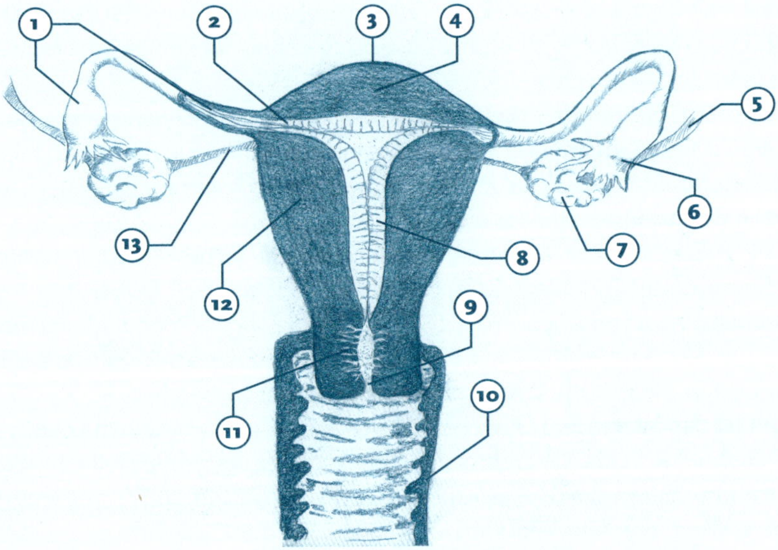

1 Ampulle des Eileiters
2 Isthmus des Eileiters = Engstelle innerhalb der Gebärmutterwand
3 Serosa = Bauchfell
4 Fundus uteri = Dach der Gebärmutter
5 Ligamentum suspensorium ovarium – Aufhängung des Eierstocks, führt auch ein Blutgefäß von der Niere
6 Fimbrientrichter des Eileiters
7 Ovar = Eierstock
8 Endometrium = Gebärmutterschleimhaut
9 Äußerer Muttermund
10 Vaginalwand = Scheidenwand
11 Portio vaginalis = Muttermund und vaginaler Anteil des Gebärmutterhalses mit Lakunen (Raststätte für Spermien, die hier bis 5 Tage überleben können)
12 Myometrium = Gebärmuttermuskulatur
13 Ligamentum ovarium proprium = Aufhängung des Eierstocks an der Seite der Gebärmutter, auch hier verlaufen Blutgefäße und Nerven

Abb. 3: Die inneren weiblichen Geschlechtsorgane

Gebärmutter, mit der die Eizelle transportiert wird, und eine nach seitlich außen, mit der die Samenzellen von der Gebärmutter in Richtung der Mitte des Eileiters beschleunigt werden. Das trichterförmig offene Ende der Tube ist mit einer Franse am Eierstock befestigt. Es ist ebenfalls beweglich und sucht aktiv den Ort, an dem der nächste Eisprung stattfindet, um sich so zu platzieren, dass das Ei optimal aufgenommen werden kann. Trotz der drei Schichten ist die Wand der Eileiter papierdünn und muss bei Operationen wie ein rohes Ei behandelt werden, um Schäden zu vermeiden.

Der Bereich des Eileiters, der außerhalb der Gebärmutter verläuft, ist außen von Bauchfell (Serosa) überzogen, genau wie die Gebärmutter. Der in der Gebärmutter verlaufende, sehr schmale Anteil, auch Isthmus genannt, ist außen von Gebärmuttermuskulatur umschlossen.

Warum ist das interessant?

Eine weibliche Sterilisation per Bauchspiegelung findet im außerhalb der Gebärmutter liegenden Eileiter statt. Dort sind die drei Schichten klar ausgeprägt. Wenn eine Frau ihre Sterilisation wieder rückgängig machen möchte (Refertilisierung), kann der zerstörte Anteil des Eileiters ausgeschnitten werden und die Enden mit der typischen Dreierschichtung können mikrochirurgisch wieder verbunden werden (Kapitel 7). Eine Sterilisation durch den Muttermund per Hysteroskopie (Essure) findet im isthmischen Anteil statt, also in der Gebärmutter. Dort ist so eine Reparatur nicht möglich, da die Gebärmutterwand aufgeschnitten werden müsste und der Eileiter nach Entfernung des vernarbten Anteils nicht wieder einzupflanzen wäre, ohne dass große Vernarbungen und Defekte entstehen.

Die Eierstöcke (Ovarien)

Diese beiden mandelförmigen 2,5 bis 5 cm langen und 0,5 bis 1 cm dicken Organe sind wahre Wunderwerke. Von der Pubertät bis zu den Wechseljahren produzieren sie Geschlechtshormone, um darüber unseren Zyklus zu steuern und Eizellen heranreifen zu lassen. Unsere Eizellen werden schon vor der Geburt angelegt, mit ca. einer halben Million pro Eierstock erblicken wir das Licht der Welt. Lange nicht alle Eizellen werden auch zu voll befruchtungsfähigen Follikeln heranreifen. Durchschnittlich 200 pro Seite schaffen das, die meisten Eizellen hingegen machen nur die ersten Reifungsschritte mit. In dieser Zeit bilden sie Hormone, die die reifenden Eizellen unterstützen, und gehen dann zugrunde. Dieser Prozess nennt sich Eizellrekrutierung und Vorreifung.

Unsere Eierstöcke haben verschiedene Rhythmen. Den Monatszyklus spüren wir und können ihn messen, in dieser Zeitspanne findet die tatsächliche Reifung eines Eis statt. Im Hintergrund laufen außerdem Zyklen von drei Monaten bzw. 84 Tagen und einem Jahr ab, in denen geschieht die Vorreifung, ohne dass wir darüber viel Erkenntnis gewinnen können. Sind nur wenige Begleitfollikel (das sind die, die nur die ersten Reifungsschritte mitmachen) vorhanden, ist die Eireifung oft nicht ganz perfekt und auch der Gelbkörper hat Schwierigkeiten, ausreichend Hormone (Gestagen) zu bilden. Näheres dazu finden Sie weiter unten in diesem Kapitel.

Warum ist das interessant?

Wenn nach dem Absetzen von hormoneller Verhütung der Zyklus nicht sofort wieder anspringt, liegt das unter Umständen daran, dass gerade nicht ausreichend viele Begleitfollikel in der Vorschule sitzen und mit den Füßen scharren, damit sie endlich aktiv werden können. Bestimmte Heilpflanzen können helfen, einen unregelmäßigen Zyklus zu regulieren. Sie wirken über die Eizellrekrutierung und erfordern daher (leider!) gute drei Monate Geduld, bis die volle Wirksamkeit eintritt (Kapitel 12). Gerade Frauen, die nach Absetzen der Pille am liebsten sofort mit natürlicher Familienplanung (NFP) anfangen würden, benötigen daher bei unregelmäßigem Zyklus in den ersten Monaten gelegentlich eine Back-up-Methode, zum Beispiel ein Diaphragma, bis sich das Eireifungsgeschehen wieder eingependelt hat.

Nach den Wechseljahren produzieren die Eierstöcke übrigens weniger Hormone, 75 Prozent der Geschlechtshormone werden dann von der Nebennierenrinde ausgeschüttet.

Die Scheide (Vagina)

Dieses häutig-muskuläre, dünne, ca. 10 cm lange Rohr umschließt oben die Portio (den in die Scheide hineinragenden Teil des Gebärmutterhalses) und öffnet sich mit dem Vorhof (Vestibulum) nach außen. Es ist unser Tor zum Leben. Die Vagina kann sich weit dehnen, um ein Kind herausschlüpfen zu lassen, sie kann Menstruationsblut abfließen lassen und hier können wir unseren Liebsten in uns eintreten lassen und ihm in der Liebe begegnen, wenn wir das wollen. Die Vagina selber ist eher unempfindlich, denn nur wenige Nerven enden hier. Sie ist mit einer feuchten Zellschicht, dem Plattenepithel, ausgekleidet, das ähnlich aufgebaut ist, wie unsere Außenhaut. Häufig wird von Scheidenschleimhaut gesprochen, das ist aber nicht korrekt. Es handelt sich um eine feuchte Haut, die bei sexueller Erregung durchlässig werden kann und ein Sekret austreten lässt (Transsudat) und damit noch deutlich feuchter wird.

Dieses Plattenepithel ist mehrschichtig und in unseren fruchtbaren, zyklischen Jahren erneuern sich die Zellen sehr rasch und regelmäßig. Auf dem Epithel befindet sich ein Biofilm von Bakterien, die in der Mehrzahl verschiedenen Stämmen von Laktobazillen (Milchsäurebakterien) angehören. Man nennt sie auch Döderlein-Milchsäurebakterien. Sie bauen die absterbenden Zellen der Oberfläche ab und stellen aus der darin enthaltenen Stärke (Glykogen) Milchsäure her. Daher kommt der saure pH-Wert von 3,5 bis 4 bei einer geschlechtsreifen Frau. Einige Laktobazillenstämme bilden neben Milchsäure auch Bakterizine, das sind Stoffe, die das Vaginalmilieu für andere Bakterien besonders unwirtlich machen. Das machen diese Keime nicht, weil sie so frauenfreundlich sind, sondern weil es andere Keime fernhält, die auch Interesse an der reichen Beute abgestorbener Zellen haben. Angst vor Konkurrenz um das Futter ist die Triebfeder. Dabei handelt es sich aber um eine klare Win-win-Situation, denn ein intaktes Laktobazillen-Schutzsystem hält uns krank machende Bakterien vom Leib, es senkt sogar die Übertragungsrate von HIV und schützt vor Frühgeburten.

Warum ist das interessant?

Sowohl in der Verhütungsliteratur als auch im Internet finden sich immer wieder Beschreibungen von Frauen, die ihr Diaphragma entnervt entsorgt haben, da sie sich ständig mit Infektionen wie Candida-Vaginitis herumschlagen mussten. Das Diaphragma als solches ist nicht das Problem, wohl aber die spermiziden Gele, denn sie töten nicht nur Spermien, sondern auch Laktobazillen ab. Da wir heute wissen, dass Spermiostatika, die die Spermien lediglich hemmen, genauso sicher in der Verhütungswirkung sind, können wir unsere guten Döderleins in Frieden lassen und trotzdem mit dem Diaphragma verhüten **(Kapitel 5)**.

Die Blüte (Vulva)

Für den äußeren, sichtbaren Genitalbereich gibt es viele Bezeichnungen, die meisten abwertend und ordinär. Der medizinische Begriff »Pudendum« heißt übersetzt »Scham« – aber für unsere angeborenen Körperteile brauchen wir uns nun wirklich nicht zu schämen. Neutraler klingt der lateinische Name »Vulva«, der übersetzt Verpackung oder Abdeckung bedeutet, auch wenn es ein eher passiver Begriff ist. In den asiatischen Medizinsystemen, die zumeist sexualfreundlicher sind als unsere moderne westliche Medizin, wird das, was eine Frau sieht, wenn sie ihren Genitalbereich im Spiegel betrachtet, viel blumiger und wertschätzender bezeichnet: Jadetor, Anemone, Lotusblume, Blüte oder Yoni.

Dazu gehören der behaarte Venushügel und die ebenfalls behaarten äußeren Lippen, die unbehaarten zarten inneren Lippen, der sichtbare Teil der Klitoris (der sich bei manchen Frauen aber versteckt) und der Damm. Die alte Bezeichnung große und kleine Venuslippen ist irreführend, da die inneren Lippen bei vielen Frauen vorwitzig über die äußeren hervorlugen. Die äußeren Lippen sind bei manchen Frauen eher flach, bei anderen bilden sie fleischige Polster. Der Venushügel und die äußeren Lippen enthalten deutlich weniger Nervenenden als die Klitoris und die inneren Lippen und verändern sich bei sexueller Erregung auch viel weniger, da unter ihnen kein Schwellkörpergewebe liegt. Aber die wirklich spannenden Dinge finden unterhalb der Muskelschicht der Vagina und der Haut der Vulva statt: im Klitoris-Organsystem.

Die Klitoris

Es gibt immer noch Menschen, die glauben, die Klitoris sei lediglich die kleine Perle, die unter ihrer Kapuze hervorlugt, oberhalb des Punktes, wo sich die inneren Lippen treffen. Das ist genauso falsch, als würde man behaupten, am Penis sei nur die Eichel wichtig, Schaft, Schwellkörper, Prostata und der ganze Rest seien völlig unwichtig, täten bei der Sexualität nichts zur Sache und könnten vernachlässigt werden. In unserer Embryonalentwicklung im Mutterleib sehen Mädchen und Jungen in den ersten acht Wochen exakt gleich aus, der Ursprung weiblicher und männlicher Genitalien ist identisch. Erst wenn im dritten Schwangerschaftsmonat männliche Hormone wie Testosteron hinzukommen, formen sich die Genitalien eines Mannes aus.

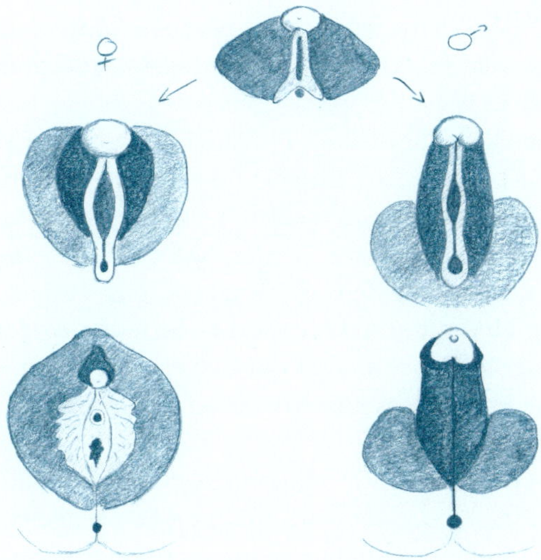

Abb. 4: Die Genitalien der Jungs wachsen überwiegend nach außen, die der Mädels nach innen. Der Schaft der Klitoris wächst nach innen, während er beim Jungen gut zu sehen bleibt. SW = Schwangerschaftswoche

Die Klitoris besteht also neben der Perle und der Kapuze aus den inneren Lippen und ihren Ausläufern wie dem Frenulum (Bändchen), hinzukommen ein ausgedehntes Schwellkörpersystem, das bei Erregung Blut aufnimmt, und ein System von Drüsen, die Gleitsekrete produzieren. Die inneren Lippen können bei Erregung stark anschwellen, da unter ihnen die Wurzeln liegen, das sind zwei große Schwellkörper (Corpora cavernosa), die dem Schwellkörper im Penisschaft entsprechen. Von der Perle ausgehend verläuft der Klitorisschaft (Corpus spongiosum) nach oben in Richtung Symphyse (Venusknochen), an der er mit einem Haltebändchen befestigt ist.

Knapp vor der Symphyse teilt sich der Schaft in die zwei Schenkel, die seitlich der Wurzeln zu den Sitzbeinhöckern verlaufen und von einem Teil der Beckenbodenmuskulatur bedeckt werden. Mit diesen beiden Schwellkörpern ist zum einen ein dichtes Netzwerk von Blutgefäßen unter der Dammhaut, das Dammschwellgewebe, zum anderen das Harnröhrenschwellgewebe verbunden. Das Harnröhrenschwellgewebe ist mehrere Zentimeter groß und liegt an der vorderen Vaginalwand. Etwa 3 bis 5 cm vom Vorhof entfernt im Inneren der Scheide lässt es sich ertasten. Die Größe schwankt sehr, auch die Empfindlichkeit.

Das Harnröhrenschwellgewebe entspricht dem sagenumwobenen G-Punkt. Lange Zeit stritten Sexualwissenschaftler darüber, ob es ihn überhaupt gibt bzw. ob alle Frauen einen solchen haben. G-Punkt ist keine gute Bezeichnung, da es sich bei den meisten Frauen eher um eine große Fläche handelt. Außerdem sind alle Schwellkörper miteinander verbunden und bilden bei Erregung eine gut durchblutete Manschette um den Eingang zur Vagina. Es wäre daher besser von einer G-Fläche zu sprechen, das würde den Frauen frustrierende Erlebnisse ersparen, die diesen einen kleinen magischen Punkt vergeblich suchen.

Im Bereich des Harnröhrenschwellgewebes liegen auch die Skene-Gänge (Harnröhrennebenkanäle), die der anatomischen Struktur der Prostata beim Mann entsprechen. Manche Frauen produzieren bei starker Erregung aus den Skene-Gängen reichlich Flüssigkeit, was auch als weibliche Ejakulation bezeichnet wird. Einige Frauen glauben, es wäre Urin, sie hätten sich eingenässt und es ist ihnen unangenehm, dass sie so stark feuchten. Das Sekret der Skene-Gänge riecht nicht wie Urin und es wurden prostataspezifische Antigene (PSA) in der Flüssigkeit nachgewiesen. Bevor Peinlichkeiten entstehen: Einfach am Sekret schnuppern, dann ist klar, dass es sich nicht um unfreiwilligen Harnabgang (Inkontinenz) handelt. Die Menge ist individuell sehr unterschiedlich. Die meisten (männlichen) Sexualpartner freut es, wenn die Frau sehr feucht wird. Zum einen gleitet der Penis gut in der Scheide, zum anderen denken viele Männer dann, sie hätten ihre Partnerin sehr stark erregt.

Warum ist das interessant?

Generell hilft es dem freudvollen sexuellen Erleben, wenn frau ihre Anatomie kennt und weiß, wo sensible Regionen auf Stimulation reagieren können. Es erklärt auch, warum Frauen mit sehr sensiblem Harnröhrenschwellgewebe mit dem Diaphragma oder dem Lea-Contraceptivum nicht froh werden: Es kann gegen den unteren Rand der G-Fläche drücken oder den Großteil der G-Fläche abdecken und dann die Erregung, die dort entsteht, abschwächen. Ein Wechsel auf eine Portiokappe oder ein Femcap schafft oft Abhilfe. Buchempfehlungen zum Thema weibliche Anatomie finden sich im Anhang.

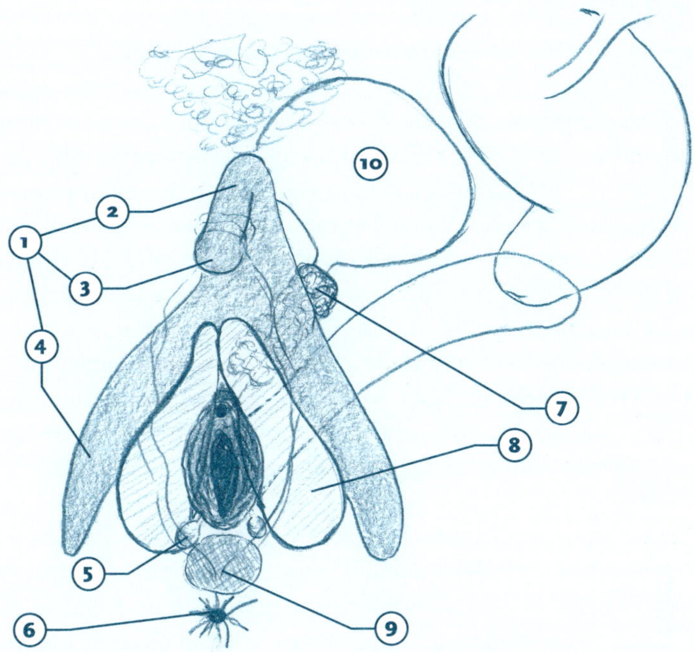

1 Klitoris mit Klitorisschenkeln, die bis unter die Sitzbeinhöcker ziehen
2 Klitorisschaft
3 Klitorisperle
4 Klitorisschenkel
5 Bartholinische Drüsen
6 After
7 Harnröhrenschwellkörper
8 Klitoriswurzel = Schwellkörper unter den Venuslippen
9 Dammschwellkörper
10 Harnblase

Abb. 5: Vulva und Klitorisorgan. Diese Zeichnung ist perspektivisch nicht korrekt, die Vagina biegt natürlich nicht zur Seite ab. Die Gebärmutter hängt auch nicht weit in der Darmbeinschaufel, sondern ist mittig im Körper zu finden. Doch bei einer Darstellung von der Seite lägen zu viele Anteile der Klitoris übereinander projiziert.

Von Zyklen und Hormonen

Ein Kreis ist ein Kreis ist ein Kreis oder doch eine Spirale …

Gibt es zum Menstruationszyklus denn eigentlich Neues, wir haben es doch alle im Biologieunterricht gelernt: Menstruation, ein Ei reift, Eisprung in der Mitte des Zyklus, entweder Befruchtung und Schwangerschaft oder der Gelbkörper geht nach 10 Tagen ein wie ein Primelpott, der nicht gegossen wurde. Dann neue Mens und das Ganze beginnt von vorne … Ja, so platt, so einfach und so falsch bzw. eine Verkürzung, die in der vierten Grundschulklasse zulässig ist, um das Wunder des werdenden Lebens und der Fruchtbarkeit zu erklären. Nur leider bleibt es oft bei diesem Kenntnisstand.

Unsere Eierstöcke haben mehr Zyklen als nur den einen, ein Rhythmus über drei Monate oder genauer 84 Tage sowie ein Jahresrhythmus gehören auch dazu. Völlig überholt ist mittlerweile auch die Idee, dass die unterschiedlichen Hormondrüsen so ganz unabhängig voneinander im Körper vor sich hinwerkeln und nichts miteinander zu tun haben: Die Schilddrüse sorgt für den Grundumsatz und unsere Energieeffizienz, die Bauchspeicheldrüse für die Verwertung der Nahrung, die Eierstöcke für die Fruchtbarkeit und die Nebennierenrinde für die Stresshormone und das Überleben in schwierigen Zeiten. Falsch. Eine schlecht funktionierende Schilddrüse kann zum Beispiel Zyklusstörungen, Unfruchtbarkeit oder gehäufte Fehlgeburten verursachen. Also sollten wir uns die Grundlage unserer Fruchtbarkeit und unserer Verhütung noch mal genau und unter verschiedenen Aspekten anschauen.

Wie oft und wie lange ist eigentlich normal?

Wir kreisen in Zyklen – von der ersten bis zur letzten Menstruationsblutung, von der Menarche bis zur Menopause, von der eine Frau immer erst im Nachhinein, nach einem Jahr, sagen kann: »Ja, das war es, mein letztes Mondblut!« Der Monatsrhythmus ist in vielen traditionellen Kulturen ohne Lichtverschmutzung noch ein Mondrhythmus und richtet sich nach dem wachsenden und abnehmenden Himmelsköper. Fachsprachlich wird er auch Mens genannt, vom lateinischen Menstruum für das Maß oder die Regel. Umgangssprachlich hat er viele Namen, lobpreisende als Ausdruck fruchtbarer Weiblichkeit, verschämte wie »Tante Rosa ist zu Besuch« und abwertende.

Wie der weibliche Zyklus gesehen wird, ist eine Frage der Kultur, der Gesellschaft und des Zeitgeistes. War in der Medizin der Antike bis zur Neuzeit eine schwache Menstruation Ausdruck von innerer Vergiftung und mangelnder monatlicher Blutreinigung, so stört heute viele Frauen schon eine normal starke Mens im Berufsleben und beim Sport. Die »Unpässlichkeit« in früheren Epochen war eine Entschuldigung dafür, mal eine Pause einzulegen, sich zu schonen von harter Hausarbeit ohne Waschmaschine und anderen technischen Helferleins, die uns heute so selbstverständlich die Arbeit erleichtern. In vielen Kulturen war es üblich, dass Frauen sich einmal im Monat zurückzogen, reflektieren konnten über den abgelaufenen Mond und träumen und spinnen konnten über das, was der neue bringen könnte.

Heute hingegen sind wir es gewohnt durchzupowern und wollen immer »unseren Mann bzw. unsere Frau stehen«. Wir gehen viel selbstverständlicher über unsere natürlichen Rhythmen hinweg, obwohl wir doch so viel mehr davon erleben. Wissenschaftlerinnen haben ausgerechnet, dass wir heute ungefähr dreimal so viele Menstruationen haben verglichen mit früheren Zeiten oder mit Frauen in sogenannten primitiven Kulturen. Schließlich bekommen wir durch gutes und oft überreichliches Nahrungsangebot in der Kindheit und Jugend unsere Mens mit elf, zwölf oder 13 Jahren und nicht, wie noch vor 150 Jahren in Europa, mit 14 bis 16. In alten gynäkologischen Lehrbüchern galt es nicht als absonderlich, wenn die Menarche bis zum 18. Lebensjahr auf sich warten ließ. Lange Ausbildungen oder ein Studium waren nicht selbstverständlich, hingegen waren eine frühe Heirat und mit durchschnittlich 19 Jahren das erste Kind auf dem Arm üblich. Zehn bis 15 Schwangerschaften mit sechs bis acht Lebendgeburten waren keine Seltenheit. Natürlich hatten manche Frauen nur ein oder zwei Kinder, aber es gab auch »Rekordhalterinnen«, die nicht immer glücklich damit waren.

Ich habe bei einer Famulatur, einem Praktikum für Medizinstudentinnen, 1991 in Irland eine Frau kennengelernt, die mit 43 Jahren ihr 21. Kind zur Welt brachte – allerdings mit 18 Schwangerschaften und dreimal Zwillingen, also etwas »geschummelt«. Die Gegend, in der ich damals einige Monate verbrachte, war sehr konservativ und in einigen Dörfern gab es Apotheker, die sich als gute Katholiken weigerten, irgendwelche Verhütungsmittel zu verkaufen. Auf den Leserbriefseiten der Zeitungen tobte ein wilder verbaler Krieg, denn eine Partei hatte den Antrag gestellt, Kondome – im Zeitalter von HIV und AIDS – nicht mehr nur über Apotheken zu verkaufen – unter Vorlage eines Personalausweises ab dem 18. Lebensjahr –, sondern auch in Jugendclubs, Diskotheken und Drogerien, und zwar ohne Altersbeschränkung. Die einen beschworen den moralischen Verfall und den Untergang des katholisch-christlichen Abendlandes herauf und wurden von der anderen Seite als hinterwäldlerische Kretins tituliert, die die Augen vor der Realität verschließen würden.

Unglückliche Teenagerschwangerschaften habe ich in der Zeit viele mitbekommen, darunter eine Geburtseinleitung in der 38. Schwangerschaftswoche mit dem Hinweis: nächste Woche beginnen die Abiturklausuren. Die irische Ausgabe der englischen Frauenzeitschrift Cosmopolitan enthielt damals etliche weiße Seiten bei den Anzeigen, auf denen englische Familienplanungszentren für Verhütungssprechstunden inserierten und Abtreibungskliniken für ihre Beratungshotlines warben. Aus Protest gegen das Verbot der Werbung für Geburtenkontrolle wurden diese unbedruckten Seiten in jedem Heft belassen, obwohl es sicher kostengünstiger gewesen wäre, sie einzusparen.

Aber so fürchterlich lange sind diese Zeiten bei uns auch noch nicht vergangen. Unsere Vorfahrinnen hatten zumeist viele Schwangerschaften und die Kinder zwei bis drei Jahre zu stillen war eine Selbstverständlichkeit, da naheliegend und kostengünstig. Auch wenn begüterte Frauen das Stillen gerne an Ammen delegierten. Bei den Frauen, die selber stillten, dauerte es durch die oft unzureichende Ernährung lange, bis sich nach der Geburt wieder ein regelmäßiger Zyklus einstellte. Vor ca. 250 Jahren erlebten Frauen in Westeuropa im Durchschnitt 150 bis 160 Menstruationen, wir kommen heute auf 450 bis 480 Blutungen mit unseren durchschnittlich 2,1 Kindern, der kurzen Stillzeit und der (über-)reichlichen Futterversorgung. Die Frauen der !Kung in Afrika kommen bei traditioneller Lebensweise auf 50 bis 70 Blutungen in ihrem ganzen Leben.

Ob das häufige Menstruieren natürlich und auch gut ist, darüber können Frauen sich streiten oder philosophische Betrachtungen anstellen, es gehört heute zu unserem Leben dazu. Viele Zyklen bedeutet aber auch viele Chancen, schwanger zu werden, und rein medizinisch gesehen sind häufige, vor allem rasch aufeinanderfolgende Schwangerschaften eine Katastrophe für die Gesundheit einer Frau. Schwangerschaften vor dem 18. Lebensjahr sind ein medizinisches Risiko mit häufigen Komplikationen und Mangelgeburten. Ein Risiko sind sie aber auch für die »Vielgebärende« mit dem achten, neunten oder zehnten Kind, deren Gebärmutter ausgeleiert ist und sich nicht zusammenzieht, mit starkem Blutverlust nach der Geburt, der in Entwicklungsländern auch heute noch oft tödlich ist.

Die WHO weiß genau, warum sie den idealen Abstand zwischen zwei Geburten auf drei Jahre beziffert. So hat der Körper einer Frau Zeit, sich zu erholen. Und das Kind bekommt genügend Aufmerksamkeit, Nahrung und andere Ressourcen für einen guten Start. Zu rasche Schwangerschaften schwächen nicht nur die Mütter, sondern sie führen auch dazu, dass die Kleinen häufiger krank sind und sich schlechter entwickeln. Unter optimalen Nahrungs- und sozialen Bedingungen ist ein kürzerer Abstand sicher ohne Schaden möglich, aber mindestens ein Jahr sollte zwischen zwei Schwangerschaften liegen – zwischen zwei Schwangerschaften wohlgemerkt, nicht zwischen zwei Geburten. In **Kapitel 11** sind die Bedingungen erläutert, unter denen Stillen wirklich sicher vor einer neuen Schwangerschaft schützt.

Wir menstruieren also heute viel häufiger als unsere Ahnfrauen, eigentlich sollten wir uns daher mit einem natürlichen Zyklus auskennen. Dadurch, dass viele Frauen relativ jung beginnen, zur Verhütung oder aus anderen Gründen die Pille zu nehmen, ist dies aber nicht mehr so selbstverständlich. Viele denken, 28 Tage seien die Norm, und viele Frauen können auch nur sehr ungenaue Angaben über ihren Zyklus machen.

Gerechnet und gezählt wird immer vom ersten Tag mit kräftiger Blutung an. Vorkleckern und Schmierblutungen zählen nicht! Wenn es medizinisch superkorrekt sein soll, dann ist der erste Zyklustag der Tag, an dem bis mittags 12 Uhr eine regelstarke Blutung vorhanden ist, ansonsten ist der nächste Tag der »Tag eins« des neuen Zyklus. Die Zykluslänge ist die Länge vom ersten Tag der Blutung bis zum letzten Tag, an dem es noch nicht wieder kräftig blutet. Ein Menstruationszyklus dauert 21 bis 35 Tage. Solange ein Zyklus in sich regelmäßig ist, ist es völlig egal, ob eine Frau einen 25-Tage-Zyklus hat oder immer 33 Tage braucht. Auch Abweichungen von einigen Tagen sind eher die Norm, als die Regel. (Ein altes, dusseliges Gynäkologen-Sprichwort lautet: »Nichts ist so unregelmäßig wie die Regel.«) Die wenigsten Frauen haben ihr Leben lang wie ein Uhrwerk alle 28 Tage ihre Mens.

Solche Frauen gibt es, und genau so gibt es die, die durch kleinste Unregelmäßigkeiten in der Lebensführung, Stress, Zeitverschiebung im Urlaub oder ungewohnte Ernährung sofort aus dem Tritt geraten, mit Zwischenblutungen oder einer Verschiebung der Menstruation reagieren. Aus der Sicht der Homöopathie und der Naturheilkunde ist das völlig logisch. Frauen sind von ihrer Konstitution und ihrem Temperament her so unterschiedlich wie nur irgendwas. Es gibt diejenigen, die alles im Bereich der Hormone rasch takten, kurze

Zyklen haben, selten bis über die 38. Schwangerschaftswoche ihre Kinder tragen und auch rasch, trotz Stillen, wieder ihre Mens bekommen. Und dann sind da jene, die gemächlichere Zyklen haben, schon in der Pubertät lange brauchten, bis der Zyklus kam und regelmäßig wurde, ihre Kinder gerne noch einige Tage über den Termin tragen und lange, lange nach der Geburt ohne Mens sind.

Weder ein regelmäßiger 23- bis 25-Tage Zyklus ist verkehrt noch ein 33- bis 35-Tage-Zyklus. Die Dauer der Blutung sollte nicht länger als sieben Tage betragen, normal sind zwei bis drei »starke« Tage und dann ein Auskleckern der Mens. Gelegentlich gibt es auch ein »Nachkleckern« nach einem Pausentag. Vorkleckern, im Fachbegriff »Spotting« genannt, sollte nicht länger als zwei Tage dauern, aber ein bis zwei Tage Schmierblutung vor der eigentlichen Blutung sind ebenfalls normal. Eine normale Menstruation ist schmerzfrei, ein leichtes Ziehen und Zupfen im Unterleib ist normal, sollte aber mit etwas Ruhe und einer Wärmflasche oder einem Körnerkissen auf dem Bauch gut beherrschbar sein.

Die Stärke der Regelblutung an den kräftigen Tagen wird am besten in Tampon- oder Bindenwechsel angegeben. Eine Faustregel besagt: Dicke Tampons oder Vorlagen sollten mindestens zwei Stunden halten, bevor sie vollgesogen sind. Frauen, die nur mit Super-Mega-Ultra-Tampon *und* Binde aus dem Haus gehen und alle anderthalb Stunden wechseln müssen, damit sie nicht überlaufen, haben definitiv einen zu starken Blutverlust. Ein übereifriger Wechsel der Hygieneprodukte zählt übrigens nicht, es zählen nur komplett vollgesogene Tampons. Zu häufiges Wechseln von Tampons schadet nebenbei bemerkt der Scheidenflora, da sie nicht nur Blut, sondern auch Vaginalsekret und Milchsäurebakterien aufsaugen und damit eine Fehlbesiedlung mit Bakterien und eine Infektanfälligkeit begünstigen. Das Thema Scheidenflora und Infekte von Blase und Vagina ist sicher später einmal ein eigenes Buch wert, eine kurze Information über alternative Menstruationshygiene bei Frauen, die sich immer nach der Regel mit bakterieller Infektionen oder Pilzen herumärgern, haben wir auf unserer Praxishomepage eingestellt.

Um den Eisprung herum haben manche Frauen ein bis drei Tage lang eine leichte, meist rosa oder bräunliche Schmierblutung. Auch das ist völlig normal, die Portio verlagert ihre Position nach unten und etwas zur Mitte, wenn der Eisprung kommt, und der Muttermund öffnet sich leicht, das tastbare

Grübchen wird weiter. Damit treten aber auch die dünnen, oberflächlichen Blutgefäße, die innen im Muttermund liegen, mehr zu Tage und können nach Sex, schwerem Heben, Sport oder einfach so ein wenig Blut von sich geben.

Den Eisprung erkennen viele, aber lange nicht alle Frauen, sei es am reichlich glasigen, wässrigen, Fäden ziehenden Schleim, der die Ovulation ankündigt, sei es am Mittelschmerz, der ein bis drei Tage lang zu spüren ist. Allerdings können Unterbauchschmerzen trügerisch sein, manche Frauen spüren die Kapselspannung des Eierstocks, wenn das Eibläschen wächst, sie erkennen also den herannahenden Eisprung. Andere spüren den Reiz des Bauchfells, wenn das Ei gesprungen ist und sich die Flüssigkeit in die Bauchhöhle ergießt. Näheres hierzu findet sich im Kapitel zu den Zeitwahlmethoden **(Kapitel 6)**.

Immer wieder tauchen Frauen, die jahrelang die Pille genommen haben, in den ersten Monaten ohne hormonellen Standardzyklus aus der Packung völlig befremdet und teilweise auch erschreckt in meiner Praxis auf, weil sie den Ausfluss zur Zyklusmitte, Bauchschmerzen oder eine Ovulationsblutung überhaupt nicht zuordnen können. Manche glauben, sie kommen tot von der Welt (so sagt man hier in Norddeutschland bei einem großen Körperdrama), weil ihr Körper mit den hormonellen Veränderungen entlang des Menszyklus tanzt und sich durch Eisprungschleim lebendig bemerkbar macht. Merke: Ausfluss, der nicht juckt oder brennt, nicht unangenehm faulig, eitrig oder fischig riecht, ist nicht schlimm, sondern zum einen eine Selbstreinigungsfunktion der Vagina und zum anderen normal: Es ist der Muttermundschleim, der sich im Zyklus verändert und zum Eisprung hin wirklich sehr reichlich sein kann **(Kapitel 6)**. Da ein Teil der Verhütungswirkung jeder Pille die Eindickung und Verfestigung des Schleimpfropfes am Muttermund ist, kommt unter hormoneller Verhütung auch nicht viel Sekret heraus.

Warum ist das interessant?

Die meisten Frauen, die von einer Antibabypille auf eine andere Verhütungsmethode wechseln, haben sofort wieder einen normalen Zyklus. Bei manchen brauchen die Eierstöcke allerdings einige Monate, um sich wieder daran zu erinnern, wie das mit dem regelmäßigen und hormonstabilen Zyklus so ging (siehe unten). Einige Frauen, die von der Pille auf eine Spirale umgestiegen sind, haben in den ersten Monaten Probleme mit Schmierblutungen oder starker Menstruation. Besonders für sie ist es wichtig, in Bezug auf ihre Symptome auseinanderzuhalten, ob sich der Körper erst an den kleinen Mitbewohner gewöhnen muss oder ob die Eierstöcke Faulpelze sind, die sich erst mal wieder auf regelmäßige Tätigkeit einstellen müssen. Näheres dazu finden Sie in **Kapitel 12**. Für beides gibt es naturheilkundliche Behandlungsmöglichkeiten, einige davon sind auch zur Selbstbehandlung geeignet.

Normale Mens

- Zyklusdauer: 21 bis 35 Tage, idealerweise in sich regelmäßig
- Länge der Blutung: vier bis sieben Tage
- Vorkleckern vor der eigentlichen Blutung: ein bis maximal zwei Tage
- Stärke der Blutung: an starken Tagen maximal alle zwei Stunden Tamponwechsel
- Keine Klumpen oder Membranen in der Blutung

Heißt eine regelmäßige Mens auch, dass frau einen regelmäßigen Eisprung hat und voll fruchtbar ist? Die Frauenärztinnen, die heute über 40 sind, denken bei diesem Thema oft an die alten Fragen-Sie-Radio-Eriwan-Witze: »Im Prinzip schon, aber …« Grundsätzlich spricht ein schmerzfreier, regelmäßiger Zyklus mit normal starker Blutung erst mal dafür, dass das Zyklusgeschehen völlig in Ordnung ist. Aber auch mit einem regelmäßigen Zyklus gibt es manchmal kleine Wetterecken. Die Komplexität zu verstehen, hilft zu begreifen, warum reine Zählmethoden zur Bestimmung des Eisprungs ungeeignet sind und warum solche Verhütungsmethoden zu Recht als Vatikanisches Roulette bezeichnet werden.

Ein Ei pro Monat … oder auch mal zwei?

Jeder Eisprung (Ovulation) braucht ungefähr ein Jahr Vorlauf. Das heißt, ein Jahr vor dem eigentlichen Eisprung findet die erste Rekrutierung von Eizellen statt aus dem großen Pool derer, die sich bei uns gebildet haben, als wir selber noch im Mutterleib waren, und mit denen wir geboren werden, durchschnittlich eine halben Million. Der Körper sagt zu einigen Eizellen: Du, du, du und du und du da hinten auch noch, ab in die Vorschule … Das sind die Primärfollikel, von denen viele in dem folgenden Jahr wieder zugrunde gehen. Die ersten neun Monate der Reifung werden überwiegend über lokale Faktoren in den Eierstöcken gesteuert, erst später wird das Geschehen für die Hormone der Hirnanhangsdrüse ansprechbar. Vieles, was in den ersten Monaten der Vorreifung in den Eierstöcken abläuft, ist auch heute noch ungeklärt.

Aus diesen heranreifenden Follikeln wählt der Körper ca. drei Monate vor der geplanten Ovulation wiederum welche für die nächste Reifephase aus, das ist die zweite Rekrutierung – die Follikel rücken von der Vorschule in die Grundschule auf. Jetzt werden sie empfindlich für das follikelstimulierende Hormon (FSH), das über die Hypophysen-Hypothalamus-Achse (Gehirnstamm-Hirnanhangsdrüsen-Achse) ausgeschüttet wird, und beginnen selber, Enzyme und Hormone zu bilden. Während des letzten Zyklus dieser zweiten Reifephase, genauer gesagt in dessen zweiter Zyklushälfte, ist die Empfindlichkeit für FSH am größten. Hier entscheidet sich, wie der nächste Zyklus von der Ovulation her abläuft. Das heißt, noch bevor die Menstruation beginnt, leitet der Körper bereits alles für den nächsten Zyklus in die Wege und die sogenannten Antralfollikel stehen in den Startlöchern – so nennen sich die in der zweiten Reifephase herangereiften Follikel.

Die Anzahl der Antralfollikel, die während der Menstruation mit Ultraschall von vaginal zu sehen sind, ist ein Hinweis auf das Fruchtbarkeitspotenzial einer Frau. Fünf bis fünfzehn Antralfollikel in beiden Eierstöcken zusammengezählt sind ideal. Das Verhältnis und die Geschwindigkeit der Reifung müssen stimmen und es sind viele, viele Follikel nötig, damit einer (selten auch mal zwei, dann kommen vielleicht zweieiige Zwillinge) am Ende der Reifephasen dann zu einer befruchtungsfähigen Eizelle heranreifen kann.

Die Zykluslänge wird in erster Linie von der letzten Eireifungsphase zwischen der Menstruation und dem Eisprung bestimmt. Diese Follikelphase kann unterschiedlich lang sein. Manche Frauen haben am neunten oder zehnten Tag ihren Eisprung, aber auch der 22. Tag ist durchaus möglich. Mit zunehmender Reifung in der Follikelphase schaukeln sich zwei Hormone gegenseitig auf: das Östrogen, das von den Eierstöcken gebildet wird, und das luteinisierende Hormon (LH), das aus der Hirnanhangsdrüse stammt. Das mehr und mehr werdende Östrogen sorgt dafür, dass sich die Gebärmutterinnenschleimhaut (Endometrium) zu einem 8 bis 10 mm hohen Eibett aufbaut. Erreicht das LH seinen Konzentrationsgipfel, springt das reife Ei und das übrig bleibende Follikelgewebe wandelt sich in den Gelbkörper um (Abb. 6 und 7).

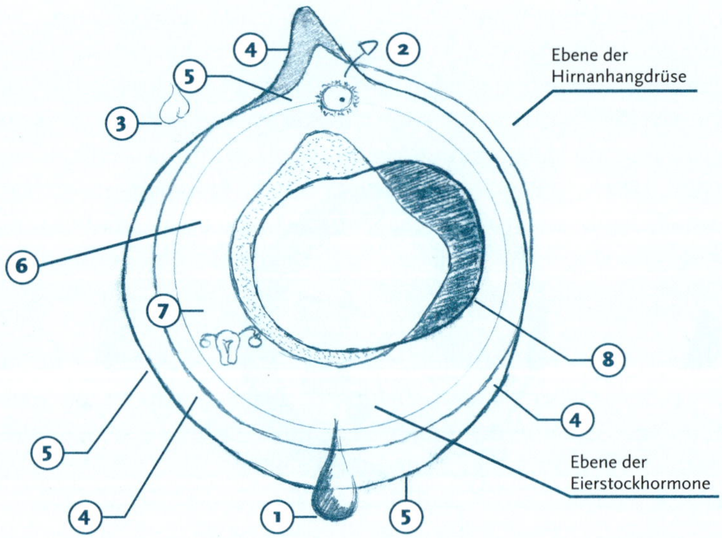

Abb. 6: Die Hormone im weiblichen Zyklus: Der Tropfen bei 6:00 Uhr steht für die Menstruation (1), bei 12:00 Uhr im Kreis ist der Eisprung (2), der Zyklus verläuft im Uhrzeigersinn. Die äußere Ebene ist die Ebene der Hormone der Hirnanhangsdrüse (3), LH (luteinisierendes Hormon, 4) und FSH (follikelstimulierendes Hormon, 5). Die mittlere Ebene ist die Ebene der Eierstockhormone (6), Östrogen (7) und Progesteron (8).

Der Gelbkörper produziert Progesteron, das zu den Gestagenen gehört. Der Name dieses Hormons leitet sich von der lateinischen Bezeichnung »pro gestare« ab und bedeutet »für das Tragen« (des Kindes zum Termin). Progesteron sorgt für die Umwandlung des Endometriums. Es wird wieder flacher, ändert seinen Aufbau und lagert Nährstoffe ein, die eine befruchtete Eizelle versorgen können. Nach dem erfolgten Eisprung ist ein stabiler Gelbkörper, der Progesteron produziert, der Taktgeber und die Uhr des Zyklus. Wenn nach zehn bis zwölf Tagen der Gelbkörperphase das Schwangerschaftssignal ausbleibt, wird der Abbau des Gelbkörpers gestartet und damit die nächste Menstruation eingeläutet.

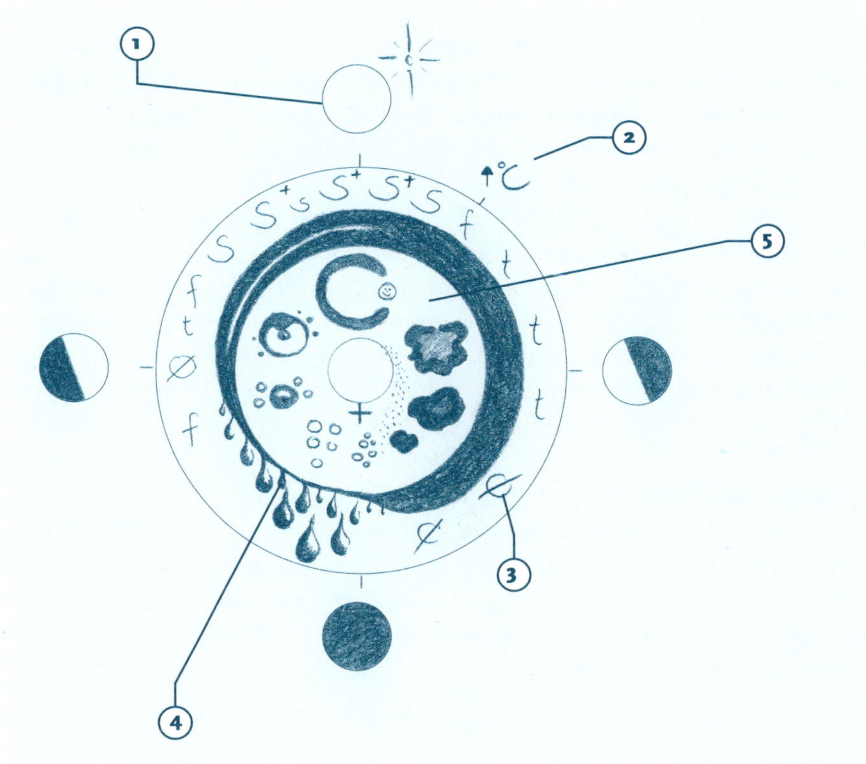

Abb. 7: In früheren Zeiten ohne elektrisches Licht menstruierten Frauen meist zu Neumond, der Eisprung erfolgte zum Vollmond (1) (Kap. 9). Der nächste Kreis beschreibt den Temperaturanstieg (2) und die Veränderungen des Muttermundschleims im Zyklusverlauf (3, vgl. NFP, Seite 167). Der nach innen folgende Kreis stellt die Menstruation dar sowie den Aufbau und die Umwandlung der Gebärmutterschleimhaut (Endometrium, 4). Die innere Ebene zeigt das Geschehen im Eierstock: das Heranreifen der Eifollikel, den Eisprung und die Bildung des Gelbkörpers (5). Während der Gelbkörper kurz vor der Menstruation zugrunde geht, stehen schon die Follikel für den nächsten Zyklus bereit.

Nach dem Eisprung beträgt die Zeit bis zum Beginn der Menstruation fast immer zwölf bis 16 Tage. Ausnahmen finden sich nur bei Frauen, die eine Gelbkörperschwäche haben. Hier sind die Frauen klar im Vorteil, die mittels natürlicher Familienplanung **(Kapitel 6)** ihren Zyklus beobachten und die Temperatur messen, ihnen fallen häufig Zyklusunregelmäßigkeiten auf, die sonst im Verborgenen bleiben.

Je mehr wir wissenschaftlich über diesen fein abgestimmten Tanz von Lokalfaktoren und Hormonen lernen, desto mehr erscheint es wie ein Wunder, dass das bei so unendlich vielen Frauen auf dieser Welt Monat für Monat perfekt abläuft, dass wir Kinder bekommen können und sogar Überbevölkerung auf einem Planeten haben, auf dem die Lebensbedingungen für viele Frauen schwierig sind. Frauenkörper sind ein Wunder, oft sehr, sehr robust und sie haben eine große Fähigkeit, sich selber zu regulieren.

Warum ist das interessant?

Wenn wir wissen, dass der Eisprung nur »von hinten«, das heißt, von der nächsten folgenden Menstruation errechnet werden kann, dann wird schnell klar, dass eine Verhütungsmethode, die die Tage vom ersten Tag der Regel aus nach vorne zählt, definitiv keine hohe Sicherheit erreichen kann. Näheres dazu finden Sie in **Kapitel 6**.

3 Spirale 2.0 – verblüffend anders

»Ist der Ruf erst ruiniert, entwickelt es sich ungeniert … und läuft zu richtig guter Form auf!« – Vom Erz der Venus, Nylonstrümpfen und hartnäckigen Mythen

Um kaum ein Verhütungsmittel ranken sich derart viele Mythen wie um die Spirale: Es drohen spätere Unfruchtbarkeit, Gebärmutter- und Eileiterentzündungen, junge Frauen, die noch nicht geboren haben, können sie nicht anwenden, sie verursachen immer starke, krampfende Menstruationen und vieles mehr. Das war einmal korrekt, früher, in den Zeiten von Spiralen in Einheitsgröße. Man bedenke, dass es bis Anfang der 1990er-Jahre keinen vaginalen Ultraschall gab, um die Größe der Gebärmutterhöhle auszumessen, dazu später mehr.

Die Realität der meisten Frauen, die heute mit modernen Spiralen verhüten, sieht ganz anders aus: Fünf, manchmal auch nur zwei Minuten Ziepen und Drücken bei der Ärztin und danach herrscht bei einer sehr hohen Verhütungssicherheit für beschwerdefreie fünf bis zehn Jahre Ruhe in Sachen Familienplanung. Seit ca. 20 Jahren sind die Materialien und Formen sehr gut ausgereift und erforscht und viele der schrecklichen »Kinderkrankheiten« dieser Verhütungsmethode sind – zumindest in Westeuropa – Geschichte. Trotzdem lohnt es sich, die geschichtliche Entwicklung der Spiralen zu betrachten, um zu verstehen, woher so mancher schlechte Ruf kam und wie sich die Dinge verhütungstechnisch zum Besseren gewendet haben. Die Spirale ist ein intrauterines Verhütungsmittel, denn sie wird im Uterus, also in der Gebärmutter, angewendet. Sie wird im Fachjargon als Intrauterinpessar (IUP) bezeichnet.

Geschichte der Intrauterinpessare

Ursprünglich stammt die Idee der intrauterinen Verhütung von den Berbern: Bei Kameldamen verhinderte man bei Saharaüberquerungen, dass sie trächtig wurden, indem man ihnen kleine Steine in den Uterus schob. Die Fruchtbarkeit der Kamelstuten zu blockieren war offenbar einfacher, als dem Geschlechtstrieb der Kamelbullen Einhalt zu gebieten. Dieser Ursprung spiegelt sich im Namen »Intrauterinpessar« wider: Er setzt sich zusammen aus dem lateinischen Wort »intrauterin« für »in der Gebärmutter« und dem griechischen »pessos« für »Stein«.

Das Wissen über diese Methode verbreitete sich in der antiken Welt. Die erste Beschreibung von Gegenständen, die zur Schwangerschaftsverhütung in den Uterus gestopft wurden, stammt von Hippokrates: Steinchen, Goldstifte, Elfenbein, geschnitzte Knochen oder Holzstückchen wurden im Laufe der Geschichte verwendet. Auch wenn wir heute definitiv keine Steine mehr nehmen, ist der Name Intrauterinpessar – oder kurz IUP – geblieben, genauso wie die Bezeichnung »Spirale«, die sich auf historische Modelle der Neuzeit bezieht, auch wenn im 21. Jahrhundert kein IUP mehr in der Form einer Spirale daherkommt.

Gegen Ende des 19. Jahrhunderts wurden – statt unwiederbringlich in der Gebärmutter verloren gehende Objekte – Stiftpessare eingesetzt. Sie sahen aus wie Manschettenknöpfe mit einem langen Stiel. Der Stift aus Holz oder Metall wurde durch den Muttermund nach oben geschoben und der Knopf blieb außen auf dem Muttermund liegen. In der Theorie sollten sie den Muttermund abdichten, in der Praxis allerdings lassen sich die winzigen Spermien nicht davon abhalten, an so einem mäßig gut aufliegenden Deckel vorbei zu schlawinern. Die tatsächliche Wirkung beruhte eher auf der extrem hohen Zahl der Gebärmutterinfektionen, denn der Stift ging durch den schützenden Schleimpfropf hindurch und bahnte den Weg für Bakterien. Die steifen Stäbchen, die selten der natürlichen Beugung der Gebärmutter angepasst waren, führten auch immer wieder zu Verletzungen der Gebärmuttermuskulatur, sodass einige Ärzteverbände die Verwendung ab ca. 1920 als Kunstfehler ahndeten. Es gab auch sogenannte Knopfpessare, bei denen ein in der Gebärmutter liegender Teil über einen Faden mit einem Knopf aus Metall, Holz oder Glas verbunden war, der vor dem Muttermund lag. Auch diese Extrauterinpessare (ein Teil befindet sich außerhalb der Gebärmutter) waren sehr komplikationsträchtig und zogen oft bakterielle Gebärmutterentzündungen an.

1909 erfand der Arzt Dr. Richard Richter einen geflochtenen Ring aus Seidenfäden, er experimentierte aber auch mit Fäden aus Bronze und Kupfer, die ringförmig verflochten wurden. Im Unterschied zu den Knopf- und Stiftpessaren lugte kein Anteil der Gerätschaft aus der Gebärmutter heraus. So entstand nach der Antike das erste wirkliche *intrauterine* Pessar, das innerhalb der Gebärmutter saß und wirkte.

1930 entwickelte der deutsche Gynäkologe Ernst Gräfenberg[4] Ringe aus Metall, zunächst aus Silber, dann auch aus Gold und Stahl. Sie waren nicht mit einem Rückholfaden versehen und verschwanden wohl in den meisten Fällen auf Nimmerwiedersehen in der Gebärmutter. Meist nutzten Frauen, die bereits geboren hatten und definitiv keine weiteren Kinder mehr haben wollten, diese Ringe. Vor allem wurden sie denjenigen Frauen empfohlen, die sich aus medizinischen Gründen nicht den Gefahren einer weiteren Schwangerschaft aussetzen sollten. Verhütung wurde in Ärztekreisen lange nicht als Option für Frauen ohne Kinder angesehen, sondern nur als eine Möglichkeit, das Leben einer Mutter zu erhalten. Wenn sie zum Beispiel nach einer Geburt fast verblutet war, wollte man sicherstellen, dass sie für die Kinder, die sie schon hatte, sorgen konnte. Aus den 1950er-Jahren existieren Fallbeschreibungen, Fotos und Gewebepräparate von Frauen, denen die Gebärmutter entfernt wurde und die teilweise über 20 Jahre einen Gräfenberg-Ring getragen hatten. Einige dieser Gewebepräparate zeigen trotz der langen Liegedauer keinerlei Entzündung der Gebärmutterschleimhaut.

Ebenfalls in den 1930er-Jahren entwickelte der japanische Arzt Tenrei Ota[5] ein ähnliches Modell, den Ota-Ring, der in Japan bis in die 1960er-Jahre hinein verwendet wurde. Allerdings wurde bei diesen frühen Modellen auch immer wieder über starke Entzündungen in der Gebärmutter berichtet. Mit der Entwicklung von Plastikmaterialien, die elastisch sind und immer wieder ihre

4 Ernst Gräfenberg (geboren 26.10.1881 in Adelebsen bei Göttingen; gestorben 28.10.1957 in New York) war ein deutscher Gynäkologe. Nach seiner Promotion arbeitete er unter anderem einige Jahre in der Universitätsfrauenklinik Kiel, bevor er 1910 ein sehr erfolgreich behandelnder Chefarzt in Berlin wurde. Als Jude, aber auch als Frauenarzt, der über weibliche Sexualität und Geburtenbegrenzung forschte, war er dem Hitler-Regime ein Dorn im Auge. Dr. Gräfenberg wurde ab 1933 von den Nazis drangsaliert, aufgrund falscher Anschuldigungen verhaftet und seines Doktortitels enthoben. Er verbrachte mehrere Jahre in Haft und konnte 1940 mithilfe zahlreicher ausländischer Freunde, darunter Magaret Sanger, und der Unterstützung der amerikanischen Botschaft in die USA ausreisen und seine Arbeit in New York wieder aufnehmen. Dr. Gräfenberg forschte auch über den weiblichen Orgasmus, das Harnröhrenschwellgewebe (der nach ihm benannte »G-Punkt«) und die weibliche Ejakulation.

5 Tenrei Ota (1900 bis 1985) hatte mit ähnlichen Problemen der Verfolgung und Inhaftierung vor dem Zweiten Weltkrieg zu kämpfen wie sein deutscher Kollege Gräfenberg. Erst nach dem Zweiten Weltkrieg konnte er seine Tätigkeit als Gynäkologe wieder aufnehmen und wurde zum Vorreiter der Geburtenregelung in Japan.

ursprüngliche Form annehmen, kam Ende der 1950er-Jahre neue Bewegung in die Forschung zu IUP. 1962 fand in New York die erste Konferenz über intrauterine Verhütung statt. Hier stellte Jack Lippes sein Lippes-Loop vor, eine Plastikspirale, die in ein Applikator-Röhrchen von nur 4 mm Durchmesser gezogen werden konnte und in der Gebärmutter wieder in ihre schlangenförmige Form fand. Das Lippes-Loop hatte auch einen Rückholfaden, um es wieder zu entfernen oder geradezuziehen. Es war als reversible Methode konzipiert worden, falls noch Kinder gewünscht wurden. In Deutschland war das Lippes-Loop bis 1974 in Gebrauch, in den USA bis in die 1980er-Jahre hinein. Fast zeitgleich mit dem Lippes-Loop wurde die Margulies-Spirale entwickelt, die einzige Spirale, die tatsächlich je wie eine solche aussah. Die folgenden Abbildungen zeigen die historischen Spiralenmodelle (gezeichnet nach Bildern aus dem Museum für Verhütung und Schwangerschaftsabbruch [MUVS] in Wien).

Historische Spiralenmodelle

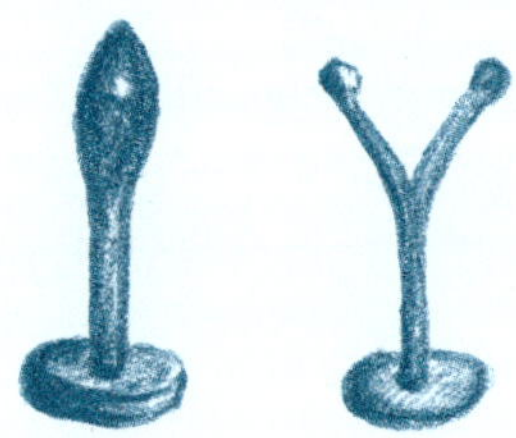

Abb. 8: Stiftpessare: ca. 6 cm lang

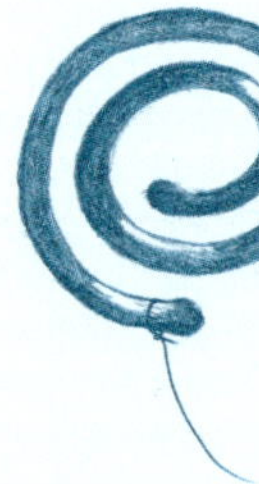

Abb. 9: Margulies-Spirale: 6,5 x 3 cm

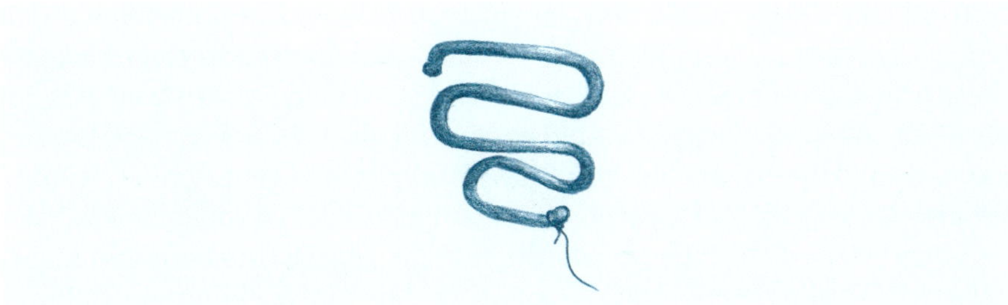

Abb. 10: Lippes-Loop: 4,5 x 4 cm. Zuletzt 1974 auf dem deutschen Markt erhältlich, das letzte der wirkstofffreien IUP, danach gab es nur noch Kupferspiralen und später die Hormonspiralen mit Levonorgestrel.

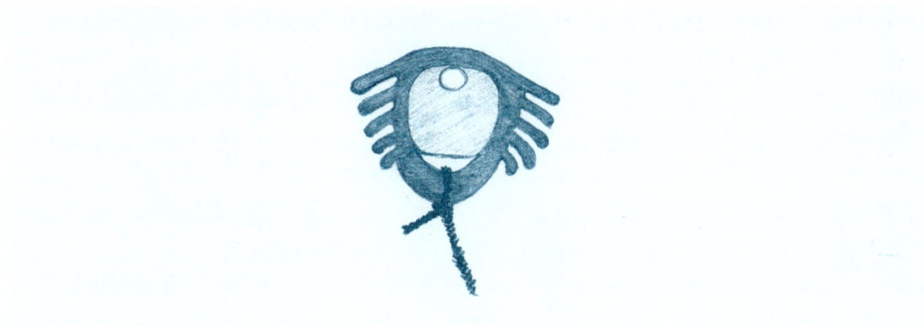

Abb. 11: Dalkon-Shield: 2,5 x 2,2 cm. Es war erstaunlich klein, für den Ärger, den es verursacht hat …

Alle diese frühen Modelle der intrauterinen Verhütung hatten ein Problem: Ihre Wirkung beruhte auf ihrer Größe. Sie verhüteten umso sicherer, je mehr Kontakt sie zur Gebärmutterwand hatten und dort die Schleimhaut irritierten. Aber die großflächigen Druckstellen führten bei vielen Anwenderinnen auch zu starken Menstruationskrämpfen und hohem Blutverlust. Blutarmut und monatliche Krämpfe waren für viele Frauen der Preis für die sicherste Verhütungsmethode, die es bis zur Mitte der 1960er-Jahre gab.

In den 1970er-Jahren kam in den USA eine neu designte Spirale auf den Markt. Das Dalkon-Shield sah aus wie eine drachenförmige Platte mit Zähnchen an den Seiten. Es sollte im Vergleich zu Lippes-Loop und anderen IUP deutlich seltener ausgestoßen werden – stattdessen kam es zu einer Katastrophe der Medizintechnik: Die Rate der Schwangerschaften verdoppelte sich im Vergleich zu Lippes-Loop & Co. und es kam vor allem zu Schmerzen, Blutungen und Infektionen. Auch einige Fälle von septischen Fehlgeburten wurden bekannt. Dabei entzündet sich die Gebärmutter mit dem werdenden Kind, der Fetus stirbt ab, die infizierte und durch Schwangerschaftshormone aufgelockerte Gebärmutter streut Bakterien ins Blut und im schlimmsten Fall wird der ganze Körper der Frau von Keimen und Bakteriengiften überschwemmt. Unbehandelt ist eine septische Fehlgeburt daher auch für die werdende Mutter tödlich, einige Frauen konnten nur durch die Entfernung ihrer Gebärmutter gerettet werden.

Lange Zeit galt der aus vielen dünnen Fäden geflochtene Rückholfaden des Dalkon-Shields als Bakterienstrickleiter und damit als der einzige Übeltäter. Gute 15 Jahre nachdem das Dalkon-Shield 1980 endlich vom Markt genommen wurde, nachdem Frauenverbände Sturm gelaufen waren und geschädigte Frauen, die ihre Fruchtbarkeit verloren hatten und teilweise langfristig unter Nachfolgen der Entzündungen litten, den Hersteller mit Klagen überzogen hatten, wurden die vorhandenen Daten wissenschaftlich nochmals aufgearbeitet. Heraus kam ein sehr überraschendes Ergebnis: Nicht ausschließlich der Rückholfaden des IUP war das Problem, sondern auch mit der Methode unerfahrene Ärzte. Während in einer Klinik, in der wenige Ärzte über 1000 Shields gelegt hatten, unerwünschte Schwangerschaften und Komplikationen zusammen eine Rate von 0,9 Prozent erreichten, häuften sich die schweren Probleme bei den Kollegen, die kaum Erfahrung hatten. Bei ihnen litten 27 Prozent der Patientinnen unter dauerhaften Schmerzen, Infektionen und anderen schweren Komplikationen. Gruselig!

Das Dalkon-Shield war nicht nur für die Frauen, die unter massiven Nebenwirkungen litten, ihre Gebärmutter oder sogar ihr Leben verloren, eine Katastrophe. Leider hat diese Tragödie der Medizintechnik dafür gesorgt, dass alle Spiralenmodelle bis heute unter »Sippenhaft« genommen werden. Die Spirale gilt seither als ein gefährliches Ding, das Unfruchtbarkeit und Entzündungen verursacht. Viele andere IUP, vor allem die T-förmigen Modelle, sind heute wissenschaftlich gut untersucht und sehr sicher. Aber zu der Zeit, als das Dalkon-Shield auf den Markt kam, gab es keinen vaginalen Ultraschall, um zu überprüfen, ob ein IUP korrekt liegt, oder um vor der Einlage die Form der

Gebärmutterhöhle auszumessen. Im Nachgang der Shield-Probleme wurden IUP generell mit größtem Misstrauen betrachtet und aufgrund der vermuteten Infektionsrate ausschließlich Frauen empfohlen, die schon geboren hatten. Es hieß lange, IUP sollten nur gelegt werden, wenn schon mindestens zwei Kinder vorhanden waren. In einigen Bundesstaaten der USA und in Teilen Kanadas war es für Frauen in den 1980er- und 1990er-Jahren fast unmöglich, ein IUP zu bekommen.

Neben der Weiterentwicklung der Materialien und Werkstoffe in der Medizin hat hier auch die Entwicklung des vaginalen Ultraschalls einen unglaublichen Fortschritt ermöglicht. Bis in die 1980er-Jahre hinein war die einzige Möglichkeit, die Größe der Gebärmutter zu bestimmen, die Abtastung. Bei der bimanuellen Untersuchung liegen ein oder zwei Finger der Ärztin innen in der Scheide am Muttermund, mit der anderen Hand wird von oben von der Bauchdecke her die Gebärmutter ertastet. Die Untersuchung sagt allerdings nur etwas über die Außenmaße und die Form der Gebärmutter aus, nicht aber über den Innenraum. Bei manchen Frauen ist der Fundus, das ist die Gebärmutterdecke oder das Dach, sehr kräftig, bei anderen ist er eher schmal. Myome können dort liegen, nach innen wachsen und dadurch die Form der Höhle verändern, ohne dass sie von außen getastet werden können.

Die innere Länge konnte früher nur durch eine Sondierung der Gebärmutterhöhle bestimmt werden: Dazu wurde mit einem oben abgerundeten dünnen Stab mit Zentimetermarken durch den Muttermund in die Gebärmutter eingegangen, bis man am Fundus anstieß (Gebärmutter-Minizollstock). So ermittelt man die Länge der Gebärmutter innen, im Durchschnitt 7 bis 8 cm. Die Länge sagt aber nichts aus über die Breite und Form der Uterushöhle. Und hier begann das Problem, das lange die IUP begleitete: schlechte Passform! Und in der Folge Drücken und Schmerzen, durch den Druck auf die Gebärmutterwand dann starke Menstruationsblutungen und/oder Zwischenblutungen. Ein Schuh, der nicht passt, macht Hühneraugen, Druckstellen und Hornhaut. Er kann eventuell vom Schuster durch Weiten und Längen noch tragbar gemacht werden. Wenn nicht, bleibt der Tausch mit Freundinnen, der Second-Hand-Laden oder die Altschuhsammlung. Aber eine Spirale sitzt für mehrere Jahre an Ort und Stelle …

Die meisten Frauen würden für einen Pullover, der nicht passt, keine 30 Euro ausgeben. Bei Schuhen ist das gelegentlich eine andere Sache. Im Englischen gibt es den schönen Begriff der »cab-to-bar shoes«[6]. Das sind elegante bis sexy Schuhe mit endlos hohen Hacken, die sich gerade mal eignen, um vom Taxi (»cab«) zum Barhocker zu stöckeln. Dort schlägt die Besitzerin die Beine übereinander, macht ein bis zwei Getränke lang einen schicken Eindruck auf die anderen (männlichen) Besucher und stöckelt wieder zum Taxi zurück. Dann zu Hause schnell ausziehen und »Ahhh!« – Erleichterung! Der kleine Frauenwahnsinn, aber jederzeit zu beenden[7]. Doch wer würde drei bis fünf Jahre diese Schuhe tragen und das 24 Stunden am Tag? Und so, wie wir heute die Möglichkeit haben, Schuhe passend zum Fuß zu kaufen, so können wir auch eine exakt passende Spirale finden, die nirgendwo drückt.

Keiner würde es bestreiten: Jede Frau sieht anders aus. Die eine ärgert sich über Segelohren, die andere über ihre krumme Nase, es gibt zierliche, schlanke Körperformen und große, kräftige. Ebenso haben wir bei den inneren Organen relativ viele Varianten. Eine lange schmale Gebärmutter kommt genauso vor wie ein von vielen kleinen Myomen durchsetzter Uterus, der zwar keinerlei Beschwerden verursacht, aber eher die Form eines Kartoffelbeutels hat. Die Innenhöhle kann gerade und gestreckt sein oder krumm wie eine Banane. Dank des vaginalen Ultraschalls ist das jetzt sichtbar – bei der Planung einer Spiraleneinlage eine immens wichtige Hilfe. Ein 2-D-Ultraschall reicht in der Praxis völlig aus, um Länge und Breite der Gebärmutterhöhle zu vermessen, ein 3-D-Ultraschall macht nur für wissenschaftliche Studien Sinn. Durch Forschungen über die inneren Größenausmaße der Gebärmutter sind in den letzten 25 Jahren vermehrt kleinere Spiralenmodelle entwickelt worden. Zum einen, weil wir die durchschnittlichen Maße besser kennen, zum anderen, da heute auch viele Frauen, die nicht geboren haben, ein IUP nutzen wollen. Andere Frauen, die eine Spirale wollen, haben heute »nur« ein bis zwei Kinder. In den Anfangsjahren der modernen Intrauterinpessare war die Ziel-

6 Es gibt auch die »Heel-to-booze-Ratio«, die vor allem für Unfallchirurgen, die sich mit dem Knöchel beschäftigen, interessant ist. Gemeint ist der Alkoholpegel, bis zu dem eine Frau die aktuelle Absatzhöhe perfekt beherrscht. Der Gleichgewichtssinn wird durch Alkohol stark beeinträchtig und Gipsschienen sind nicht sexy …

7 Elisabeth Arden, die Gründerin des gleichnamigen Kosmetikkonzerns, wurde einmal in einem Interview nach ihrem größten Schönheitsgeheimnis gefragt. Ihre Antwort: »Passendes Schuhwerk! Der verkniffene Gesichtsausdruck, wenn eine Dame den ganzen Abend in drückenden Schuhen verbringt, macht jede Frau mindestens fünf Jahre älter.«

gruppe eher die Frau, die nach mehrfachen Geburten krank oder erschöpft und entkräftet war, das heißt, nach dem dritten oder fünften Kind im Durchschnitt auch eine größere Gebärmutterhöhle hatte.

»Size matters« – es kommt doch auf die Größe an

In der Praxis, in der ich Ende der 1990er-Jahre meine Facharztausbildung beendete, wurden Multiload (ovales IUP mit Häkchen) in zwei Größen gelegt: die normalen für die Frauen, die schon geboren hatten, und die kleinen für Frauen ohne Kinder. Fertig! Und damit kamen vielleicht 80 Prozent der Frauen auch gut klar. Bei denen, die starke Blutungen hatten, auch nach sechs Monaten noch über Zwischenblutungen klagten oder unter Schmerzen litten, wurde die Spirale vorzeitig wieder entfernt. Da Schmerzen und Blutungsprobleme zu den bekannten Nebenwirkungen gehörten, die ein Teil der Frauen einfach hat-

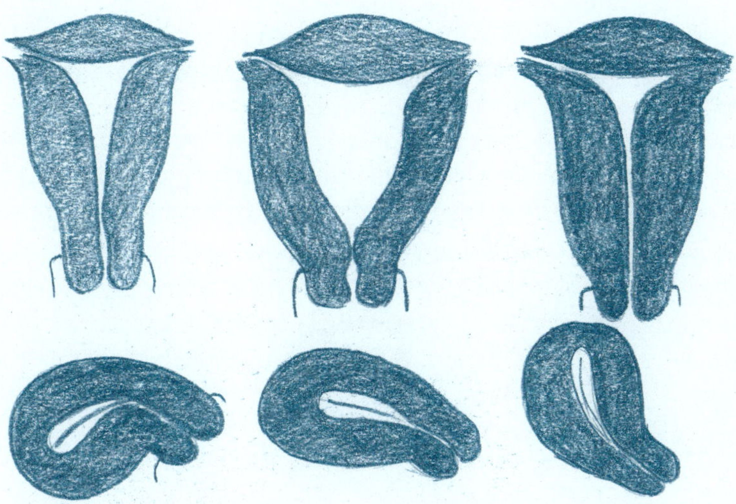

Abb. 12: Verschiedene Formen der Gebärmutter: Manche sind weit, andere eng und schmal, manche gebogen oder nach hinten abgeknickt. Die obere Reihe zeigt die Ansicht von vorne, die untere von der Seite. Seitlich gesehen entspricht die Gebärmutterhöhle eher einem Spalt.

ten, wurde das Problem nicht weiter hinterfragt. In vielen Ländern ist diese Praxis gang und gäbe und natürlich kann mit diesem simplen Vorgehen einem sehr großen Teil der Frauen ein sicheres Verhütungsmittel angeboten werden. Aber der Anteil der zufriedenen IUP-Trägerinnen kann deutlich größer sein!

In Dänemark können Frauen auf Kosten des öffentlichen Gesundheitssystems eine Spirale bekommen, leider nach genau diesem Strickmuster. Eine Freundin von mir, die mit einem Dänen verheiratet ist, fragte mich vor einigen Jahren, warum um alles auf der Welt ich Spiralen legen würde. Sie hätte seit der Einlage ihres IUP vor vier Monaten ständige Unterbauchbeschwerden. Es stellte sich heraus, dass sie nach drei Schwangerschaften mit zwei Geburten und einer Fehlgeburt eine Nova-T-Spirale bekommen hatte, die oben relativ breit ist. Sie hatte aber eine sehr schmale Gebärmutter – mit einer guten Rückbildung kann auch nach dem zweiten oder dritten Kind die Gebärmutter wieder sehr eng werden. Als Voruntersuchungen hatten ein Krebsfrüherkennungsabstrich und ein Blick unters Mikroskop ausgereicht, ein Ultraschall war nicht durchgeführt worden. Wie gesagt, das muss auch nicht sein, aber die »Trefferquote« wird höher und somit bleiben mehr Frauen nebenwirkungsfrei. Ich tauschte ihre Spirale gegen ein langes Gynefix aus, dass sie jetzt im dritten Jahr beschwerdefrei trägt. Nach den Ausführungen, könnte frau denken, kleiner sei immer besser – nein, zu große Schuhe machen auch keine Freude. Zu kleine Spiralen können schnell in der Gebärmutter verrutschen oder herausfallen. In Israel wurde eine Verhütungskette mit Kupferperlen (IUB = intrauterine ball) entwickelt, die in der Gebärmutter die Form eines

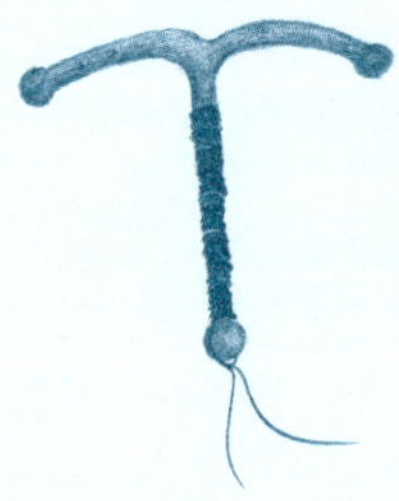

Abb. 13: T-380: Je nach Größe (klein, mittel, groß) 3 bis 3,8 cm lang mit einer Spannweite von 2,4 bis 3,65 cm

Balls annimmt und sich dank des elastischen Materials der Form der Uterushöhle anpasst. Voraussichtlich wird der IUB 2015 in Deutschland auf den Markt kommen. Bislang gibt es in Europa nur einige österreichische Ärzte, die im Rahmen eines Pilotprojektes den Ball einsetzen. Ich finde diese Entwicklung sehr spannend, denn verschiedene Modelle von Spiralen geben mehr Raum für eine noch individuellere Anpassung.

Einige gynäkologische Praxen sind dazu übergegangen, jungen Frauen, die nie schwanger waren, grundsätzlich immer ein kurzes Gynefix anzubieten. Im Zweifelsfall ist das nicht verkehrt und die Verträglichkeit ist extrem gut. Aber es gibt auch viele junge Frauen, deren Gebärmutter am Fundus über 2 cm breit ist und die eine »normale« Mini-Spirale gut tragen können. Im Zweifel messe ich lieber nach und wenn es passt, ist mir eine kleine Kupfer-Gold-Spirale (Eurogine) lieber, denn die bietet für zehn Jahre Sicherheit zu einem unschlagbaren Preis-Leistungs-Verhältnis – für junge Damen, die gerade ihre Schulzeit beendet haben oder studieren, ist das ein Argument. Außerdem wird unter anderem von der WHO empfohlen, immer das IUP-Modell zu wählen, das die längste Liegezeit hat, um einen häufigen Wechsel zu vermeiden. Die größte Gefahr für eine Eileiterentzündung ist nicht das Tragen einer Spirale, sondern das Einlegen. Das heißt, bei einer Drei-Jahres-Spirale ist die Patientin dreimal so oft einem Infektionsrisiko ausgesetzt.

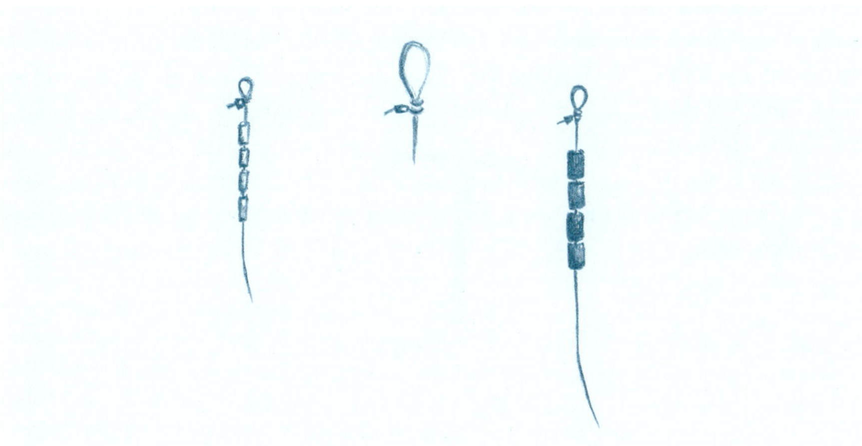

Abb. 14: Gynefix 200: Länge aller Kupferelemente zusammen 2 cm

Modelle der Kupferspirale

In Deutschland sind momentan verschiedene Grundmodelle der Intrauterinpessare im Angebot. Teilweise werden baugleiche Modelle von verschiedenen Anbietern unter unterschiedlichen Namen in den Handel gebracht. Alle IUP sind Medizinprodukte und verschreibungspflichtig bzw. werden nur über die Apotheken gegen ein Rezept abgegeben oder vom Großhandel und von Apotheken direkt an Arztpraxen und Kliniken geliefert.

Die Spiralen mit extra Kupferladung (Manschetten auf den Armen) haben eine Zulassung für zehn Jahre, alle anderen aktuell eine Zulassung für maximal fünf Jahre, auch wenn Sie früher teilweise eine Zulassung für bis zu zehn Jahre hatten. Die Grundform der IUP, die heute erhältlich sind, ist fast immer ein T. Die T-Form hat sich bewährt, da ein Einwachsen in die Gebärmutterwand seltener ist als bei den ovalen Modellen mit Häkchen. Auch die Entfernung der T-förmigen IUP wird von Patientinnen als weniger unangenehm empfunden, wie Kolleginnen berichten. IUP mit sehr schmalen Ärmchen mit »Ellenbogen« oder leicht gebogenen Ärmchen (Modell »Regenschirm«) können bei den Bewegungen der Gebärmuttermuskulatur während der Mens mitfedern und haben eine besonders niedrige Rate an Ausstoßungen (unfreiwilliger Verlust) oder Verrutschen innerhalb der Gebärmutter (Dislokation) im Gegensatz zu den ovalen IUP. Die Rate der Patientinnen, die bei diesen IUP über Menstruationsbeschwerden klagen, soll laut einiger Studien ebenfalls nochmal geringer sein, wobei ich die richtige Größenauswahl im Vorfeld für entscheidend halte. Die Einlage von IUP, die komplett in den Applikator zu laden sind, ist deutlich angenehmer für die Patientin, da der Durchmesser, mit dem durch den Muttermund eingegangen wird, deutlich schmaler ist. Gerade bei Frauen, die noch nie schwanger waren oder nur mit Kaiserschnitt gebären konnten und einen engen inneren Muttermund haben, kann dies bedeutsam sein.

Tab. 1: Spiralenmodelle in Deutschland

Modell	Beispiele für Handelsnamen*	Größen L = Länge, B = Breite	Komplett in Applikator zu laden**
Kupferkette	Gynefix	2 Größen L: 20–33 mm	Ja
T-Spirale mit geraden Armen	Nova-T, Neo-Safe T CU 380/380 Mini, Gyneplus 380/mini	2 Größen B: 24–32 mm, L: 30–36 mm	Ja
T-Spirale mit Kupfermanschetten auf den Seitenarmen	Paragard, Flexi-T 380, Nova-T 380	1 Größe B: 32 mm, L: 36 mm	Ja
T-Spirale in »Regenschirmform«	T 380 Plus Eurogyne, Gynetics Sof-T Cu, Cupraluna Silver Cu 280 Ag	3 Größen B: 24–37 mm, L: 30 – 38 mm	Ja
T-Spirale in »Regenschirmform« als Kupfer-Gold-IUP	Goldluna, T-375 Gold Eurogyne, Gyneplus 380 Gold/Kupferspirale	1–3 Größen je nach Hersteller B: 24–37 mm, L: 30–38 mm	Ja
T-Spirale mit dünneren Armen und »Ellenbogen«	Flexi-T 300, Flexi-T Plus 300, Flexi-T 380, Cu-Safe T 300	2 Größen B: 23–28 mm, L: 28–32 mm	Nein
Kupferball***	IUB	3 Größen Durchmesser: 12–18 mm	Ja

Modell	Beispiele für Handelsnamen*	Größen L = Länge, B = Breite	Komplett in Applikator zu laden**
Ovale Spirale mit Widerhaken	Multiload, Ancora, Gynetics IUD, Gynelod, Cupraluna Omega Cu 375	2 Größen B: 18–20 mm, L: 29–35 mm	Nein
T-Spirale mit Extraarmen, die schräg in die Gebärmutterwand reichen	Medusa	2 Größen	Nein

* Ohne Anspruch auf Vollständigkeit – Stand 5/2015

** Manche Spiralen können *nicht* in ein max. 0,5 cm dickes Applikator-Röhrchen »geladen« werden, das heißt, bei Frauen, die noch nicht geboren haben, kann die Einlage schmerzhafter verlaufen.

*** Voraussichtlich ab November 2015 in Deutschland erhältlich

Wie wirkt die Spirale denn nun?

Heute sind in Europa nur noch wirkstofftragende (medicated) IUP auf dem Markt. Die reinen Plastikteile wie das Lippes-Loop, die Margulies-Spirale und das grauenvolle Dalkon-Shield, die über ihre Größe und die Reizung der Gebärmutterschleimhaut eine Einnistung einer befruchteten Eizelle verhinderten, sind zum Glück Vergangenheit. Das letzte non-medicated IUP, das 1974 vom deutschen Markt verschwand, war das Lippes-Loop. Auch die geflochtenen Rückholfäden, die häufig Bakterien als Strickleiter dienten und Entzündungen der Gebärmutter begünstigten, sind Geschichte. Die heutigen Kupfer-IUP wirken alle dadurch, dass Kupferionen Spermien abtöten (siehe »Materialkunde«, Seite 74) und eine Befruchtung verhindern. Untersuchungen bereits in den 1980er-Jahren mit dem Early Pregnacy Factor (EPF), einem Eiweiß, das sich bei Frauen im Falle einer Befruchtung innerhalb von 48 Stunden im Blut nachweisen lässt, zeigen, dass es so gut wie nie bei einer liegenden Spirale zu Befruchtungen kommt. Das passt auch zu der Beobachtung, dass es bei den Schwangerschaften, die bei liegendem Kupfer-IUP auftreten, sehr selten um Eileiterschwangerschaften handelt. Würde nur eine Einnistung verhindert, müsste es eine deutlich höhere Rate an Eileiterschwangerschaften geben.

Es zeigen sich bei liegendem Kupfer-IUP Veränderungen in der Gebärmutterschleimhaut. Unter anderem nimmt die Anzahl der Makrophagen (das sind bestimmte Immunzellen) zu. Sie sind vermutlich dafür verantwortlich, dass ein geringer Teil des Kupfers in den Körper gelangt. Aber auch wenn hier Immunzellen aktiv sind, heißt das nicht, dass eine bakterielle Entzündung vorliegt. Vor allem im Internet kursieren noch wilde Geschichten, dass die Wirkung einer Spirale über eine Entzündung der Gebärmutterschleimhaut entsteht. Das ist bei den heute verwendeten, wirkstofftragenden Modellen, zumindest in Europa, schlichtweg falsch. (Es gibt aber in einigen anderen Ländern wie China noch echte Gruselmodelle, aber das ist eine andere Geschichte.)

Die Wirkung der Hormonspirale (Mirena, Jaydess), die andere Sorte der wirkstofftragenden IUP, die wir haben, beruht auf mehreren Faktoren, die ineinandergreifen: Das enthaltene Hormon dickt den Muttermundschleim ein und lässt ihn für Spermien undurchdringlicher werden. Es verhindert zudem den Aufbau des Endometriums und damit die Bildung eines guten Eibettes für die Einnistung und es bremst den Transport der Eizelle im Eileiter. Diese Wirkungen zusammen erzielen eine sehr hohe Verhütungssicherheit, es ist aber nicht wirklich bekannt, welcher Effekt den Löwenanteil für sich beanspruchen kann. Bei den seltenen Schwangerschaften, die es mit der Hormonspirale gibt, kommt es im Verhältnis deutlich häufiger zu Eileiterschwangerschaften als bei der Kupferspirale. Aber das ist insgesamt, wie gesagt, sehr, sehr selten.

Beratung und Voruntersuchungen

Die Einlage einer Spirale, gleich welcher Bauart und welchen Materials, ist ein kleiner operativer Eingriff. Daher ist vor einer Einlage ein Beratungsgespräch mit der Ärztin erforderlich. Sie informiert über den Ablauf, die Wirkung der Spirale und mögliche Probleme und erläutert, welche Schmerzmittel und Medikamente eventuell notwendig sein werden, und ggf. wird eine lokale

Betäubung angeboten. Informationen über die Verhütungssicherheit und die Liegedauer dürfen auch nicht fehlen. Es werden Fragen zur gesundheitlichen Vorgeschichte gestellt, um Gründe, die gegen eine Spiraleneinlage sprechen, herauszufiltern. Meistens wird während oder nach dem Beratungsgespräch noch ein Merkblatt überreicht, das die besprochenen Informationen zusammenfasst. Einige Ärzte verwenden einen formellen Aufklärungsbogen, in dem alle Risiken und Nebenwirkungen aufgelistet sind und der vor der Einlage unterschrieben werden muss. Die meisten verzichten aber darauf, da eine Spiraleneinlage im Vergleich zu anderen Eingriffen keine große Angelegenheit ist und fast immer unkompliziert verläuft. Der Sinn und Zweck eines formellen Aufklärungsbogens ist das Dokumentieren des Gesprächsinhaltes für den Fall, dass eine unzufriedene Patientin später klagt, zum Beispiel mit der Begründung, sie sei nicht auf die Möglichkeit des spontanen Herausfallens eines Gynefix im ersten Tragemonat oder auf notwendige Kontrolluntersuchungen hingewiesen worden.

Nach dem Beratungsgespräch erfolgen die Voruntersuchungen, die abklären, ob die anatomischen und gesundheitlichen Voraussetzungen für eine risikoarme Spiraleneinlage gegeben sind. Es wird ein bakteriologischer Abstrich aus dem oberen Scheidendrittel vor dem Muttermund entnommen, angefärbt und unter dem Mikroskop begutachtet. Die Reinheitsgrade I oder II, bei denen überwiegend Stäbchenbakterien (Döderlein-Laktobazillen, Seite 37) vorhanden und keine oder kaum Entzündungszellen zu sehen sind, sind ideal.

Findet sich unter dem Mikroskop ein Reinheitsgrad III, das heißt, sind viele weiße Blutkörperchen (Entzündungszellen) und Kugelbakterien (Kokken) zu sehen, besteht ein erhöhtes Infektionsrisiko durch das Legen einer Spirale. Dann sollten mit einem lokalen Antibiotikum, zum Beispiel Sobelin (Clindamycin) Creme, oder mit einem lokalen Desinfektionsmittel, etwa Vagi-Hex (Chlorhexidin = »Listerine für die Vagina«), die »bösen Buben« erst einmal vertrieben werden. Anschließend wird »Wiederaufforstung« der Schutzflora betrieben. Dazu eignen sich ansäuernde Präparate mit Milchsäurebakterien, die unter anderem Wasserstoffperoxid bilden, zum Beispiel SymbioVag oder Vagiflor als Zäpfchen. Vor der Einlage sollte dann der Reinheitsgrad nochmals kontrolliert werden.

Traten in der Vergangenheit häufig vaginale Infekte mit Bakterien auf, muss eventuell auch ein Abstrich ins Labor geschickt werden, um die genaue Art der Störenfriede zu identifizieren. Häufige Pilzinfekte sind übrigens kein

Hinderungsgrund für eine Spirale, sie sind ein unangenehmes Ärgernis, aber im Gegensatz zu Kugelbakterien machen Candida-Pilze keinen Ärger bei liegender Einlage oder der Spirale. Ein akuter Pilzinfekt sollte aber bei der Einlage nicht vorliegen.

Gleichzeitig sollte auch ein Krebsfrüherkennungsabstrich vom Muttermund abgenommen werden. Ein solcher Abstrich sollte innerhalb der letzten sechs Monate vor der Spiraleneinlage keine Auffälligkeiten gezeigt haben. Warum? Zum einen, um Muttermundkrebs auszuschließen. Es gilt zwar als sehr, sehr unwahrscheinlich, dass bei der Einlage bösartige Zellen in die Gebärmutter hochgeschoben werden, aber Sicherheit durch Sorgfalt zahlt sich immer aus. Allerdings erklärt die WHO, dass bei dringendem Verhütungswunsch oder bei Spirale-danach **(Kapitel 10)** darauf verzichtet werden kann. Der zweite Grund ist: Sind veränderte Zellen am Muttermund, die auf eine Krebsvorstufe (Pap-Gruppe III und höher) hinweisen, wird möglicherweise eine Entfernung des veränderten Gewebes am Muttermund und eventuell eine Ausschabung nötig. Bei so einem Eingriff muss eine Spirale immer entfernt werden. Es ist extrem blöd, wenn deswegen eine Spirale nach nicht mal einem Jahr wieder rausfliegt – neben der Aufregung führt das nur zu unnötigen Kosten für die Patientin.

Im Anschluss sollte die Gebärmutter per Ultraschall angesehen werden. Zunächst geht es um die Form und die Konfiguration der Gebärmutter. Während wir im Mutterleib heranwuchsen, schmolz die Gebärmutter aus zwei symmetrischen Anlagen zusammen. Im Normalfall ist von dieser Verschmelzung nichts mehr zu sehen, aber bei einigen Frauen hat dieser Vorgang nicht ganz geklappt. Die Folge ist eine zweikammerige Gebärmutter (Uterus bicornis) oder eine Unterteilung der Gebärmutterhöhle durch eine mehr oder weniger tief vom Dach hinunterreichende Wand (Septum). Bei diesen Frauen würde die Spirale in einer Abteilung der Gebärmutter sitzen und wirken, während in der anderen Raum für eine Schwangerschaft wäre. Daher gelten Gebärmutterfehlbildungen und anatomische Varianten als Ausschlusskriterium für eine Spirale. Auch eine starke Veränderung der Form der Gebärmutterhöhle, zum Beispiel durch Myome, kann ein Hinderungsgrund sein.

Die Länge der Gebärmutterhöhle vom inneren Dach bis zum inneren Muttermund wird vermessen, ebenso die Breite oben am Dach der Gebärmutter, dort, wo die Eileiter einmünden. Kurz nach dem Ende der Menses lässt sich die Messung am besten durchführen. Ist die Schleimhaut (Endometrium) schon hoch aufgebaut, muss ihre Dicke von der inneren Fundusbreite abgezogen werden. Auch die Form der Gebärmutterhöhle wird begutachtet. Bei mir in der Praxis gilt die Devise: Wenn keine konventionelle T-förmige Spirale eindeutig passt, dann im Zweifelsfall eine Gynefix wählen. Diese Kette aus vier oder sechs Kupferperlen passt sich jeder noch so krummen Gebärmutter an, sie ist flexibel und hat keine Ärmchen, die bei kleiner Fundusbreite drücken können.

Oft finden Beratung und Voruntersuchungen übrigens nicht am selben Tag wie die Einlage statt, die Frauen rufen nach erfolgreicher Voruntersuchung bei Beginn der nächsten Blutung in der Praxis an und bekommen dann einen Termin noch während der Menstruation. Ist der Muttermund leicht geöffnet, um das Blut herauszulassen, ist auch die Einlage einer Spirale am einfachsten.

Natürlich geht es auch kürzer und knapper. In vielen Ländern der Welt werden Spiralen ohne Ultraschall von Krankenschwestern gelegt, die dafür trainiert wurden. Aber es geht bei uns zum Glück nicht um den Minimalstandard, um irgendeine Spirale »vor Ort« zu bringen. Wir haben in Westeuropa den Luxus eines guten medizinischen Standards und sollten ihn auch nutzen, gerade bei Entscheidungen, die uns mehrere Jahre begleiten werden. Eine gynäkologische Krebsvorsorgeuntersuchung ist Leistung aller Krankenkassen, auch der Ausschluss von Infektionen vor einer Spiraleneinlage wird von den Kassen übernommen.

Aber: Gesprächszeit für Beratungen wird von den gesetzlichen Krankenkassen nicht und von den privaten eher schlecht honoriert, das heißt, die Beratung kann eher knapp ausfallen. Außerdem muss die Ärztin lediglich Gegenanzeigen ausschließen, wegen denen eine Spiraleneinlage für die Patientin gefährlich sein könnte. Sprechende oder gar hörende Medizin ist in unserem Gesundheitssystem nicht wirklich vorgesehen, außer bei den Kolleginnen von der psychotherapeutisch-psychiatrischen Fraktion. Auch ein Ultraschall vorweg, um die Spiralensorte auszuwählen, ist keine Leistung der gesetzlichen Krankenkassen. Bei privatversicherten Patientinnen werden die Voruntersuchungen auch mit Ultraschall im Allgemeinen komplett von der Krankenkasse übernommen (simple Rechnung: weniger Probleme im Nachgang mit Blutungen und Schmerzen = in der Folge weniger Arztkontakte = weniger Kosten).

Checkliste vor Spiraleneinlage

- Krebsfrüherkennungsabstrich (PAP), möglichst nicht älter als sechs Monate
- Bakteriologischer Abstrich, mikroskopisch okay
- Gegebenenfalls Chlamydien-Test, wenn mehrere Sexualpartner vorhanden sind oder waren
- Wenn möglich: Ultraschall, um Kontraindikationen auszuschließen, beispielsweise Gebärmutterfehlbildungen oder Hindernisse für die Einlage wie fette Myome im Bereich des inneren Muttermunds oder extrem dünne, auffällige Narbe von mehreren Kaiserschnitten in der Gebärmuttervorderwand, die ein erhöhtes Risiko für Verletzungen der Gebärmuttermuskulatur in sich tragen

Geht nicht, gibt's (fast) nicht

Welche Frauen sollten nicht mit IUP verhüten? Es gibt nur wenige Gründe, die dagegen sprechen. Die WHO (World Health Organisation) wertet wissenschaftliche Daten zu Verhütungsmitteln aus und gibt Empfehlungen zu Einsatz, Anwendung, Beratung etc. ab, die regelmäßig aktualisiert werden. Angesichts des aktuellen Bevölkerungswachstums auf unserer Erde sieht die WHO einen großen Bedarf, Familienplanung für möglichst viele Menschen erreichbar und in der Anwendung möglichst sicher zu machen. Reproduktive Gesundheit gilt als Menschenrecht. Um klare Richtlinien zu haben, welche Methoden für welche Frauen geeignet sind, werden sogenannte Medical Eligibility Criteria (medizinische Eignungskriterien), kurz MEC, ausgegeben und regelmäßig nach dem aktuellen Forschungsstand überarbeitet. Dies sind Richtlinien dafür, welche Frauen wie verhüten können bzw. welche bestehenden Grunderkrankungen oder abgelaufenen Erkrankungen Ausschlusskriterien für welche Verhütungsmethoden sind.

Vier Kategorien hat die WHO aufgestellt, die das Nutzen-Risiko-Verhältnis einer Verhütungsmethode bei einzelnen Grunderkrankungen angeben:

1. Methode der ersten Wahl = wunderbar geeignet
2. Nicht die bevorzugt empfohlene Methode, kann aber gut angewendet werden, das Nutzen-Risiko-Verhältnis ist akzeptabel = naja, ist schon okay

3. Die Methode wird nicht empfohlen, solange andere Methoden zur Verfügung stehen bzw. für die Patientin akzeptabel sind. Das Risiko überwiegt den Nutzen und eine Anwendung kommt, wenn überhaupt, nur unter engmaschiger medizinischer Überwachung infrage = lieber Finger weg, wenn es irgend geht
4. Geht-gar-nicht-Kategorie = nicht mal drüber nachdenken

In der Kurzfassung bedeutet das: Kategorie 1 + 2 = Anwendung okay, Kategorie 3 + 4 = nicht anwenden.

In die MEC-Gruppe 4 für Kupfer-IUP (Spiralen und Kupferkette) gehören:

- Schwangerschaft (Ach!)
- Direkt nach einer fieberhaften Fehlgeburt oder Abtreibung mit Entzündung (septischer Abort) oder anderen Komplikationen
- Neueinlage bei Entzündungen der Gebärmutter und/oder der Eileiter, zum Beispiel bei urogenitaler Tuberkulose; ein IUP, das vor der Tbc-Erkrankung gelegt wurde, kann unter Umständen liegen bleiben, wenn keine andere Verhütung möglich ist (siehe MEC 3)
- Eitrige Muttermundentzündung, zum Beispiel durch Gonokokken
- Neueinlage bei Fehlbildungen der Gebärmutter und Veränderungen der Gebärmutterhöhlenarchitektur durch Myome. Wenn die Myome außen liegen (Ultraschall), ist das aber oft kein Problem
- Neueinlage bei Krebserkrankungen der Gebärmutter (ein gut und schon länger liegendes IUP kann bis zur Operation belassen werden)
- Unerklärliche vaginale Blutungen, solange der Verdacht auf bösartige Erkrankungen der Unterleibsorgane nicht ausgeräumt ist
- Kupferspeicherkrankheit Morbus Wilson

MEC-Gruppe 3 für Kupfer-IUP (Spiralen und Kupferkette gleichermaßen):

- Weiternutzung eines liegenden IUP bei urogenitaler Tuberkulose
- HIV-Infektion und AIDS: Eine Neueinlage wird als 3 klassifiziert; hat eine Frau bei Infektion bzw. Feststellung der Erkrankung ein schon länger liegendes IUP und ist unter antiretroviraler Therapie gut eingestellt und stabil, kann das vorhandene IUP belassen werden (Gruppe 2 für Weiternutzung einer liegenden Spirale)
- Thrombozytopenie (Mangel an Blutplättchen, der zu erhöhter Blutungsneigung führt), zum Beispiel bei systemischem Lupus erythematodes

Das sind nicht wirklich viele Gründe, die dagegen sprechen!

In die MEC-Gruppe 2 für Kupfer-IUP gruppiert die WHO folgende Krankheiten bzw. gesundheitlichen Probleme:

Schwere Dysmenorrhoe/Menstruationskrämpfe: Da Kupfer-IUP Menstruationsbeschwerden verstärken können, sollte eine Verhütung mit kupferhaltigen IUP nicht die erste Wahl sein. Die Kupferkette Gynefix wird von der WHO nicht gesondert erwähnt. Da dieses IUP häufig keine Menstruationsbeschwerden verursacht bzw. verstärkt, ist ein Versuch möglich.

Endometriose: Der Ursprung der Endometriose ist noch unklar, es gibt verschiedenste Theorien über die Entstehung der verschleppten Gebärmutterschleimhaut, die überall im Bauchraum, auf der Blase, den Eierstöcken, dem Darm etc. siedeln kann. Diese Endometriuminseln bauen sich im Zyklusverlauf auf und bluten mit der Menstruation ab. Da das Blut aber nicht aus dem Muttermund ablaufen kann, sondern nach innen läuft, reizt es je nach Menge massiv das Bauchfell und verursacht Schmerzen, Zysten und langfristig auch Verwachsungen. IUP-Trägerinnen bluten häufiger retrograd, das heißt, dass während der Menstruation nicht nur Blut über den Muttermund und die Scheide austritt, sondern auch »rückwärts« über die Eileiter in den Bauchraum läuft. Im Normalfall ist eine geringe Menge an falsch laufender Periodenblutung kein Problem, die Fresszellen (Makrophagen) im Bauchfell bauen das Menstruationsblut innerhalb weniger Tage ab. Dieses Phänomen ist etwas, das bei Bauchspiegelungen kurz nach der Regelblutung recht oft beobachtet wird. Da Endometriose mit bestimmten Fehlfunktionen des Immunsystems Hand in Hand geht und nicht klar ist, ob Gebärmutterschleimhautzellen, die aus dem Uterus mit der Monatsblutung nach innen laufen, anwachsen können, wird bei Endometriose von kupferhaltigen IUP abgeraten. Dagegen kann die Hormonspirale, die auch die Transportbewegungen der Eileiter verlangsamt und die Blutungsmenge reduziert, unter Umständen sehr hilfreich sein, nicht nur zum Verhüten ungeplanter Schwangerschaften, sondern auch, um die Beschwerden zu reduzieren, vor allem wenn Schleimhautinseln innerhalb der Gebärmuttermuskulatur angesiedelt sind (Adenomyosis uteri).

Blutarmut: Verschiedene Ursachen können hier zugrunde liegen, zum Beispiel Thalassämie, Sichelzellerkrankung und Eisenmangelanämie. Da vor allem bei unpassenden und zu großen IUP (für einzelne Patientinnen z. B. das Modell TCu-380A) die Gefahr besteht, dass die Stärke der Menstruation zunimmt und sich die Blutarmut verschlimmert, wird von einem IUP eher abgeraten. Gynefix 200 und 330, die die Menstruationsstärke kaum verändern, können aber infrage kommen. Hormonspiralen, die den monatlichen Blutverlust mindern, können hier günstiger sein und wurden daher der Klasse 1 zugeordnet[8].

Muttermundkrebs und Vorstufen (Veränderungen im PAP-Abstrich): Die WHO empfiehlt, bei unklaren oder suspekten Befunden kein IUP einzulegen. Sind Krebsvorstufen (CIN = cervikale intraepitheliale Neoplasie) aufgetreten, soll das IUP bei der Behandlung (Entfernung mit Laser, Elektroschlinge oder Operation = Konisation) entfernt werden. Nach der Abheilung und bei unauffälligem Kontrollabstrich drei bis vier Monate nach der Entfernung der Zellveränderung kann ein neues IUP gelegt werden. Ist der Abstrich erstmals auffällig, muss ein IUP nicht gezogen werden, der Faden stört nicht bei den Kontrollabstrichen. Interessant ist, dass bei Frauen, die jahrelang mit kupferhaltigen Spiralen verhüten, Veränderungen am Muttermund deutlich seltener auftreten als bei Frauen, die mit der Pille verhüten. Im Vergleich zu Frauen, die mit der Pille verhüten, ist die Rate an schweren Zellveränderungen am Muttermund nur knapp halb so hoch. Warum dies so ist, ist wissenschaftlich bislang ungeklärt.

Zusammengefasst heißt dies: Es gibt nicht viele Frauen, für die eine Spirale oder Kette NICHT in Frage kommt!

Materialkunde – von Metallen und Nylonstrümpfen

Kupfer: ein Superwerkstoff

Kupfer verdankt seinen Namen der Insel Zypern, »aes cyprium« bedeutet »das Erz der Insel Zypern«. Dort war zur Zeit des römischen Reiches eine wichtige Fund- und Abbaustelle für dieses Metall. Bereits ca. 10 000 Jahre vor

8 Ja, dies ist ein Buch über hormonfreie Verhütung, aber gerade bei stark blutenden Frauen haben Hormonspiralen (Mirena/Jaydess) den Vorteil, dass sie zwei Fliegen mit einer Klappe schlagen können: sichere Verhütung und Minderung des Blutverlustes. In einigen Ländern bezahlen die Krankenkassen bei Blutarmut und Eisenmangel die Hormonspirale. In den Distrikten Englands, in denen diese Praxis wissenschaftlich begleitet wurde, konnte die Rate der Gebärmutterentfernungen um mehr als 30 Prozent gesenkt werden. Eine »Hormonkette« ist in der wissenschaftlichen Erprobung.

unserer Zeitrechnung verwendeten es die Menschen zur Herstellung von Gerätschaften. Im Altertum und in der Alchemie wurde Kupfer mit der Göttin Venus und damit mit Weiblichkeit allgemein assoziiert. Als relativ weiches und gut formbares Metall ist es ein beliebter Werkstoff, der sich auch durch hervorragende Wärme- und Stromleitfähigkeit auszeichnet. Da Kupfer nur in sehr geringem Maße korrodiert, gehört es chemisch gesehen zur Gruppe der Edelmetalle, nach einigen Einteilungen auch zur Gruppe der Übergangsmetalle. Verwitterung und Oxidation führen im Laufe von Jahren zur Bildung einer grünlichen Patina.

Für viele Mikroorganismen wie Bakterien ist Kupfer in bereits sehr geringen Mengen giftig, für höher entwickelte Organismen wie Wirbeltiere, also auch für den Menschen, ist es bis zu einer gewissen Grenze unbedenklich – und als essenzielles Spurenelement sogar notwendig. Im menschlichen Körper ist Kupfer ein Bestandteil vieler Enzyme des Eiweißstoffwechsels, auch Enzyme wie die Superoxiddismutase, die für den Abbau freier Radikale sorgt, benötigen es. Kupfer ist auch notwendig, um Eisen in das Hämoglobin einzubauen, das ist der rote Blutfarbstoff, mit dem Sauerstoff im Blut transportiert wird.

Ein 70 kg schwerer Mensch hat ungefähr 100 mg Kupfer in seinem Körper. Gespeichert wird es in der Leber, was zu viel ist, wird über die Gallenflüssigkeit und den Stuhlgang ausgeschieden. Kupfer ist in Nahrungsmitteln wie Nüssen, Kokosnüssen, vielen Gemüsesorten, Hülsenfrüchten, Kakao (Schokolade!), Leber und anderen Innereien enthalten. Der Tagesbedarf eines Erwachsenen liegt bei 1 bis 3 mg, bei starker sportlicher Betätigung kann der Bedarf auf bis zu 4 mg pro Tag ansteigen.

Kupfermangel tritt beim Menschen selten auf, kommt aber vor bei lang anhaltenden Durchfällen und chronisch entzündlichen Darmerkrankungen. Bei frühgeborenen Kindern muss Kupfer zusammen mit anderen lebenswichtigen Spurenelementen zugefüttert werden, um Wachstumsstörungen und Skelettveränderungen zu verhindern. Bei starkem Kupfermangel werden neben einer mikrozytären Anämie (Blutarmut) auch neurologische und psychische Störungen beobachtet.

Zink und Kupfer sind in gewisser Hinsicht Gegenspieler im menschlichen Organismus. So kann eine Dauereinnahme von hohen Zinkmengen auch zu Kupfermangel führen. Umgekehrt kann eine Einnahme von Zink vor Kupferüberschuss schützen, zum Beispiel in Häusern mit Wasserleitungen aus

Kupfer, wenn viel Leitungswasser getrunken wird. Probleme gibt es hier aber nur bei saurem Wasser, vor allem wenn das Wasser lange in den Leitungen gestanden hat.

Kupfervergiftungen sind heute selten, kamen früher gerade bei Kleinkindern aber häufiger vor, wenn stark saures Brunnenwasser in Kupfergefäßen transportiert und gelagert wurde. Die Säure löste Kupferionen aus den Schöpfeimern und die Kinder, deren unreife Leber das überschüssige Kupfer nicht entgiften konnte, bekamen eine Leberzirrhose. Langfristig schädigt ein zu hoher Kupferspiegel im Blut auch Nervenzellen im Gehirn, es kommt unter anderem zu Muskelzittern und Veränderungen der Bewegungsmuster. Es gibt zwei zum Glück sehr seltene Erbkrankheiten, bei denen Kupfer nicht aus dem Körper ausgeschieden werden kann, zum einen der Morbus Wilson[9] (Kupferspeicherkrankheit) und zum anderen das Menkes-Syndrom[10], bei dem Kupfer von einigen Organen verstärkt, von anderen dagegen gar nicht aufgenommen werden kann und die Kupferverteilung im Körper unausgewogen ist.

In Brasilien untersuchten Forscher das Blut von Frauen, die sich eine Spirale mit hoher »Kupferladung« einsetzen ließen, und verglichen die Kupferblutspiegel vor der Einlage und nach einigen Monaten Tragedauer. Selbst ein IUP mit großer Kupferoberfläche führte nicht zu einem Überschreiten der Normwerte im Blut. Ermittelt wurde in dieser Untersuchung, dass die Menge des täglich aufgenommenen Kupfers über die Spirale deutlich weniger als 10 Prozent des Kupfers aus der Nahrung betrug. Es ist wissenschaftlich nicht ein einziger Fall von Kupfervergiftung durch eine Spirale dokumentiert.

Die meisten Kupfervergiftungen kommen heute dadurch vor, dass Menschen aus Not gebeiztes Saatgetreide essen. Kupfersalze werden genutzt, um Saatgut vor dem Vergammeln zu schützen, da Kupfer bakterizid wirkt. Erst als ich mich mit der Wirkung von Spiralen beschäftigte, verstand ich, dass meine Oma immer Kupferpfennige ins Blumenwasser gab, damit die Blumen nicht

9 Eine Frau, die an dieser Kupferspeicherkrankheit leidet, sollte natürlich kein kupferhaltiges IUP verwenden; für Patientinnen mit dieser Erbkrankheit kommen als intrauterine Verhütungsmethode nur Hormonspiralen mit Levonorgestrel infrage.

10 Die Menkes-Erkrankung betrifft nur Jungen, die in den meisten Fällen leider vor dem Erreichen des Schulalters versterben.

gammeln und das Wasser müffelt. Kupfer hemmt aber nicht nur Bakterien, sondern tötet auch Spermien ab.

Für moderne Spiralen und die Kupferkette wird 99,99-prozentiges Industrie-Kupfer verwendet, die höchste herstellbare Reinheit. Beimischungen unedlerer Metalle, wie sie in der Schmuckherstellung die Regel sind, kommen nicht vor. Echte Kupferallergien sind sehr, sehr selten, da Kupfer als drittwichtigstes Spurenelement vom menschlichen Körper gebraucht wird. Nur eine von 300000 Frauen ist davon betroffen. Allergien auf Kupferschmuckstücke sind oft in Wirklichkeit Allergien auf Nickel oder Kobalt, die in der Schmuckindustrie verwendet werden, um die Werkeigenschaften zu verbessern. Teilweise kommen sie auch in nicht gereinigtem Kupfererz als natürliche Beimengungen vor.

Neben reinen Kupfer-IUP gibt es aber auch Spiralen aus Metallkombinationen wie Kupfer-Silber und Kupfer-Gold. Warum das?

Gold und Silber: für längere Haltbarkeit

Kupfer korrodiert nur sehr langsam und in einem geringen Maß, nutzt sich aber über die Jahre im Körper ab. Daher haben IUP eine definierte Liegezeit. Ob tatsächlich bei stark korrodiertem Kupfer bei der Entfernung der Spirale Metallstückchen abbröseln und in der Gebärmutter liegen bleiben können, weiß ich nicht, aber diese Idee führte zu den Kombinationsspiralen. Ein hauchdünner Faden aus Silber oder Gold, beides sehr stabile Edelmetalle, wird mit Kupfer beschichtet. Das Wirkprinzip in Sachen Verhütung ist immer noch das Kupfer, da aber der Kern des Metalldrahts unkaputtbar ist, haben diese IUP eine Zulassung für sehr lange Liegezeiten von bis zu zehn Jahren. Das Mondmetall Silber wirkt ebenfalls antibakteriell und wird in der Medizin in Wundauflagen und zum Beispiel in Kleidung für Kinder mit Neurodermitis verwendet, damit sich Kratzstellen nicht infizieren. Metallisches Gold ist im Körper inert, das heißt, es korrodiert nicht und wird unverändert ausgeschieden, wenn es aufgenommen wird. (Etwas völlig anderes sind Goldsalze, die zum Beispiel bei Rheuma eingesetzt werden und starke Nebenwirkungen haben können.)

Es gibt auch IUP, die zusätzlich zum Goldfaden im Inneren des Kupferdrahts noch auf den Ärmchen Gold-Clips tragen. Der Hersteller verspricht einen mikrogalvanischen Effekt, demnach würden winzige Mengen Strom von einem Metall zum anderen fließen. Die keimhemmende Wirkung soll daher größer sein als bei konventionellen Kupfer- oder Kupfer-Gold-IUP. Die wissenschaftlichen Daten zu dieser Behauptung sind sehr dünn, außerdem ist die Rate an Gebärmutter- und Eileiterentzündungen auch bei anderen modernen IUP extrem gering. Das größte Problem bleiben die ersten Tage und Wochen nach der Einlage. Das liegt aber nicht an der Spirale als solcher, sondern daran, dass von einer bakterienbesiedelten Körperhöhle (Vagina) in eine sterile (Gebärmutter) eingegangen wird. Hygiene bei der Einlage und in den Tagen danach ist superwichtig. Ich habe keine praktische Erfahrung mit diesen Spiralen, da mir die Idee von einer Mini-Batterie mit Gleichstrom in der Gebärmutter suspekt erscheint. Bei den üblichen Spiralen können keine elektrischen Ströme zwischen zwei Metallen fließen, da beide Metalle ohne Abstand miteinander verbunden vorliegen.

Änderung der Zulassung für Kupfer-Gold-IUP

Während ich an diesem Buch geschrieben habe, wurde Anfang 2014 die zugelassene Liegedauer für Kupfer-Gold-IUP in allen EU-Ländern auf fünf Jahre verkürzt. Der Grund ist »internationale Harmonisierung« – und nicht das Auftreten von vermehrten Komplikationen oder Schwangerschaften. Ich finde das extrem ärgerlich. Je nach europäischem Land waren für exakt das gleiche Medizinprodukt Liegedauern von fünf, sieben oder zehn Jahren zugelassen. Da die Zulassungen zwischen den einzelnen Ländern angepasst werden sollten, einigten sich die zuständigen Gesundheitsbehörden auf den kleinsten gemeinsamen Nenner, sprich fünf Jahre. Und das, obwohl die WHO lang liegende Modelle und seltene Wechsel dringend empfiehlt und auch für bestimmte reine Kupfer-IUP, wie z. B. Flexi-T 380, Nova-T 380, eine Liegezeit von bis zu zwölf Jahren für höchstwahrscheinlich sicher und ungefährlich ansieht. Das ist ärgerlich für die Frauen, da doppelt so häufige Wechsel unangenehm und teuer sind. Natürlich können Sie Ihr IUP trotzdem zehn Jahre liegen lassen. Eine solche Anwendung ist aber »off label«, also außerhalb der offiziellen Zulassung, und eventuelle Risiken gehen dann auf Ihre eigene Kappe. Welche Risiken das sind, ist nicht bekannt, denn vorher ging das doch auch alles gut. Es leben die Bürokratie und der Verwaltungswahn! Das Flexi-T 380 und einige ähnlich gebaute Modelle, die auf den Ärmchen ebenfalls Kupfermanschetten tragen, haben aktuell eine Zulassung für eine Liegedauer von zehn Jahren, allerdings sind einige der Spiralen mit extra Kupfermanschetten wie das Paragard/T-Cu 380 recht groß.

Weitere Materialien: Polyethylen, Nylon und Nitinol

Die meisten IUP haben einen Rahmen aus **Polyethylen,** das seit den 1960er-Jahren als medizinischer Werkstoff verwendet wird. Neben IUP wird es unter anderem für Gelenkprothesen eingesetzt. Polyethylen ist extrem beständig gegenüber Laugen, Säuren und anderen Chemikalien und nicht natürlich abbaubar. Lebewesen, gleich ob Mensch, Tier oder Pflanzen, können es nicht in ihrem Körper umwandeln. Polyethylen ist extrem langlebig, was bei seinem Einsatz als Verpackungsfolien für Lebensmittel ein echtes Umweltproblem darstellt, wenn es nicht fachgerecht recycelt wird. Polyethylen ist thermoplastisch, es wird unter Wärmeeinfluss einmal gegossen oder geformt und findet dann immer in seine Ursprungsform zurück. Daher ist es ideal für IUP, die in einer Einführhülse zusammengefaltet sehr schmal werden sollen, aber sobald sie freigesetzt werden, schnell wieder ausklappen. Bei Gelenkprothesen kam es in den Anfangsjahren zu Abrieb und die Partikel reizten das Gelenk. Beim IUP tritt das Problem nicht auf, da es in der Gebärmutter keiner mechanischen Belastung ausgesetzt ist. Mittlerweile sind hochvernetzte Polyethylen-Gelenkprothesen auf dem Markt, die deutlich weniger anfällig für Abrieb sind.

Die Rückholfäden sowie der Faden der Kupferkette sind in den meisten Fällen aus monofilem Nylon, auf dem Bakterien schlecht haften können. Nach seinem Start als Zahnbürstenborsten und Strumpfhosenmaterial (Nylons!) hat dieses synthetische Polyamid schon lange seinen Platz als chirurgisches Material gefunden. Zwar sind geflochtene Nylonfäden schmiegsamer und die Knoten halten beim Wundverschluss besser, aber in den Zwischenräumen zwischen den einzelnen Fäden können sich Bakterien einnisten. Monofile, das heißt, einzelfädige Nylonfäden sind daher für IUP heute Standard.

Nitinol (kommt neu im IUB daher) ist eine Verbindung aus Titan und Nickel und der bekannteste Vertreter der Formgedächtnis-Legierungen, die auch als »memory metall« bezeichnet werden. Das heißt, die Produkte erinnern sich lange an die ursprüngliche Form, in der sie gefertigt wurden, und nehmen nach Freisetzung, etwa im menschlichen Körper, ihre Form wieder an, auch wenn sie längere Zeit in einer anderen Form, z. B. in einem sterilen Applikator, gelagert wurden. Nitinol und andere Formgedächtnis-Metalle werden wegen einer guten Korrosionsfestigkeit und großen Verformbarkeit unter anderem für Gefäßimplantate und Stents (die verengte Herzkranzgefäße offen halten), aber auch für Endoskope in der Medizin eingesetzt. Da bei mechanischer Belastung ein geringer Abrieb entsteht, der Nickel enthält, ist Nitinol für Gelenkprothesen nicht geeignet. In der Gebärmutter soll es nicht zu nennenswertem Abrieb kommen. Ich würde Frauen, die eine Allergie gegen Nickel haben, dennoch aus Vorsicht von der Anwendung abraten. Better save than sorry, wie es im Englischen so schön heißt.

Thema Schmerzen: No pain, no gain?

Tut die Einlage einer Spirale bzw. der Kupferkette weh? Das ist eine der häufigsten Fragen und zugleich am schwersten zu beantworten. Denn: Schmerzwahrnehmung ist individuell extrem verschieden und hängt zudem von der aktuellen psychischen Verfassung ab. Dass die Einlage eines IUP gar nicht zu spüren ist, wäre gelogen, aber das eigentliche Einsetzen dauert meist weniger als zwei Minuten und ist wirklich auszuhalten. Die Frauen, die geboren haben, sagen alle: Im Vergleich zu einer Geburt eine Lachnummer. Unangenehm ja, aber dafür mehrere Jahre Ruhe in Sachen Verhütung. Frauen, die noch keine Kinder bekommen haben, haben einen engeren Muttermund und sie haben oft auch mehr Angst vor unbekannten Empfindungen an und in der Gebärmutter – schließlich hat sich dort noch nie etwas bewegt, gegen die Wände getreten und geboxt.

Oben an der Gebärmutterinnenwand sind relativ wenige Schmerznerven, sonst wären Kindsbewegungen wahrscheinlich kaum auszuhalten. Was sich unangenehm anfühlt, ist die Dehnung des Muttermundes, vor allem des inneren. Angst fördert die Schmerzbereitschaft, daher können Beruhigungsmittel, zum Beispiel das homöopathische Komplexmittel Neurexan, die Bachblüten-Notfalltropfen (Rescue Remedy) oder andere Medikamente, helfen, wenn eine Frau sehr aufgeregt und ängstlich ist. Leider kommt es bei allopathischen starken Beruhigungsmitteln, wie zum Beispiel Tavor, ab und an zu stärkeren Blutdruckabfällen und heftigen Kreislaufreaktionen, daher sind wir davon nicht so angetan, wenn eine junge Dame entsprechende Präparate vorher einnimmt.

Wer von sich weiß, dass sie ein Weichei ist, sollte das sagen und die Segnungen der modernen Schmerzmedizin in Anspruch nehmen, beispielsweise in Form von oralen Schmerzmitteln ca. 30 bis 60 Minuten vor der Einlage, einer lokalen Betäubung am Muttermund oder Ohrakupunktur. Schwierig ist es, wenn Patientinnen so gar nichts wollen, Angst vor Ohrakupunkturnadeln haben, eine Betäubungsmittelspritze[11] an den Muttermund ablehnen, aber eine Garantie möchten, dass es nicht weh tut. Dann ist die einzige Möglichkeit, sich eine Ärztin zu suchen, die IUP in Vollnarkose legt. Oder die Frage, ob nicht doch eine andere Verhütungsmethode …

Gehören Sie zu denjenigen, die Angst vor Schmerzen haben? Dann können Sie sich auf folgende Alternativen verlassen:

Konventionelle Schmerzmittel

Bitte kein Aspirin bzw. ASS (Acetylsalicylsäure) vor einer IUP-Einlage nehmen, da es die Blutgerinnung herabsetzt und stärkere und länger anhaltende Nachblutungen die Folge sein können. Möglichst nehmen Sie ASS auch nicht in der gesamten Woche vor der Einlage. Aus der gleichen Gruppe an Schmerzmitteln (NSAR) wie Aspirin, zu der auch Paracetamol und Diclofenac gehören, sind Ibuprofen und Naproxen sehr gut geeignet. Verwendet werden können 250 bis 500 mg Naproxen oder 400 bis 600 mg Ibuprofen. Auch ein bis zwei Dragees N-Butylscopolamin (Buscopan), das aus einer anderen Wirkstoffgruppe kommt, eignet sich, es wirkt eher krampflösend.

Als deutlich stärkeres Medikament kommt Tramadol aus der Gruppe der Opioide infrage, vor allem bei Patientinnen, die sehr ängstlich sind, da es auch angstlösend wirkt und einen euphorisierenden und antidepressiven Effekt hat. Meine Kollegin Stephanie sagt immer: »Tramadol nimmt nicht alle Schmerzen, ein bisschen ist noch zu spüren – aber das ist einem so was von egal!« Auf Opioide sollten Sie allerdings verzichten, wenn Sie andere Medikamente wie Antidepressiva oder Drogen nehmen, um Interaktionen zu vermeiden. Im Gegensatz zu den NSAR-Schmerzmitteln Ibuprofen und Naproxen, die bis auf Sodbrennen und Magenbeschwerden bei kurzfristiger Einnahme meist gut vertragen werden, sind die Nebenwirkungen von Opioiden deutlich stärker. Benommenheit und Sehstörungen verbieten es, dass Sie selber mit dem Auto nach Hause fahren. Übelkeit ist ebenfalls eine Nebenwirkung, die gelegentlich auftritt.

11 Es gibt auch ein lokales Betäubungsgel für den Muttermund, das aber meiner Erfahrung nach nicht so stark wirkt. Ich halte mich gerne an die Drei-Punkt-Anästhesie, die die FIAPAC, eine internationale Gesellschaft für Verhütung und Abtreibung, empfiehlt.

Alle diese Mittel sollten eine halbe bis eine Stunde vor dem Einsetztermin genommen werden. Die Wirkung hält jeweils vier bis sechs Stunden an, sodass es kein Problem ist, wenn sich in der Arztpraxis wegen eines Notfalls ein Termin verschiebt. Wenn Sie selbstständig etwas genommen haben oder nehmen wollen, sagen Sie es bitte in der Praxis bzw. sprechen Sie es vorher ab, um Interaktionen mit anderen Arzneimitteln oder Betäubungsmitteln zu vermeiden.

Gerade wenn Frauen einen sehr engen Muttermund haben, noch nie schwanger waren oder nur mit Kaiserschnitt entbunden haben, wird ihnen in vielen Praxen vor der Einlage ein Prostaglandin (Lokalhormon) als Tablette verabreicht. Dieses Prostaglandin, Misoprostol, ist ursprünglich ein Mittel, das gegen Magen- und Dünndarmgeschwüre entwickelt wurde. Es schützt die Schleimhaut und verstärkt die Darmbewegung, damit der Stuhl nicht auf den Geschwüren liegen bleibt. Das erklärt auch die häufigsten Nebenwirkungen: Blähungen und weicher Stuhlgang bis hin zu Durchfall. Wer irgendwann entdeckt hat, dass es nebenbei noch den Muttermund butterweich macht, ist unbekannt. Jedenfalls wird das Mittel Cytotec off-label, das heißt, ohne spezielle Zulassung für diesen Bereich, seit Jahren in der Gynäkologie zur Geburtseinleitung eingesetzt, aber zum Beispiel auch vor Fehlgeburtsausräumungen, damit der Muttermund sich leicht öffnet. Auch geht das Legen einer Spirale für viele Kolleginnen subjektiv leichter und schneller, allerdings gibt es dazu eher Erfahrungswerte als wissenschaftliche Forschung.

Andere mögliche Nebenwirkungen sind ein leichter Blutdruckabfall, es ist also nicht optimal geeignet für junge Damen, die schon beim Blutabnehmen umkippen. Schwerere Nebenwirkungen sind bei einmaliger Einnahme extrem selten, bei dauerhafter Einnahme sind unter anderem Leberwerterhöhungen, Gelenkschmerzen, Verstärkung der Mensblutung, Kontraktionen der Gebärmutter, Blutungen nach den Wechseljahren, Schwindel und Ohrgeräusche möglich. Aber: Dauereinnahme heißt in der Regel für vier bis acht Wochen viermal täglich eine bis zwei Tablette à 200 µg – das entspricht der Dosis, die einmalig vor einer IUP-Einlage gegeben wird.

Es gibt dieses Prostaglandinpräparat auch als Kombinationstablette (Artrotec) mit Diclofenac, einem Schmerzmittel. Dieses Mittel wurde entwickelt, um Patienten mit einem empfindlichen Magen einen Schleimhautschutz zu geben und um Sodbrennen und Magengeschwüren vorzubeugen, vor allem wenn sie wegen Schmerzen im Bewegungsapparat, Bandscheibenvorfällen,

Arthrose etc. über einen längeren Zeitraum Diclofenac einnehmen sollen. Es eignet sich wunderbar, um zwei Fliegen mit einer Klappe zu schlagen: den Muttermund weich zu machen und gleichzeitig Schmerzen zu bekämpfen. Allerdings sollten keine Unverträglichkeiten gegen Medikamente vorliegen. Nicht angewendet werden dürfen Cytotec und Artrotec in der Stillzeit, bei entzündlichen Darmerkrankungen wie Morbus Crohn, möglichst auch nicht bei Patientinnen mit häufigen Durchfällen, die zur Austrocknung (Dehydratation) neigen, sowie bei koronarer Herzkrankheit und Gefäßverkalkung im Gehirn. Letzteres ist bei jungen Frauen, die Verhütung möchten, selten ein Problem, aber Morbus Crohn und Colitis ulcerosa quälen auch schon junge Menschen.

Schmerzmittel aus der Naturheilkunde

Spascupreel ist ein bewährtes Komplexmittel, also eine Kombination verschiedener homöopathischer Mittel, die alle auf die eine oder andere Weise bei krampfartigen Schmerzen glattmuskulärer Organe (Gebärmutter, Harnblase, Magen etc.) wirken. Man schiebt vorbeugend vor der Einlage der Spirale zwei bis drei Tabletten in die Backentasche und lässt sie dort zergehen. Bei Gebärmutterkrämpfen können Sie alle halbe Stunde eine Tablette lutschen. Sobald die Beschwerden besser werden, werden die Abstände zwischen den Einnahmen vergrößert. Maximal zwölf Tabletten pro Tag werden eingenommen.

Rescue Remedy, die Notfalltropfen nach Dr. Bach, ist eine Mischung von fünf hochverdünnten Pflanzenextrakten gegen Schock, Panik, Ohnmachtsneigung und innere Anspannung. Zehn Tropfen in einem Glas Wasser getrunken ist die klassische Einnahmeweise, mittlerweile gibt es das Rescue Remedy auch als Notfall-Bonbons. Die klassische Einnahme ist erfahrungsgemäß die wirksamste, denn die Blüten scheinen Flüssigkeit zu brauchen, um ihre Wirkung zu entfalten, aber die Bonbons sind einfach praktisch. Wenn Sie nicht wissen, ob Sie etwas zu trinken bekommen können (zur Not geht sogar Cola, um die Blütentropfen aufzulösen), fragen Sie in der Apotheke nach Notfall-Bonbons nach Dr. Bach, die im Kaltrührverfahren hergestellt und nicht gekocht wurden. Rescue-Tropfen werden bei Angst und Panik vor dem Einsetzen genommen.

Bellis perennis, das Gänseblümchen, wird auch »Arnika der Gebärmutter« genannt. In der Homöopathie wird es für lokale Traumen in der Geburtshilfe verwendet, da es Wundschmerz des Uterus schneller abklingen lässt und

Nachblutungen mindert. Man nimmt ein- bis zweimal täglich fünf Globuli der Potenz D12 für bis zu 14 Tage nach der Einlage, das erste Mal sofort nach dem Einsetzen.

Essen und Trinken nicht vergessen! Da am inneren Muttermund Nerven liegen, die mit der Blutdruckregulation (Nervus vagus) verschaltet sind, kann der Blutdruck ein wenig abfallen, wenn die Spirale eingesetzt wird. Wer Stunden vor dem Termin das letzte Mal etwas gegessen oder getrunken hat, dessen Kreislauf ist möglicherweise labil. Gerne etwas Salziges vorweg essen, das stabilisiert den Kreislauf, es muss ja nicht gleich das berühmte halbe Schwein auf Toast sein.

Hand aufs Herz: Wollen Sie das wirklich?

Ich erlebe in letzter Zeit immer wieder, dass sehr junge Frauen in Begleitung ihrer Mütter bei uns in der Praxis auftauchen. Die Mütter sind hochbesorgt über die Risiken der Pille, wollen nicht, dass ihre Töchter Hormone nehmen, und möchten gleichzeitig eine supersichere Verhütung, die trotz pubertärer Schusseligkeit und Gefühlsschwankungen funktioniert. Die Motivation ist hervorragend, sie wollen das Beste für ihr Kind. Aber die jungen Mädels sind manchmal mit der Idee, dass in ihrer Gebärmutter etwas gemacht wird, völlig überfordert. Sie möchten eigentlich die Pille nehmen, weil die beste Freundin das auch tut (und nun weniger Pickel hat) und machen sich über Nebenwirkungen von Arzneimitteln noch wenig Gedanken[12].

Am schlimmsten ist es, wenn, was zum Glück selten vorkommt, eine Mutter verlangt, dass wir bei einem Mädchen, das noch Jungfrau ist, prophylaktisch eine Gynefix einlegen. Ich lehne das strikt ab, denn ich möchte nicht

12 Natürlich gibt es junge Mädchen, die keine Pille nehmen dürfen, weil sie eine internistische Grunderkrankung haben oder aus Familien mit angeborenen Gerinnungsdefekten stammen. Viele Nebenwirkungen oraler Kontrazeptiva wie Thrombosen werden aber gerade bei jungen Frauen, die normalgewichtig sind und nicht rauchen, massiv überschätzt. Ja, eine niedrig dosierte Pille mit Levonorgestrel als Gestagen verdoppelt die Häufigkeit spontan auftretender Thrombosen. Aber das, was sie verhindert, nämlich Schwangerschaft, Geburt und Wochenbett, birgt ein 20-faches Thromboserisiko in sich. Weiteres dazu wird es wohl in einem zweiten Buch über hormonelle Verhütung geben …

mit medizinischem Gerät als Erste an Ort und Stelle sein. Der Muttermund ist unsere Grenze zwischen Du und Ich, dort begegnen wir dem Partner in der Liebe, dort schlüpfen unsere Kinder aus. Abgesehen davon, dass ein Einsetzen oder eine Untersuchung sehr schmerzhaft ist, wenn die Vagina noch nicht durch mehrfachen Verkehr geweitet wurde, soll von meinem Körpergefühl her die erste Berührung des eigenen Muttermundes die Selbstentdeckung sein – oder durch einen hoffentlich bis über beide Ohren verliebten und zärtlichen Partner geschehen.

Wir machen auch keinen Krebsfrüherkennungsabstrich bei einer Jungfrau, da bei ihnen das Risiko für Muttermundkrebs extrem gering ist. Und wir setzen junge Damen nur auf den Untersuchungsstuhl, wenn es einen dringenden medizinischen Grund gibt oder sie seit mindestens drei Monaten Verkehr haben. Mittlerweile versuchen wir, wenn die Mütter bei der Beratung dabei sind, die jungen Mädels zumindest alleine zu untersuchen und dabei herauszufinden, ob sie wirklich ein IUP wollen. Es gibt junge Deerns, die sagen ganz klar: »Ja, ich will das, hab mir das ausgesucht!« Es ist Teil ihrer Selbstbestimmung und wird manchmal wie ein Piercing wahrgenommen. Neulich hüpfte mir eine sechzehnjährige Patientin nach einer Gynefix-Einlage vom Stuhl, strahlte mich an und sagte, das war ja überhaupt nicht schlimm, mein Brustwarzen-Piercing dagegen war Horror … Im Vergleich mit einem Piercing-Instrument sind die Applikatoren für das Gynefix wirklich hauchdünn. Aber es gibt auch die anderen, die eigentlich noch gar nicht bereit sind für intrauterine Verhütung. Und das sind die Patientinnen mit den meisten Schmerzen während und nach der Einlage und dem größten Drama im Nachgang.

Wenn möglich, sollte so eine Konstellation im Vorfeld ausgeschlossen werden. Daher die Info für alle nach bestem Wissen schützenden Löwenmuttis: Zum einen enthielten die Hormon-Klopperpillen, unter deren Nebenwirkungen Sie in Ihrer Jungend möglicherweise gelitten haben, 50 bis 100 µg Ethinylestradiol (synthetisches Östrogen) oder dessen Äquivalent. Mit den heutigen niedrig dosierten Mikropillen mit 15 bis 30 µg Ethinylestradiol nimmt man nicht einmal ein Drittel der Menge täglich auf. Mittlerweile stehen auch Pillen mit bioidentischem Östrogen zu Verfügung oder östrogenfreie Hormonimplantate für den Oberarm – was für sehr junge Mädels oft weniger Schrecken in sich trägt als die Vorstellung, dass etwas im Unterleib gemacht wird. Zum anderen sei betont, dass Kondome besser sind als ihr Ruf und ohnehin am Anfang einer Liebesbeziehung stehen sollten. Schließlich leben wir nicht in einer keimfreien Umgebung und Chlamydien und andere Krankheitserreger kommen nun mal vor.

Wann wird eine Spirale eingelegt?

Im Normalfall während der Regel, da dann der Muttermund schon etwas geöffnet ist, um die Blutung herauszulassen, das heißt, das Einführen der Spirale ist auch leichter möglich. Am günstigsten hat sich der zweite bis fünfte Zyklustag bewährt, am ersten Tag der Menstruation ist die Schmerzempfindlichkeit oft recht hoch. Es muss auch nicht mehr stark bluten, der Muttermund verschließt sich nicht sofort, sobald es nicht mehr kräftig blutet. Für die Einlage während der Mens spricht, dass kleine Schmierblutungen, die bei der Einlage auftreten können, in der Menstruation untergehen und so gar nicht bemerkt werden. Daneben ist die Häufigkeit der Schmierblutungen im gesamten ersten Zyklus geringer, wenn die Schleimhaut ohnehin gerade abblutet und sich danach mit schon liegender Spirale neu aufbaut. Grundsätzlich ist die Einlage immer möglich, sofern eine frisch entstandene Schwangerschaft sicher auszuschließen ist. Ist die Periode vorbei, wählt man einen Termin bis kurz vor dem Eisprung, wenn dieser nachvollziehbar und bestimmbar ist, im Allgemeinen bis zum elften Zyklustag. Wenn die Gefahr einer ungeplanten Schwangerschaft besteht, muss aber nicht bis zur nächsten Regel gewartet werden, bis zu fünf Tage[13] nach ungeschütztem Verkehr kann ein IUP auch als »Spirale danach« eingesetzt werden (**Kapitel 10**).

13 Die Einnistung einer befruchteten Eizelle erfolgt zwischen dem vierten und siebten Tag nach der Befruchtung. Da das Fruchtbarkeitsoptimum ein bis zwei Tage *vor* dem Eisprung liegt, ist die Wahrscheinlichkeit, dass bis zum fünften Tag eine Schwangerschaft entstanden ist, extrem gering. Demnach ist das Einlegen als »Spirale danach« eine Nidationshemmung, also eine Einnistungsverhinderung (**Kapitel 10**).

Wie schnell wirkt ein Kupfer-IUP?

Sofort nach der Einlage. Aber da sich der Schleimpfropf, der vor Bakterien schützt, erst nach der Einlage wieder aufbauen muss, sollten mindestens drei, besser fünf Tage nach dem Einsetzen folgende Regeln beachtet werden:

- Kein penetrativer Geschlechtsverkehr, das heißt, kein Sex mit Penis oder Fingern in der Vagina
- Auch sonst nichts in die Vagina einführen, weder Tampons, noch Toys oder Liebeskugeln zum Beckenboden-Training etc.
- Nur Binden benutzen
- Nur duschen, nicht baden

Denn egal, wie sauber Sie sich halten, es können an den Venuslippen immer Darmkeime sitzen, die nicht nach oben geschoben werden sollen.

Und wie wird so ein Ding eingesetzt?

Nach Desinfektion der Venuslippen wird ein steriles Spekulum in die Vagina eingeführt, so, wie Sie es von der jährlichen Krebsfrüherkennungsuntersuchung her kennen. Dann wird der Muttermund desinfiziert. Wenn gewünscht, wird ein Lokalbetäubungsmittel auf beiden Seiten an das Nervengeflecht, das die Gebärmutter umschließt, gespritzt und noch ein kleines Depot in die vordere Muttermundslippe, das sind drei kleine Pikser. Wobei bei uns in der Praxis ca. 85 Prozent der Patientinnen die Einlage locker ohne lokale Betäubung überstehen – und wir legen viele IUP bei Frauen, die nicht geboren haben.

Nach der Desinfektion wird die vordere Muttermundslippe mit einem Klemmchen gefasst, damit kann die Gebärmutter, die locker und beweglich mit ihren Haltebändern im Bauch aufgehängt ist, stabil gehalten werden. Dies dient dazu, das Risiko für Verletzungen der Gebärmutterwand beim Eingehen extrem gering zu halten. Danach wird mit einer Sonde mit stumpfem, abgerundetem Ende der Gebärmutterhals gedehnt, bei Frauen, die geboren haben, gleitet die Sonde oft ohne Widerstand durch den Muttermund. Mit der Sonde wird auch die Länge der Gebärmutter nochmals ausgemessen.

Die Sonde wird wieder zurückgezogen und die Spirale bzw. die Kupferkette, die in einem sterilen Applikatorröhrchen verpackt ist, in die Gebärmutterhöhle vorgeschoben und dort platziert. Spiralen fluppen aus ihrer Faltung im Röhrchen wieder in ihre alte Form und wenn sie an der richtigen Stelle freigesetzt werden, suche sie sich den optimalen Platz mehr oder weniger von alleine. Bei der Kupferkette sitzt das obere Ende mit einer Schlinge auf einem Vorsprung kurz hinter der Spitze der Nadel, auf der das Kettchen aufgefädelt ist. Mit einem kleinen Piks wird die Schlinge mit dem Knoten in der Gebärmutterwand platziert. Dann werden die Instrumente, das Applikatorröhrchen, die Muttermundklemme und das Spekulum wieder entfernt. Eine Kontrolle mit Ultraschall zeigt, ob das IUP am richtigen Platz liegt, fertig! Meistens dauert die Einlage nur zwei bis drei Minuten.

Da die Kupferkette nicht festgenäht wird, wie einige Frauen glauben, sondern der Knoten nur in der Muskulatur versenkt wird, kann die Gynefix in den ersten vier Wochen rausfallen. Wenn sich nach einem Monat Bindegewebe um den Knoten gebildet hat, ist die Verlustquote dagegen in den folgenden Jahren nahezu null. Daher sollten Sie im ersten Zyklus parallel ein Kondom verwenden oder weiter die Pille nehmen, wenn Sie von oraler Kontrazeption wechseln.

Komplikationen wie Verletzung der Gebärmutterwand und Durchstoßung der Gebärmutter sind extrem selten.

Nach einer IUP-Einlage

Viele Frauen, die bereits ein IUP tragen, werden sich fragen: »Was soll denn dieses Kapitel? Ich hab mir das Teil einsetzen lassen, es ziepte den Rest des Tages ein bisschen, drei Tage Schmierblutungen im ersten Zyklus und danach habe ich nichts mehr davon gemerkt. So lange, bis mich meine Frauenärztin daran erinnert hat, dass die fünf Jahre um sind und das Teil ausgetauscht werden sollte.«

So geht es sicher mindestens 95 Prozent der Frauen, die sich ein IUP einsetzen ließen, auch vielen ganz jungen, die noch nicht geboren haben. Aber was ist mit den restlichen knapp fünf Prozent? Einige Frauen haben es etwas schwerer, sich an den neuen Mitbewohner zu gewöhnen. Es kommt auch nicht jede Frau super mit Ohrlöchern oder einem Piercing klar und gelegentlich lässt eine nach diversen teilweise teuren Versuchen mit Ohrringen aus Chirurgenstahl, Titan oder 925er Gold die Löcher wieder zuwachsen. Aber für die anfänglichen Probleme mit einem IUP gibt es etliche gute Lösungen.

Unterbauchschmerzen

Ab dem Tag nach der Einlage dürfen Sie wieder Sport treiben, aber am gleichen Tag bitte den Ball flach halten. Wenn es im Unterbauch ziept, sind Ruhe und eine Wärmflasche die besten Mittel. Reicht das nicht aus, hilft beispielsweise ein Heilkräutertee aus folgenden Zutaten:

- 40 g Damianablätter (Turnera diffusa), eine südamerikanische Schlingpflanze, die sehr stark entkrampfend im Unterleib wirkt[14]
- 30 g Frauenmantelkraut (Alchemilla vulgaris), eine Gerbstoffpflanze, die blutungsmindernd, entkrampfend und sanft hormonregulierend wirkt
- 20 g Schafgarbenkraut (Achillea millefolia), ebenfalls entkrampfend und blutungsmindernd
- 10 g Melissenblätter (Melissa officinalis), wirkt entspannend und entkrampfend im gesamten Bauchraum

Lassen Sie sich in der Apotheke oder im guten Kräuterfachhandel eine Mischung aus diesen Heilpflanzen zusammenstellen. Ein gehäufter Teelöffel wird mit 200 ml kochendem Wasser übergossen, er soll zugedeckt sieben Minuten ziehen und wird dann durch ein Sieb abgegossen. Der Tee kann mit Honig gesüßt werden, das beeinträchtigt die Wirkung nicht. Trinken Sie nach der Einlage einer Spirale alle zwei bis drei Stunden eine Tasse, das entkrampft. Darüber hinaus ist diese Mischung ein guter Menstruationstee, der nach Bedarf während der Blutung getrunken werden kann, sollten die ersten Zyklen etwas schmerzhafter als sonst ablaufen.

Aus dem Bereich der Homöopathie ist das bereits erwähnte Spascupreel ein bewährtes Komplexmittel. Bei Gebärmutterkrämpfen können Sie alle halbe Stunde eine Tablette lutschen, maximal jedoch zwölf Tabletten pro Tag. Sobald die Beschwerden sich bessern, vergrößern Sie die Abstände zwischen den Einnahmen.

14 Wenn die Apothekerin grinst: Das Kraut gilt als Aphrodisiakum. In Süd- und Mittelamerika, wo die Pflanze wächst, sind der Hauptgrund, warum der Tee getrunken wird, aber wirklich Gebärmutterkrämpfe.

Magnesium phosphoricum D6 ist sowohl ein homöopathisches Mittel als auch eines der Schüßler-Salze. Es werden davon zehn Tabletten in heißem Wasser aufgelöst und schluckweise getrunken. Sie können auch zweimal täglich fünf Globuli Bellis perennis D6 oder D12 auf der Zunge zergehen lassen. Bellis perennis ist bei örtlichem Wundschmerz und anhaltenden Schmierblutungen nach einer IUP-Einlage hilfreich. Bitte nicht länger als 14 Tage am Stück einnehmen. Ist es dann immer noch nötig, machen Sie einige Tage Pause und nehmen es dann nochmals ein. Oder Sie fragen Ihre Ärztin um Rat, ob nicht ein anderes Mittel besser passt.

Unter den allopathischen Schmerzmitteln sind 250 bis 500 mg Naproxen erfahrungsgemäß am wirksamsten für akute Uterusschmerzen nach der Spiraleneinlage. Auch 400 bis 600 mg Ibuprofen oder ein bis zwei Dragees N-Butylscopolamin (Buscopan) helfen gut. Bitte nehmen Sie kein Aspirin bzw. ASS, da Sie dadurch stärkere und länger anhaltende Nachblutungen bekommen können.

Schmierblutungen und verstärkte Menstruationsblutung

In den ersten drei Monaten nach einer IUP-Einlage, in Einzelfällen auch bis zu sechs Monate lang, können Schmier- und Zwischenblutungen auftreten und die Menstruation kann stärker und verlängert ablaufen. Im Normalfall treten Schmierblutungen nur im ersten Zyklus auf und sind nach der ersten richtigen Regelblutung verschwunden, die meisten Frauen haben keinerlei Probleme damit. Manchmal braucht der Körper aber etwas länger, um sich an den neuen Untermieter zu gewöhnen. Ein bewährtes Mittel aus der Naturheilkunde ist der »Blutungsübeltee« bei verlängerter und verstärkter Menstruation. Er besteht aus folgenden Heilkräutern:

- 30 g Hirtentäschelkraut (Bursa pastoris)
- 30 g Schafgarbenkraut (Achillea millefolia)
- 20 g Frauenmantelkraut (Alchemilla vulgaris)
- 10 g Vogelknöterichkraut (Polygonum aviculare)
- 10 g Beifußkraut (Artemisia vulgaris)

Die Kräuter gut vermischen und als Teekur vier Wochen lang dreimal täglich eine frisch aufgebrühte Tasse trinken. Dafür einen gehäuften Teelöffel mit 200 ml kochendem Wasser aufgießen, sieben Minuten zugedeckt ziehen lassen und dann durch ein Sieb abgießen. Der Tee kann nach Geschmack mit Honig gesüßt werden. Dieser Tee mindert auch die Blutmenge während der Regel. Sind keine Schmier- und Zwischenblutungen da, sondern nur eine starke Blutung, kann der Tee auch nur während der Menstruation getrunken werden.

Zwischenblutungen

Wer Heilpflanzen schätzt, kann sich für Ceres Alchemilla Urtinktur entscheiden, das ist die Muttertinktur des Frauenmantels. Nach jeder der drei Hauptmahlzeiten drei bis fünf Tropfen auf der Zunge zergehen lassen, das vermindert bei vielen Frauen Schmierblutungen, die in den ersten Zyklen auftreten können. Alchemilla Urtinktur ist auch ein nützliches Heilpflanzenpräparat für empfindliche Frauen, bei denen jede Form von Stress zeitliche Verschiebungen der Regel auslöst oder Zwischenblutungen verursacht.

Wer lieber ein allopathisches Medikament einnehmen will, nimmt bei Beginn der Zwischenblutung für fünf Tage zweimal täglich nach dem Essen entweder 400 mg Ibuprofen oder 25 mg Indometacin. Die Idee dahinter ist, mit diesen niedrig dosierten (die hoch dosierten enthalten 600 bis 800 mg pro Tablette) Entzündungshemmern die durch das Einsetzen der Spirale gereizte Schleimhaut zu beruhigen.

Übrigens, sobald fünf Tage nach dem Einsetzen rum sind, kann jegliche Form der Menstruations- und Blutungshygiene verwendet werden. Der Faden kommt weder mit einem normalen Tampon, noch mit Soft-Tampons oder auch mit einer Menstruationstasse ins Gehege. Eine Luna, Lily oder Diva Cup saugt auch nicht die Kupferkette aus der Gebärmutter, auch dies gehört in den Bereich der Mythen.

Schwerwiegendere Probleme

In seltenen Fällen können auch schwerwiegendere Probleme auftauchen, beispielsweise ein Verdacht auf Eileiterentzündung. Sie müssen dringend Ihre Ärztin aufsuchen, wenn Sie folgende Symptome feststellen:

- Fieber oder Schüttelfrost oder unerklärliches Erbrechen
- Starke Unterbauchschmerzen, die nicht weniger, sondern mehr werden oder die wieder auftreten, nachdem Sie einige Tage schmerzfrei waren
- Ausfluss, der faulig oder nach Aas riecht oder der gelb-grün-eitrig aussieht
- Ekelhaft riechende Blutungen

Fragen Sie Ihre Ärztin auch um Rat bei regelstarken Blutungen, die länger als eine Woche nach der Einlage auftreten, oder bei überregelstarken Blutungen (Super-Tampons oder Mega-Binden sind häufiger als alle 90 Minuten voll bzw. durchgeweicht; bei schwacher Blutung vor der Regel: doppelt so stark wie vor der Einlage). Ausnahme sind schmerzlose, regelstarke Blutungen, nachdem bei Ihnen mitten im Zyklus ein IUP zur »Verhütung danach« **(Kapitel 10)** eingesetzt wurde. Das ist dann einfach eine verfrühte Regelblutung, die durch die Schleimhautirritation möglich ist. Eine andere Ausnahme ist eine Verstärkung der Blutung, wenn Sie vorher die Pille genommen und nur sehr wenig geblutet haben. Ohne Pille haben Sie natürlich wieder eine normale stärkere Blutung. Faustregel ist immer: Ein Tampon sollte an einem starken Blutungstag durchschnittlich drei bis vier Stunden durchhalten, wenn Sie deutlich häufiger als alle zwei Stunden wechseln müssen, ist irgendetwas verkehrt **(Kapitel 2)**.

All diese Punkte sind in den ersten zehn Tagen nach der Einlage ganz wichtig, da dann das größte Risiko für Eileiterentzündungen besteht. Unabhängig davon gehen Sie bitte auch in folgenden Fällen zu Ihrer Ärztin, egal wie lange die Einlage her ist:

- Wenn Sie die Fäden nicht mehr tasten können, nachdem Sie das vorher konnten (natürlich nicht, wenn der Faden wie abgesprochen kurz geschnitten wurde)
- Wenn Sie das Gefühl haben, dass sie hartes Plastik am Muttermund tasten oder das IUP nicht mehr richtig sitzt
- Wenn Sie das Gefühl haben, sie könnten schwanger sein
- Wenn ungewöhnliche und lang anhaltende Schmerzen im Unterleib auftreten

Nachsorgeuntersuchung

Kommen Sie bitte nach der nächsten Menstruation zur Lagekontrolle der Spirale oder des Gynefix zu Ihrer Ärztin. Die meisten IUP, die verrutschen, verlagern sich bei der ersten dem Einsetzen folgenden Regelblutung. Bei der Kette dauert es knapp vier Wochen, bis sich ausreichend Bindegewebe um den Knoten herum gebildet hat und die Kette somit nicht mehr herausfallen kann. Wenn Sie keine Blutung haben, da Sie noch stillen, vereinbaren Sie bitte einen

Termin nach vier bis sechs Wochen zur Lagekontrolle. Dann ist auch Zeit, noch aufgetretene Fragen zu besprechen.

Schwierig ist für manche Frauen nicht das IUP an sich, sondern der Wechsel von der Pille auf das IUP, denn der Zyklus muss sich erst wieder einspielen. Was bei den allermeisten wunderbar klappt, geschieht bei einigen sehr holperig. Bei manchen kommt die Regel erst einmal einige Monate gar nicht oder in unregelmäßigen Abständen. An Störungen im zeitlichen Zyklusverlauf ist nicht das IUP schuld, denn die Eierstöcke werden vom Kupfer nicht beeinträchtigt. Aber nach längerer Zwangspause durch die Einnahme der Pille wissen die Eierstöcke manchmal nicht sofort, wie das mit der Hormonproduktion so richtig ging.

Die Menstruation kann aber auch stärker oder schmerzhafter sein, selbst wenn das IUP super sitzt. Meine Kollegin und ich erleben in der Praxis immer wieder, dass Frauen, die mit einem IUP plötzlich unter Menskrämpfen oder starken Blutungen leiden, nach einigen Monaten mit Heilpflanzen einen wunderbaren, unkomplizierten Zyklus haben – obwohl das IUP noch an genau derselben Stelle sitzt. Also sollten erst mal alle Möglichkeiten ausgeschöpft werden, den Zyklus zu regulieren, bevor das IUP beschuldigt und voreilig wieder entfernt wird **(Kapitel 12)**.

Wie sicher ist die Verhütung mit IUP?

Laut einer Cochrane-Analyse von 2010, für die große Mengen medizinischer Daten ausgewertet wurden, ist die Verhütungssicherheit der Spirale besser als die der Pille oder der Dreimonatsspritze. Die Methodensicherheit liegt bei 0,1 bis 0,3 pro 100 Frauenjahre und die Anwendersicherheit bei ca. 0,3 bis 0,7 für IUP mit Rahmen und für die Kupferkette. Die Kupferkette gilt dabei als etwas sicherer, da sie nach den ersten vier Wochen eine extrem geringe Verlustquote aufweist.

Abgesehen von eher seltenen Spontanausstoßungen oder Dislokationen (Verrutschen in der Gebärmutter) gibt es wenig, was die langfristige Sicherheit beeinträchtigt. Die Anwendersicherheit ist fast identisch mit der Methodensicherheit, da Anwenderfehler so gut wie ausgeschlossen sind. Vergesslichkeit spielt keine Rolle, Interaktion mit der Einnahme von Antibiotika und anderen Medikamenten auch nicht – es gibt fast nichts, was die Trägerin falsch

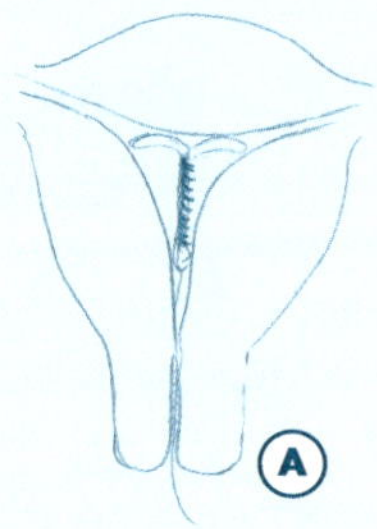

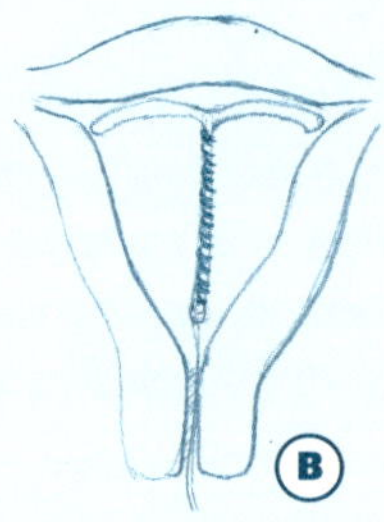

A Uterus mit dicker Wand und kleiner Höhle (Cavum) mit korrekt sitzender Mini-Spirale

B Uterus mit dünner Wand und weiter Höhle – korrekt sitzendes IUP-Maxi

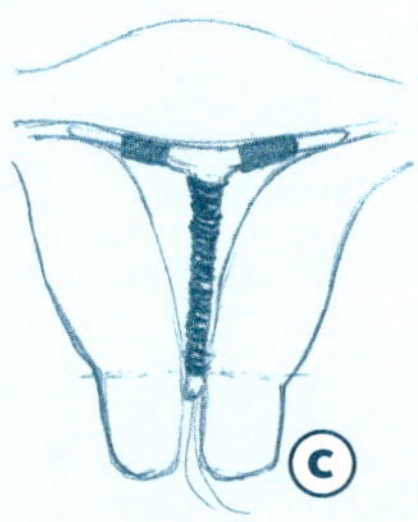

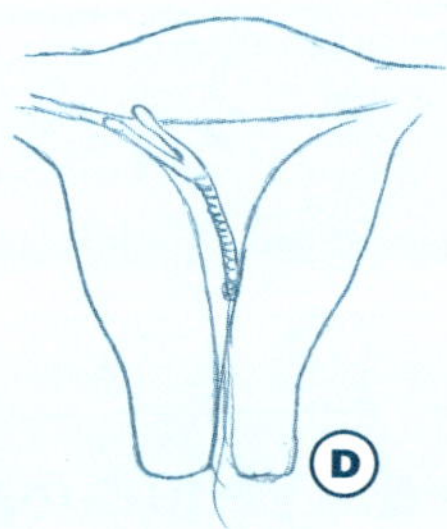

C Uterus mit dicker Wand und enger Höhle, großes IUP sitzt schlecht, die Arme drängen in die engen Eileiterabgänge, der untere Pol hängt in den Zervikalkanal, dort sind sensible Nerven! Autsch!

D Schräg und schlecht sitzendes IUP, beide Ärmchen gehen in eine Uterusecke

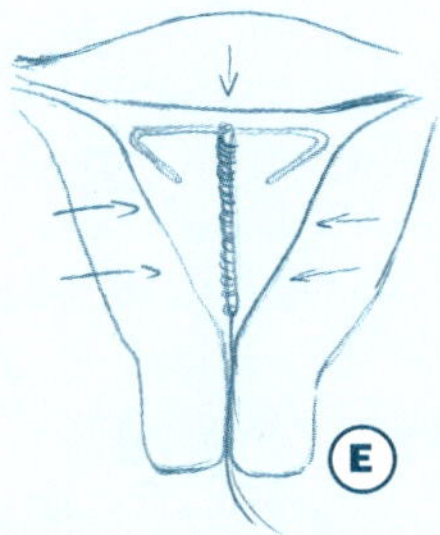

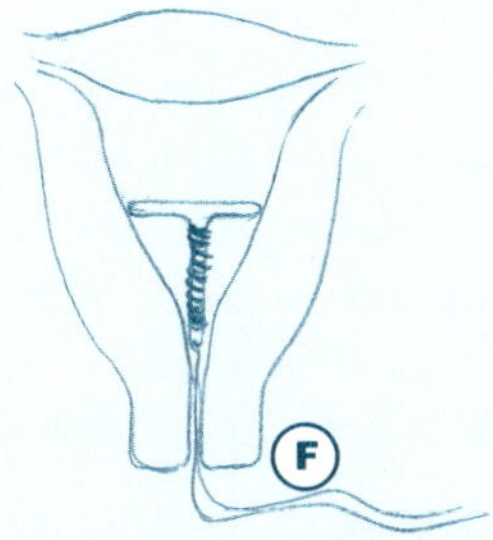

E Die Pfeile beschreiben die Bewegung der Gebärmuttermuskulatur bei der Menstruation, manche Frauen spüren dies als Krämpfe. Ist das IUP zu klein, ist nach einigen Blutungen das Bild F möglich.

F Zu kleines IUP wandert Richtung Zervikalkanal und wird möglicherweise demnächst ausgeworfen – Wechsel nötig! In der Seitendarstellung im Ultraschall entspricht dies dem Bild H.

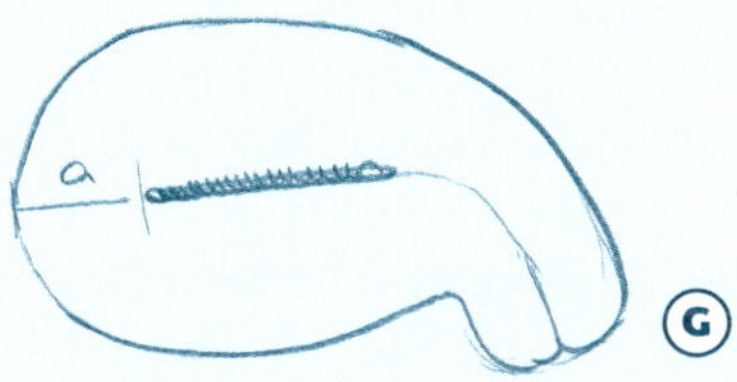

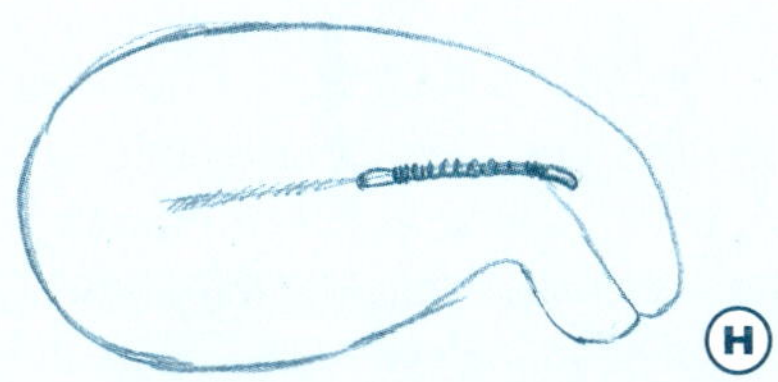

G Seitenansicht: Der kupferumwobene Stamm des IUP bzw. die Perlen der Kupferkette liegen mittig in der Gebärmutterhöhle mit einem korrekten Abstand »a«.

H Hier sitzt der Stamm des IUP nicht mehr oberhalb des inneren Muttermundes, sondern bereits fast im Muttermund. Abgesehen davon, dass eine Ausstoßung des IUP wahrscheinlich wird, sind Missempfindungen und Schmerzen möglich.

Abb. 15: Korrekte (A und B) und falsche Lage bzw. falsche Größe eines IUP

machen kann. Fast nichts! Mir sind in den letzten 20 Jahren genau zwei Fälle untergekommen, bei denen sich Frauen ihre Spirale unabsichtlich selber gezogen haben: Die eine Patientin hatte sich einen neuen Tampon reingeschoben und erst danach bemerkt, dass die den alten nicht entfernt hatte. Also zog sie den neuen wieder raus. Der erste Tampon saß nun quer vor dem Muttermund, war aber mit zwei Fingern zu fassen. Leider hatte die junge Dame dabei auch den Spiralenfaden fest im Griff … Anschließend sagte sie, sie hätte sich gewundert, wie wenig schmerzhaft es war, die Spirale rauszuziehen. Bei der anderen Lady hatte ein Kollege den IUP-Faden sehr lang gelassen. Der neue Lover hatte ein Frenulum-Piercing (ein Piercing des Vorhautbändchens) und eine Kugel war nicht ganz fest zugedreht. Dummerweise klemmte sich der IUP-Faden zwischen Kugel und Gewinde ein und beim Rausziehen des Penis kam die Spirale gleich mit.

Merke: Frauen, die auf gepiercte Männer stehen, sollten im Zweifelsfall den Faden kurz schneiden lassen. Dieser Fall gehört zwar in die Rubrik der sehr, sehr seltenen medizinischen Kuriositäten, aber Vorsicht zahlt sich meistens aus und wenn eine Spirale nach kurzer Liegedauer verloren geht, kostet es die Patientin viel Geld. Und nein, Wiedereinsetzen ist nicht, ein IUP, das herausgefallen ist, ist unsteril und kann nicht wiederverwendet werden.

Auch wenn Schwangerschaften mit korrekt liegendem IUP sehr selten sind, trifft es eine von 140 Frauen pro Jahr. Tritt eine Schwangerschaft ein, sollte die Spirale sobald wie möglich gezogen werden, da die Rate der Fehlgeburten fast doppelt so hoch ist, die Rate der Frühgeburten ist bei einer Schwangerschaft mit liegendem IUP sogar viermal so hoch wie ohne. Sind keine Infektionszeichen da, sollte die Spirale in der Klinik oder der Praxis so zügig wie möglich gezogen werden, solange die Fäden noch aus dem Muttermund heraushängen. Wächst die Gebärmutter, werden die Rückholfäden in die Gebärmutter hineingezogen und damit wird die Entfernung komplizierter. Außerdem füllt die Eihülle in der sehr frühen Schwangerschaft noch nicht die ganze Gebärmutterhöhle aus, daher rutscht das IUP neben dem Fruchtsack vorbei, ohne Schaden anzurichten. Ist die Schwangerschaft etwas weiter fortgeschritten, kann der Fruchtsack verletzt werden. Die Entfernung eines IUP nach der neunten Schwangerschaftswoche löst in bis zu 30 Prozent eine Fehlgeburt aus. Auch wenn eine Frau einen Schwangerschaftsabbruch erwägt, sollte das IUP gezogen werden, um ein Hochziehen der Fäden zu vermeiden.

Wie häufig fallen Spiralen spontan raus?

In der medizinischen Fachliteratur finden sich Angaben von 0,2 bis 5 Prozent pro Jahr, wobei Kupfer-IUP am häufigsten im ersten Jahr verloren gehen. Die kleine Multiload-Spirale, eine der ersten extra kleinen Spiralen für Frauen, die nicht geboren haben, macht mit zehn Prozent Verlustquote im ersten Tragejahr eine unrühmliche Ausnahme. Allerdings finden sich in der amerikanischen Literatur auch Angaben, dass bis zu acht Prozent der jungen Frauen, die nie schwanger waren, ihre Hormonspirale im ersten Jahr »auswerfen«. Häufig waren das Patientinnen mit starken Unterbauchkrämpfen nach der Einlage.

Wir hatten in meiner Praxis mit den Rahmenspiralen in den letzten acht Jahren einen einzigen Fall von unbemerktem Verlust, drei Frauen verloren ihre Spirale, bemerkten dies aber, und in drei oder vier Fällen saß das IUP innerhalb der Gebärmutter am falschen Ort bzw. schon halb im Gebärmutterhals, sodass wir es austauschen mussten. Bei diesen Frauen fiel bei der jährlichen Früherkennungsuntersuchung auf, dass die Fäden ungewöhnlich lang aus dem Muttermund herauslugten und der Ultraschall bestätigte dann den Verdacht. Ich denke, auch hier zahlt sich eine sorgfältige Auswahl der Größe und des Modells aus. Spannend finde ich, dass sich zwei Patientinnen, deren Spirale bemerkt gleich bei der ersten Regel wieder herauskam, eigentlich ein Kind wünschten. Bei beiden war der Ehemann, der keine (weiteren) Kinder wollte, der Motor für das Einsetzen. Eine der beiden – sie hatte schon zwei Kinder – erzählte, sie habe nach dem ersten Kind bereits zweimal ein IUP, das ein Kollege von mir gelegt hatte, »rausgeschmissen«. Am liebsten hätte sie vier Kinder! Bei manchen Frauen lässt sich der Körper nicht beschummeln, dann muss der Mann sich um die Verhütung kümmern. Wenn gut sitzende IUP auf Wanderung gehen, vor allem mehrfach, dann ist für mich immer die Frage: Möchte die Patientin wirklich verhüten oder ist das eine reine Kopfentscheidung und der Bauch schreit: »Ich will schwanger sein!«

Kupferketten fallen in den ersten vier Wochen gelegentlich raus, bevor der Knoten richtig von Bindegewebe umschlossen ist. Danach ist die Verlustrate mit 0 bis 0,1 Prozent pro Jahr extrem gering. Da für die Bildung von Bindegewebe Vitamin C, Zink und Eiweiß erforderlich sind, sind meine Kollegin Stephanie Prestin und ich dazu übergegangen, vor und nach der Einlage für ein paar Tage eiweißreiche Kost zu empfehlen sowie ein entsprechendes Nahrungsergänzungsmittel, zum Beispiel einen Beutel Polyzink am Tag. Ob das langfristig die ohnehin geringe »Rausfallquote« ändert, können wir (noch) nicht sagen. Aber nachdem eine junge Frau drei Tage nach Einlage mit ihrer Kette in der Hand auftauchte, sahen wir uns die Akten der letzten acht »Rausfaller« (in zwei Jahren) bei Ketten, die im Kontroll-Ultraschall nach der Einlage optimal gelegen hatten, einmal genauer an: Bis auf eine etwas knuddelige Dame waren alle Patientinnen sehr schlank und sehr jung. Daher war das Einzige, was uns als mögliche Fehlerquelle einfiel: suboptimale Ernährung. Ich erinnere mich noch genau, wie ich mich in den ersten Jahren des Studiums ernährt habe, als echte Pudding-Vegetarierin: Brot, Pizza, Pasta mit Käse, Schokolade, schwarzer Tee … Und in der Mensa gab es als vegetarische Option oft Germknödel oder Nudelauflauf. Ich hatte einen Body-Mass-Index von 19, hatte also Idealgewicht, und war trotzdem alles andere als ausgewogen versorgt. Vitamine? Och … Und dass eine sehr vollkornlastige Ernährung Zinkmangel begünstigt, das lernte ich erst Jahre später. Ob unsere Ernährungsempfehlungen helfen, werden wir in drei Jahren sehen, wenn wir die nächste Statistik zu den IUP-Einlagen erstellen.

Wechsel von anderen Verhütungsmitteln auf ein IUP

Bei kombinierten Hormonpräparaten aus Östrogenen und Gestagenen wie Pille, Verhütungspflaster (Evra) und Verhütungsring (Nuva-Ring, Circlet) kommt es nach Beendigung der Anwendung zur einer Blutung, während der die Spirale eingesetzt werden kann. Danach sind keine weiteren Verhütungsmaßnahmen nötig. Wird ein Gynefix eingelegt, sollte die Pille oder das Pflaster noch einen Monat lang angewendet werden, da die Kette im Vergleich zur Spirale in dieser Zeit häufiger herausfällt.

Wer eine östrogenfreie Pille (Cerazette) oder Minipille (z. B. 28-Mini) einnimmt, kann die Spirale jederzeit einsetzen lassen, am günstigsten aber während einer Blutung. Nach erfolgreicher Einlage einer Spirale kann die Pille sofort abgesetzt werden. Nach dem Einsetzen eines Gynefix sollten Sie die Pille noch vier Wochen weiter einnehmen.

Bei der Dreimonatsspritze (z. B. Depo-Provera oder Sayana) kann bis zu dem Tag, an dem die nächste Spritze fällig wäre, jederzeit eine Spirale oder eine Gynefix eingesetzt werden. Bei der Hormonspirale (Mirena) können die Entfernung der alten und die Einlage der neuen, hormonfreien Spirale in einer Sitzung erfolgen. Bei einer Kupferkette sollten Sie im ersten Monat zusätzlich Kondome verwenden.

Für Verhütungsstäbchen (Implanon) gilt: Bis zum Ablauf der Wirksamkeit des Verhütungsimplantats von drei Jahren kann jederzeit eine Spirale eingesetzt werden. Sitzt die Spirale in der Ultraschallkontrolle nach der Einlage gut, kann das Stäbchen sofort entfernt werden. Nach dem Einsatz einer Gynefix kann man das Stäbchen aus Sicherheitsgründen noch vier Wochen belassen und erst bei der Nachuntersuchung entfernen. Falls Nebenwirkungen durch das Implantat der Grund für den Wechsel sind, kann es natürlich auch sofort herausgezogen werden, dann gelten die üblichen Regeln für die Gynefix, das heißt, in den ersten vier Wochen sollten Sie eine Back-up-Methode, zum Beispiel Kondome, verwenden.

Bei einem Wechsel von einem IUP zu einem anderen kann man in einer Sitzung die alte Spirale entfernen und die neue einsetzen. Bei einem Wechsel auf eine Kupferkette sollten im ersten Monat Kondome verwendet werden, da sich um den Knoten der Kette erst Bindegewebe bilden muss.

Wer mit Barrieremethoden, zum Beispiel mit Kondomen, Diaphragma oder einer Portiokappe, verhütet, lässt sich das IUP während der Regelblutung am zweiten bis fünften Zyklustag einsetzen. Auch hier sollten Sie beim Gynefix die Barrieremethode im ersten Monat weiterverwenden. Keine Sorge, die Gynefix kann nicht durch das Einführen und Herausnehmen des Diaphragmas gezogen werden. Aber: Eine Portiokappe, die über Vakuum funktioniert wie die Prentiv-Kappe, kann durch den Faden eher abrutschen. Hier ist der Wechsel auf ein Kondom für diesen Monat anzuraten, um ganz sicherzugehen.

Für die symptothermale Methode/NFP **(Kapitel 6)** gilt: Einsetzen am zweiten bis fünften Tag der Regelblutung. Bei der Gynefix sollten die Regeln der NFP im ersten Monat bis zur Nachuntersuchung weiter beachtet werden. Dies gilt auch für alle anderen Verhütungsmethoden.

Mythen versus Fakten

Spiralen sind nicht sicher. Falsch, die langfristige Anwendersicherheit mit 0,7 pro 100 Frauen, das heißt, eine von 140 Frauen wird pro Jahr im Durchschnitt damit ungeplant schwanger, ist im Vergleich zu anderen Methoden, auch zur Pille (ca. 6 pro 100), extrem gut.

Spiralen eignen sich nur für Frauen, die schon geboren haben. Völlig falsch! Die WHO und die Europäische Verhütungsgesellschaft ESC sagen klar: Es gibt kein Mindestalter – es gibt nur hartnäckige Mythen in den Köpfen der Anbieter, sprich der Ärztinnen. Auf dem ESC-Kongress 2012 in Athen gab es extra eine Arbeitssitzung zu dem Thema: Wie beseitigen wir die Mythen über IUP aus den Köpfen des medizinischen Personals und ermöglichen mehr Frauen, auch jungen, den Zugang zu Langzeitverhütung?

Spiralen verursachen immer starke und schmerzhafte Menstruationen. Nein, das ist eine Frage der Größe bzw. des Modells. Eine Schuhgröße macht auch nicht alle Frauen glücklich, das zeigte schon die Geschichte vom Aschenputtel.

Spiralen können nicht in der Stillzeit verwendet werden. Völliger Blödsinn, es ist eine wunderbare, hormonfreie Verhütungsmethode, um die sich frau nicht weiter kümmern muss, was bei Hormondemenz und Schlafmangel sehr entspannend sein kann.

Spiralen sind nicht gut für Frauen in den Wechseljahren. Warum? Keine Ahnung, wo diese Idee herkommt, denn gerade wenn die Zyklen unregelmäßig werden, sind etliche Frauen, die lange NFP betrieben haben, nicht mehr glücklich damit und möchten noch einmal die Verhütungsmethode wechseln. Eine Spirale sollte allerdings etwa ein Jahr nach der letzten Menstruation gezogen werden. Wenn Frauen lange nicht mehr geblutet haben und die Östrogene weniger werden, wird die Gebärmutter nach einigen Jahren kleiner. Das heißt, die Spirale kann irgendwann relativ zu groß sein und Unterbauchdruck auslösen, manchmal projizieren die Schmerzen auch auf den lumbosakralen Übergang, also auf das obere Kreuzbein, oder auf den zweiten Lendenwirbel. Dort kommen die Nerven, die zur Gebärmutter ziehen, her. Ich habe Frauen erlebt, die einige Jahre nach der Menopause noch eine Spirale hatten und nach der Entfernung deutlich weniger unter Rückenschmerzen litten. Manch eine meiner postmenopausalen Patientinnen wurde auch schon von ihrer Osteopathin zur IUP-Entfernung zu mir geschickt. Ist die Gebärmutter sehr klein geworden und der Muttermund eng, kann hier die Einnahme von ein bis zwei Tabletten Artrotec ca. eine bis drei Stunden vor der Entfernung hilfreich sein.

Spiralen können bei einigen Frauen nur unter Vollnarkose eingelegt werden. Ja, aber es ist sehr, sehr selten, dass der Muttermund nur in Narkose richtig sondiert bzw. aufgedehnt werden kann. Mir ist das, seit ich 1996 begonnen habe, Spiralen zu legen, ganze dreimal begegnet. Bei einer Patientin sagte der

Kollege, dass es selbst unter Narkose extrem schwierig war. Manchmal, aber lange nicht immer, ist die Einlage nach einer Konisation schwierig (Operation einer Krebsvorstufe am Muttermund).

Das Einlegen einer Spirale tut sehr weh. Hmmm, das Schmerzempfinden ist sehr, sehr individuell. Die Spanne reicht von »Wie schon fertig? Das war ja gar nichts!« bis »Das war bislang der schlimmste Moment in meinem Leben!«. Die meisten Frauen wissen, ob sie eher zu den Mimosen gehören – bei meiner Zahnärztin lasse ich mir zum Beispiel immer eine Spritze geben, wenn gebohrt wird. Dann sollten sie das sagen und die Segnungen der modernen Schmerzmedizin in Anspruch nehmen, in Form von oralen Schmerzmitteln 30 bis 60 Minuten vor der Einlage, einer lokalen Betäubung am Muttermund, Ohrakupunktur etc. Große Angst vor dem Einsetzen fördert die Schmerzbereitschaft, daher können Beruhigungsmittel, zum Beispiel das homöopathische Komplexmittel Neurexan, die Bachblüten-Notfalltropfen (Rescue Remedy) oder andere Medikamente, helfen (Seite 80).

Spiralen verursachen Eileiterentzündungen und machen unfruchtbar. Nein, die Spirale als solche macht da gar nichts. Das Risiko für eine Entzündung ist in den ersten 20 Tagen nach der Einlage erhöht. Das liegt daran, dass der Schleimpfropf, der die Gebärmutter vor aufsteigenden Keimen schützt, bei der Einlage durchbrochen wird. Um das Risiko in dieser Zeit gering zu halten, muss zum einen die Ärztin auf sterile Instrumente und gute Desinfektion Acht geben. Zum anderen sollten Sie nach der Einlage für mindestens drei, besser fünf Tage auf Sex verzichten, nichts, auch keine Tampons, in die Scheide einführen und nicht baden. Duschen ist okay. Begründung: Egal, wie sauber sich eine Frau hält, an den Venuslippen und am Damm können Darmkeime sitzen, denn der After liegt nun mal sehr nahe. Und mit Tampons, Penis, Toys oder auch mit dem Badewasser können sie in die Vagina gelangen. Drei Wochen nach der Einlage ist das Risiko für Entzündungen bei modernen IUP genauso hoch wie ohne.

Die WHO hat vor einiger Zeit Daten aus ihren verschiedenen Studien aus ganz vielen Ländern (auch mit schlechten und sehr unhygienischen Lebensbedingungen und unterernährten Frauen mit schlechtem Immunsystem) ausgewertet. Bei insgesamt 23 000 (ja, richtig: dreiundzwanzigtausend) Spiraleneinlagen kam es nur in 81 Fällen zu Entzündungen der Beckenorgane, alle traten innerhalb der ersten drei Wochen auf. In medizinisch grauer Vorzeit war das anders – die Rückholfäden einiger IUP waren aus geflochtenem Material und wirkten somit wie Bakterienstrickleitern. Zudem ließen wirkstofffreie

IUP ohne Kupfer (das antibakteriell wirkt) häufiger Infektionen zu. Das letzte wirkstofffreie Intrauterinpessar wurde 1974 vom deutschen Markt genommen.

Gründe für Entzündungen der Gebärmutter und der Eileiter – mit und ohne Spirale – sind häufiger Partnerwechsel ohne Kondom, wer hätte das gedacht, und unhygienische Sexualpraktiken, zum Beispiel erst Analverkehr und dann vaginaler Verkehr ohne Kondomwechsel oder Waschen des Penis. Neben Chlamydien und Gonokokken, die zu den sexuell übertragbaren Infektionskrankheiten zählen, sind Darmbakterien die häufigsten Erreger von Eileiterentzündungen. Sie können, wenn sie nicht ausreichend mit Antibiotika behandelt werden, zu Unfruchtbarkeit führen.

Zu Entzündungen kommt es meistens dann, wenn Frauen in der abklingenden Mens Sex haben, da der Schleimpfropf mit der Mens abgeht bzw. durchlässig wird und sich erst wieder aufbauen muss. 95 Prozent aller Eileiterentzündungen treten innerhalb einer Woche nach Ende der Mens auf, gerade in dieser Zeit ist es jeden Monat besonders wichtig, sich hygienisch zu verhalten und nicht nur den Mann unter die Dusche zu schicken, sondern auch Toys, wenn sie verwendet werden, zu desinfizieren.

Spiralen erhöhen das Risiko für eine Eileiterschwangerschaft. Definitiv nicht! Frauen, die eine Spirale tragen, habe ein extrem geringes Risiko für eine Eileiterschwangerschaft, nur ca. fünf Prozent der Schwangerschaften trotz korrekt liegender Spirale oder Kupferkette sind ektope (am falschen Ort gelegene) Schwangerschaften. Studien aus den USA berichten von zwölf ektopen Schwangerschaften pro 10000 IUP-Trägerinnen. Nur wer eine Eileiterentzündung hatte, ist nach der Entfernung der Spirale vermehrt gefährdet, ebenso wie Frauen, die ohne IUP eine Eileiterentzündung hatten.

Spiralen bewirken eine Frühabtreibung. Nein, abgesehen vom Einsatz als »Spirale danach«. Nur Spiralen ohne Wirkstoffe verhindern, dass sich das befruchtete Ei einnistet – aber die gibt es bei uns nicht mehr, da sie nicht so sicher waren. Spiralen mit Kupfer sowie Hormonspiralen verhindern die Befruchtung der Eizellen, das ist seit den 1970er-Jahren wissenschaftlich nachgewiesen. Sonst wäre die Rate der Eileiterschwangerschaften mit liegender Spirale auch deutlich höher, da mehr Befruchtungen auftreten würden (siehe oben). Die Erkenntnis, dass IUP keine Abortiva sind, wurde unter anderem von Medizinern mit einer bestimmten religiösen Ausrichtung, vor allem in den USA, unterdrückt, um Frauen einem moralischen Dilemma auszusetzen und von Verhütung fernzuhalten. Dazu finden sich spannende und gründlich recherchierte Fakten in dem Buch »The global biopolitics of the IUD: how science constructs contraceptive users and women's bodies« von Chikako Takeshita.

Es dauert lange, bis nach einer IUP-Entfernung die Fruchtbarkeit wiederhergestellt ist. Nein, sobald das IUP entfernt ist, ist die Chance auf eine Schwangerschaft genauso groß, wie sie es ohne IUP gewesen wäre.

Spiralen können durch die Gebärmutterwand hindurchwachsen und dann im ganzen Körper umherwandern. Falsch, selbst wenn eine Spirale durch die Gebärmutterwand hindurchwandert, was bei den Modellen ohne Widerhaken sehr, sehr selten ist, bleibt sie immer im Bauchraum und geht nicht in die Blutbahn, ins Gehirn oder folgt anderen Horrormärchen, die von Zeit zu Zeit im Internet kolportiert werden. Sind die Fäden nicht zu sehen und die Spirale ist bei einer Ultraschallkontrolle nicht in der Gebärmutter aufzufinden, dann zeigt eine Röntgenaufnahme des Bauches, wo die Spirale liegt. Ist sie nicht im Bauch, dann ist sie herausgefallen. Liegt die Spirale im Bauch, wird sie via Bauchspiegelung entfernt (das geht meist ambulant), wenn sie Beschwerden verursacht. Macht sie keine, kann sie auch bleiben, wo sie ist, aber die Frau muss sich um eine neue Verhütung kümmern.

Nach der Entfernung einer Spirale oder Kupferkette braucht die Gebärmutter mehrere Monate »Ruhepause«, bevor das nächste IUP gelegt wird. Völlig falsch, das Infektionsrisiko ist nach zwei getrennten Prozeduren hingegen doppelt so hoch und in der Pause kommt es häufig zu ungewollten Schwangerschaften.

Die Kette oder die Spirale piept bei der Sicherheitskontrolle am Flughafen. Nein, das tut sie nicht, die Detektoren reagieren nicht auf Kupfer. Da es kein elektronisches Gerät ist, das im Körper getragen wird, wie ein Herzschrittmacher oder ein Defibrillator, müssen Sie sich auch nicht beim Sicherheitspersonal outen, dass Sie mit einem IUP verhüten.

Mit einer liegenden Spirale oder Kupferkette kann man kein MRT machen lassen. Falsch, Kupfer ist kein ferromagnetisches Metall. Dass Spiralen im MRT oder CT in Schwingung geraten und verrutschen, ist eine Internet-Ente, medizinisches Fachpersonal hat weltweit keinen einzigen Fall gesehen. Sagen Sie aber bitte vor der Untersuchung, was Sie in sich tragen, bzw. zeigen Sie Ihren Spiralenpass vor. Gerade die Gynefix erzeugt im MRT ein spannendes Reflexionsmuster und es ist für die richtige Auswertung wichtig, dass die Radiologen wissen, was dahintersteckt. Auch bei Röntgenassistentinnen, die mit MRT und anderen radiologischen Diagnosegeräten arbeiten, ist das Risiko, dass die Spirale verrutscht, nicht erhöht.

Man darf mit einer Spirale nicht auf Schwingungstrainer wie Power Plate oder Galileo. Mir ist bei Recherchen kein Fall einer Dislokation durch Vibrationstrainer untergekommen. Gerade US-amerikanische Firmen haben eine starke Neigung zu übertriebenem Haftungsausschluss. In Fachkreisen nennt sich das CYA-Policy – »cover your ass«, also »Schütze dein Gesäß«: Wenn wir die Konsumenten über alle auch noch so unwahrscheinlichen Probleme aufklären, können sie uns nicht verklagen. Der Ursprung liegt in der für Europäer manchmal unverständlichen Prozessierfreudigkeit, Hersteller für die unglaublichsten Dinge zu verklagen. Das führt leider dazu, dass viele Frauen sich Sorgen machen oder ängstigen – schade!

Und was kostet der Spaß?

Zu den Kosten für eine Spirale und die Gynefix gehören die Materialkosten: zwischen ca. 20 Euro (Femena Cu 375), 42 Euro (Nova-T) und 129 Euro (Gynefix), die Hormonspiralen sind teurer, bis ca. 195 Euro. Kupfer-Gold-Spiralen sind im Vergleich zu den reinen Kupfermodellen mit 25 Euro (Femena Gold) bis 85 Euro (Goldluna) ebenfalls teurer, auch wenn nicht sehr viel Gold darin verarbeitet wurde. Alle Preise beziehen sich auf eine Einzelpackung mit einer Spirale ab Apotheke, Stand Frühjahr 2015. Erwerben Ärztinnen Spiralen direkt beim Hersteller, ist der günstigere Preis an die Patientin weiterzugeben. Wird beispielsweise ein Gynefix direkt beim Vertrieb erworben, sind es für die Einzelpackung ca. 110 Euro.

Hinzu kommen die einzelnen Leistungen der Ärztin wie Infektionsausschluss (Abstriche, um nach Bakterien zu fahnden), Dehnung des Muttermundes, Einsetzen und Ultraschall zur Lagekontrolle hinterher. Die einzelnen Positionen werden nach der Gebührenordnung der Ärzte auf der Rechnung für die Einlage aufgeführt. Je nachdem, ob eine Ärztin alle abrechenbaren Ziffern ansetzt oder nicht, kommen zwischen 180 und 300 Euro zustande. Die Spannbreite ist regional etwas unterschiedlich, ich habe von Patientinnen gehört, dass sie in München inklusive IUP 400 bis 600 Euro gezahlt haben – allerdings möchte ich auch nicht die Mietkosten für eine Praxis in München-City finanzieren müssen.

Manche Ärztinnen haben die benötigten IUP-Modelle bei sich in der Praxis vorrätig, in anderen Praxen erhält die Patientin nach der Voruntersuchung ein

Rezept für ihre Spirale oder die Gynefix und bringt sie dann zur Einlage aus der Apotheke mit. Wenn Sie sich in Ihrer Praxis nach Kosten erkundigen, fragen Sie, ob die Einlage »all inclusive« ist oder ob Sie die Materialkosten in der Apotheke extra bezahlen müssen. Geht man von einer Nutzungsdauer von fünf Jahren aus, dann kostet ein IUP im Schnitt 36 bis 60 Euro pro Jahr und ist somit häufig günstiger als eine Antibabypille. Bei langliegenden Kupfer-Gold-IUP, die wir bei uns in der Praxis »all inclusive« mit 250 Euro berechnen, kommen Sie auf 25 Euro pro Jahr, wenn die Spirale tatsächlich zehn Jahre liegen bleibt.

Ein Wort zum Schluss

Dieses Kapitel ist mit Abstand das längste, ich habe viele Fragen aufgenommen, die mir Frauen in den letzten zehn Jahren rund um die intrauterine Verhütung gestellt haben. Aber gerade für eine so wunderbar unkomplizierte Methode (»fit and forget« = einsetzen und sich keinen Kopf mehr machen), lohnt es sich, ins Detail zu gehen, auch wenn sie nicht für alle passt. Mir war es wichtig, mit Mythen und Unsicherheiten aufzuräumen, die gerade in Deutschland unter Frauen, aber teilweise auch noch bei Ärztinnen und medizinischem Fachpersonal kursieren. Sieht man von fehlender oder falscher Information ab, gibt es eigentlich keinen Grund, warum Skandinavierinnen zu ca. einem Drittel mit Spiralen verhüten und bei uns weniger als zehn Prozent der Frauen. Die Weiterführungsrate[15], ein Wert, der dazu dient, die Zufriedenheit mit der gewählten Verhütungsmethode zu ermitteln und zu vergleichen, liegt international für die IUP sehr hoch.

15 Nutzerinnen einer Verhütungsmethode werden einmal pro Jahr gefragt, ob sie zufrieden sind und ob sie die Methode weiterführen würden. Daneben wird die Rate der vorzeitigen Abbrüche der Methode und der Schwangerschaften dokumentiert. Bei Spiralen wollen teilweise über 92 Prozent der Frauen weiterhin damit verhüten und nach dem ersten Jahr lassen sich deutlich weniger als vier Prozent (2,3 bis 3,7 Prozent) das IUP wegen Beschwerden entfernen. Im ersten Jahr beträgt die Rate der Frauen, die sich das IUP wegen Problemen wieder entfernen lassen, über fünf Prozent, in Studien zum TCu-380A, einer sehr großen, kupferreichen Spirale, sind es ca. elf Prozent. Diese Erhebungen kombinieren weltweite Daten, in den meisten Ländern wurden die IUP nicht mithilfe von Ultraschall individuell angepasst.

4 Barrieremethoden: Diaphragma & Co.

»Frauen, jetzt habe ich Euch gründlich erklärt, wie Ihr sicher mit dem Diaphragma verhüten könnt. Wie schlampig dann jede ist, das muss sie selber wissen …« (Heikes legendäre Abschlussworte bei den Diaphragma-Anpass-Gruppenabenden im FFGZ Kiel) Von Verhütung konsequent in der eigenen Hand

Verhütung mit Barrieremethoden beruht auf dem Prinzip, dass zwischen Eizelle und Samenzellen eine unüberwindliche Barriere besteht und die beiden Königskinder so nicht zueinanderfinden können. Barrieremethoden werden immer bei Bedarf angewendet, das heißt, wenn Geschlechtsverkehr gewünscht wird oder im Gange ist. Ganz weit gefasst gehören natürlich auch der Verschluss der Eileiter oder Samenleiter zu den Zugbrücken, mit denen die Festung verteidigt wird. Da Sterilisationen aber dauerhaft sind, werden sie in einem eigenen Kapitel beschrieben.

Ein großer Vorteil der Barrieremethoden – neben der Verhütung von Schwangerschaften – ist ein mehr (Kondome, Femidom) oder weniger ausgeprägter Schutzeffekt vor geschlechtlich übertragbaren Infektionskrankheiten. Nur Kondome für Mann und Frau schützen sicher vor HIV, Hepatitis-Viren und anderen Erregern, die über die Vaginalwand oder die Vulva in den Körper gelangen können. Aber Frauen, die regelmäßig andere Barrieremethoden verwenden, haben nur ca. halb so oft Eileiterentzündungen und Infektionen, die nur am Muttermund auftreten, etwa durch Chlamydien oder Gonokokken.

Barrieremethoden gibt es in verschiedenen Formen und mit unterschiedlicher Wirksamkeit schon seit dem Altertum. So ist bekannt, dass Frauen Papyrusblätter mit verschiedenen, teils klebrigen Substanzen wie Akazienhonig bestrichen und vor dem Muttermund platzierten. Demselben Zweck diente ein Drittel einer Zitrone, leicht ausgequetscht. Kondome aus Schafdarm, Fischblasen oder Leinen, teilweise mit Medikamenten getränkt, gab es seit dem späten Mittelalter.

Heute sind die verfügbaren Barrieremethoden ausgereifte und bei richtiger und regelmäßiger Anwendung sehr sichere Verhütungsmethoden. Bei der Anwendung beginnt allerdings das Problem. Das Kondom, die einzige Barrieremethode, die der Mann anwenden kann, sollte im Zeitalter von HIV und Hepatitis B und C allen sexuell aktiven Menschen bekannt sein, aber schon bei dessen Verwendung gibt es Fallstricke, die zu einer schlechten Pannenstatistik führen können. Bei den Barrieremethoden für Frauen gibt es in vielen Fällen nicht nur verschiedene Größen, die nur gut angepasst sicher verhüten, sondern auch einige Tricks und Kniffe, wie das angepasste Modell dann richtig platziert wird.

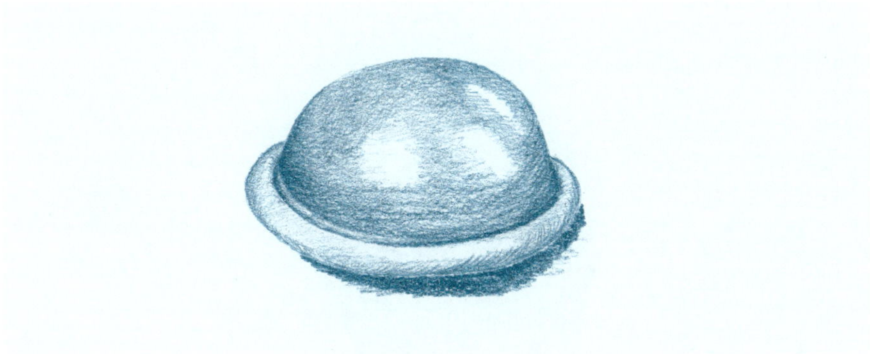

Abb. 16: Diaphragma, erhältlich in 5-mm-Schritten von 60–95 mm Durchmesser

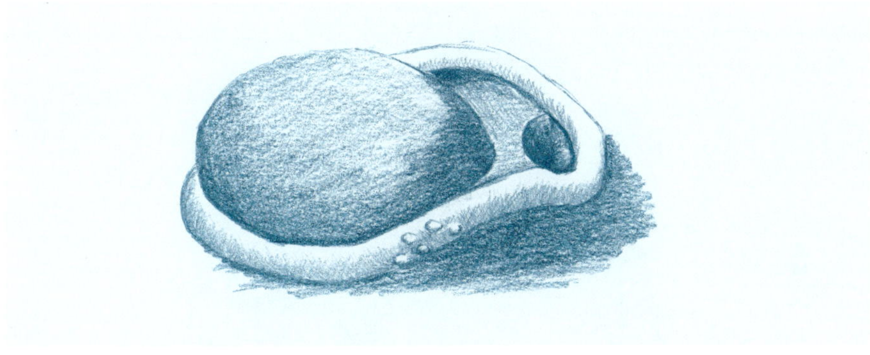

Abb. 17: Caya – Einheitsgröße zwischen den klassischen Diaphragmagrößen 65 und 85 mm

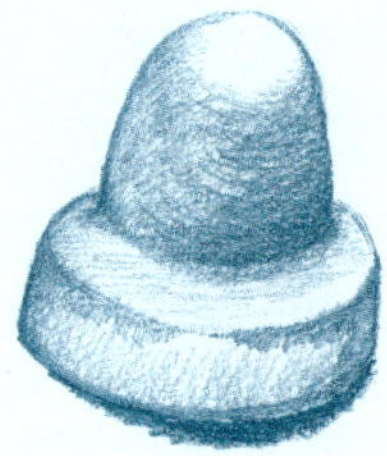

Abb. 18: Prentiv-Portiokappe – erhältlich in 3 Größen

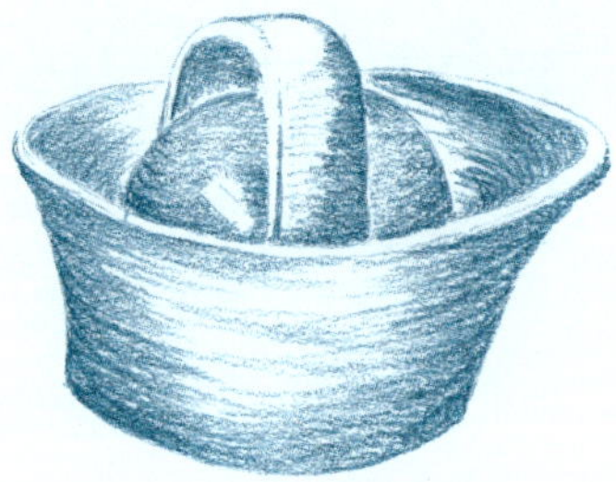

Abb. 19: Femcap – erhältlich in 3 Größen

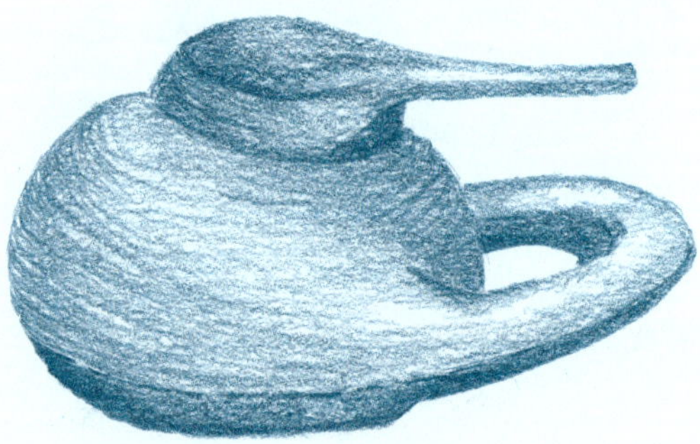

Abb. 20 Lea Contraceptivum – gelegentlich als »betende Ente« bezeichnet, Einheitsgröße

Zwar ist es möglich, sich das Wissen über die Handhabung eines Diaphragmas aus Broschüren und Diagrammen selber zu erarbeiten. Dennoch ist es hilfreich, gemeinsam mit einer erfahrenen Frau, einer Hebamme oder Ärztin zu üben, wie frau das Ding einsetzt und herausnimmt und vor allem, wie sie kontrolliert, ob es richtig sitzt, bevor sie im »Ernstfall« darauf vertraut. Kreisende Gedanken im Hinterkopf, ob die Portiokappe womöglich abrutscht, können den entspannten Sexgenuss drastisch vermindern. Gerade weil die Verantwortung hier in den eigenen Händen liegt, ist es wichtig, sich gründlich zu informieren und wenn nötig, für die Anpassung eine Fachfrau zu wählen, die gute Kenntnisse und Lust zur Sorgfalt hat.

Zwei Gruppen von Barrieremethoden werden unterschieden: solche, die das Ejakulat auffangen, und solche, die den Muttermund abdichten. Zu den Behältnissen, in denen das Ejakulat aufgefangen wird, gehören Kondome für den Mann und das Frauenkondom. Das Kondom für den Mann umschließt den Penis eng, sodass keine Spermien den Weg am Penisschaft vorbei hinaus finden und es nicht abrutscht. Vorne an der Eichel befindet sich ein Reservoir für das Ejakulat. Demgegenüber kleidet das Femidom die Scheide der Frau aus und legt sich an die Scheidenwände an. Gehalten wird es von einem äußeren Ring, der auf den Venuslippen aufliegt.

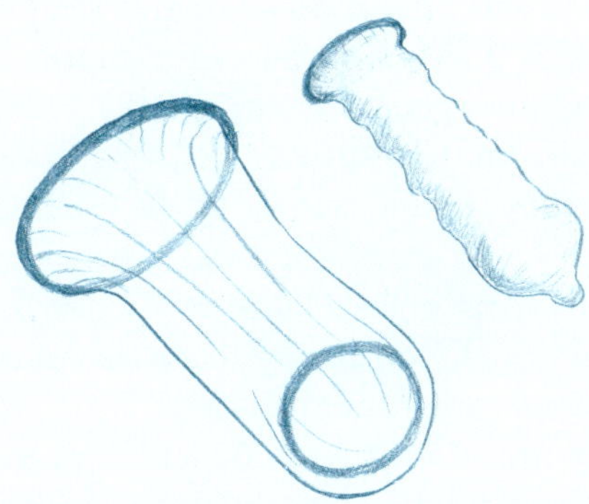

Abb. 21: Kondom und Femidom – Femidome sind ca. 18 cm lang, Kondome müssen laut EU-Norm mindestens 17 cm lang sein. Im Durchschnitt sind Kondome an der Basis 52 mm breit. Es gibt aber Kondome zwischen 44 und 62 mm, Abweichungen von mehr als 2 mm von der Normgröße müssen auf der Packung angegeben sein.

Diese beiden Verhütungsmittel schützen effektiv vor fast allen Erkrankungen, die über Sperma, Blut und Vaginalsekret übertragen werden. Dazu gehören HI-Viren, Hepatitis-B-, -C- und -D-Viren, Gonokokken, Chlamydien und andere. Aber Achtung, manche Geschlechtskrankheiten werden durch direkten Kontakt mit der Haut, die nicht vom Kondom oder Femidom bedeckt wird, übertragen. Dazu gehören Feigwarzen oder die Syphilis. Diese auch Lues genannte Krankheit wird zum Beispiel durch offene Stellen übertragen, die überall im Genitaltrakt, also auch in der Leiste, um den Anus herum oder am Hodensack, sitzen können.

Kondome und Frauenkondome sind Einmalartikel, über Drogeriemärkte und Apotheken leicht verfügbar und relativ einfach in der Anwendung. Kondome gibt es in verschiedenen Größen, das Femidom hat Einheitsgröße. Ein Arztbesuch, etwa zum Anpassen, ist für die Anwendung nicht nötig.

Die zweite Gruppe der Barrieremethoden dichtet den Muttermund gegen Spermien ab. Sie werden komplett innen in der Vagina getragen und verhindern nicht den Kontakt des Penis mit der Scheidenwand oder die Ejakulation direkt in die Scheide. Sie verringern die Rate an Infektionen mit Keimen, die nur direkt im Muttermund siedeln können, wie Gonokokken oder Chlamydien. Auch Infektionen des Muttermunds mit HPV (humane Papillomaviren) sollen bei konsequenter Anwendung seltener vorkommen, die wissenschaftlichen Daten hierzu sind aber eher knapp. Vor anderen Geschlechtskrankheiten wie HIV und Hepatitis B bieten sie keinerlei Schutz.

Zur dieser zweiten Gruppe gehören: Diaphragma, Caya, Portiokappe, Femcap und Lea-Contraceptivum. Die Auswahl der Methode hängt von verschiedenen Faktoren ab, bis auf Caya und Lea gibt es alle Produkte in verschiedenen Größen, das heißt, sie müssen angepasst werden. Leider gibt es nicht in allen Städten und Gemeinden Ärztinnen, Hebammen oder Beratungsstellen, die eine Größenermittlung vornehmen und idealerweise mit mindestens zwei der genannten Methoden Erfahrung haben.

Warum reicht nicht ein Modell aus? Manche Frauen haben einen sehr flachen Venusknochenbogen (Schambogenwinkel) und können ein Diaphragma nicht in der Knochennische hinter der Symphyse halten, da diese zu wenig ausgeprägt ist. Für sie eignet sich eine Portiokappe oder eine Femcap besser. Für eine Portiokappe, die sich festsaugt, ist ein runder Muttermund erforderlich. Manchmal reißt der Muttermund bei einer Geburt ein, vor allem wenn der Pressdrang zu früh übermächtig wird. Dann entsteht ein sogenannter

Emmet-Riss. Auch wenn diese Geburtsverletzung sehr gut heilt, kann der Muttermund danach verzogen oder uneben sein. Dann baut sich kein Vakuum auf und die Kappe rutscht ab. Auch nach einer Konisation, einer Operation bei beginnendem Gebärmutterhalskrebs, kann der Muttermund narbig verzogen sein. Dann kommen Diaphragma oder Caya infrage, ggf. auch eine Femcap.

Alle aktuell in Deutschland verfügbaren Modelle werden nach Gebrauch ausgewaschen und wiederverwendet. Die Anschaffungskosten liegen je nach Modell zwischen 35 und 70 Euro für zwei Jahre plus alle paar Monate sieben bis zwölf Euro für eine Tube spermienhemmendes Gel. Die modernen weiblichen Barrieremittel sind heute alle aus Silikon, antiallergen, unempfindlich gegenüber Ölen und relativ robust. Bei guter Pflege halten Silikonkappen je nach Häufigkeit der Anwendung etwa drei Jahre, Silikondiaphragmen und Caya bei sorgsamem Umgang etwa zwei Jahre, die Haltbarkeit ist zumeist deutlich länger als die offizielle Zulassung. Die Hersteller (Lea) schlagen teilweise vor, ein neues zu erwerben, wenn Verfärbungen auftreten, die unter anderem von Hämoglobinspuren, das heißt, von Resten von roten Blutkörperchen, herrühren (Menstruation). Die Verfärbungen beeinträchtigen die Wirksamkeit aber nicht.

Neben der Anatomie, die bei jeder Frau etwas unterschiedlich ist, hängt die Auswahl der Methode von den eigenen Bedürfnissen und dem Beziehungsleben ab. Die Anwendung eines Diaphragmas oder Cayas, das sich bei richtiger Einführtechnik wie von selbst über den Muttermund schiebt, ist einfach zu lernen. Eine Portiokappe, die exakt auf dem Muttermund platziert werden muss, ist im Handling etwas komplizierter als ein Diaphragma. Sie hat aber den Vorteil, dass sie zwei bis drei Tage »vor Ort« bleiben kann und in dieser Zeit mehrfacher Geschlechtsverkehr möglich ist. Kappen mit längerer Verweildauer sind bei Wochenendbeziehungen oft sehr praktisch. Oder wie es eine meiner Hebammenschülerinnen vor einigen Jahren treffend ausdrückte: »Die Prentiv-Kappe ist super: Freitagnachmittag nach dem Dienst in Kiel einsetzen, zum Bahnhof radeln, in Bremen meinem Schatz um den Hals fallen und Sonntagabend in Kiel wieder rausnehmen. Da habe ich von Freitagabend bis Sonntagmorgen Spaß, ohne drüber nachzudenken oder Nebenwirkungen zu befürchten. Und ich habe gelernt, mich richtig gut selber zu untersuchen – was will ich mehr?«

Wenn das Vorspiel lange dauert oder ein Mann Erektionsprobleme hat, ist ein Kondom manchmal problematisch, da es dann aufgesetzt werden muss, wenn die Erektion fest ist. Alle anderen Barrieremethoden, die unabhängig vom Zeitpunkt oder von der Härte der Erektion angewendet werden, sind in solch einem Fall günstiger. Doppelte Anwendung, zum Beispiel ein Diaphragma zur Verhütung und zusätzlich ein Kondom zum Infektionsschutz in einer frischen Beziehung, ist kein Problem. Viele Paare verhüten die ersten vier Wochen mit Diaphragma oder Portiokappe und »parallel« mit Kondom, bis genügend Sicherheit in der Verwendung besteht.

Die Angaben zur Sicherheit der einzelnen Methoden schwanken stark. Während das Kondom sehr gut untersucht ist, sind die wissenschaftlichen Daten und Studien zu den anderen Barrieremethoden von sehr unterschiedlicher Güte und Ausführlichkeit. Das hat verschiedene Gründe. Zum einen ist die Finanzierung von Sicherheitsuntersuchungen für eine kleine Medizinproduktefirma problematischer als für ein multinationales Pharmaunternehmen, das ohnehin im Bereich Hormone forscht. Zum anderen hängt die Sicherheit von viel mehr Faktoren ab als zum Beispiel bei einem Hormonimplantat. Bei Letzterem wird die studienteilnehmende Frauenärztin mit einer kurzen und gründlichen Schulung eingewiesen, die Fehlerquellen vonseiten der Ärzte sind bekannt und bei ordentlicher Implantation kann die Anwenderin fast nichts mehr falsch machen. Unter diesen Umständen ist es relativ einfach, Hunderte von Frauen zu beobachten, um zu erfahren, wie viele schwanger werden und wie viele sich das Implantat vorzeitig entfernen lassen, sei es wegen Kinderwunsch oder wegen Nebenwirkungen.

Bei den Barrieremethoden, die oft auch als »motivationsabhängige« Methoden bezeichnet werden, ist die Motivation zur gewissenhaften, regelmäßigen Anwendung bei jedem Verkehr nur ein Stolperstein in der Beurteilung. Es steht in den Studien auch niemand neben dem Bett der Probandin, um nachzusehen, ob die Methode wirklich angewendet wurde und ob auch nicht am Gel gespart wurde, oder gerade keines zur Hand war … Ärztinnen, Hebammen oder Beraterinnen müssen die Anpassung erlernen und die Anwenderin in die Verwendung einweisen. In einigen Fällen gibt es auch keine großen Studien, die nicht vom Hersteller selber in Auftrag gegeben wurden.

Doc Dodo's persönliche Erfahrungen

Ich habe selber jahrelange gute Verhütungserfahrung mit dem Diaphragma und der Prentiv-Portiokappe, sowohl als Anwenderin als auch als Anpasserin, zuerst in den 1990er-Jahren als Mitfrau im feministischen Frauen-Gesundheitszentrum (FFGZ Kiel e. V. – leider seit 1996 aufgelöst) und später als Ärztin. Ich habe 1991 begonnen, Diaphragmen anzupassen, ab 1995 Portiokappen, ab ca. 2007 Femcaps. Natürlich haben sich nicht alle Frauen bei mir gemeldet, die schwanger wurden. Aber alle Frauen, von denen ich weiß, dass eine Schwangerschaft ungeplant auf den Weg kam, haben bei Nachfragen angegeben, das Diaphragma oder die Portiokappe nicht immer benutzt zu haben. Insgesamt sind es nicht viele Schwangerschaften gewesen, und wenn, dann eher mit Diaphragma als mit einer Portiokappe. Bei der Femcap noch keine, was sicher auch daran liegt, dass sie in meiner Praxis selten nachgefragt wird und eher als Ausweichmethode angepasst wird, wenn ein Diaphragma aus anatomischen Gründen nicht infrage kommt, sich eine Frau nicht zutraut, eine Portiokappe exakt zu platzieren, oder eher kurze Finger hat, die das erschweren.

Selten hat eine dieser Frauen abgetrieben – im Vergleich zu den »TroPi-Schwangerschaften« (trotz Pille), die nicht so häufig ausgetragen werden. Einige Frauen gaben einen ambivalenten Kinderwunsch an. Herz gegen Kopf, Gefühl gegen Ratio oder »eigentlich wollten mein Mann und ich ja noch ein bis zwei Jahre warten …«. Die eigenverantwortliche Anwendung von Barrieremethoden bei *jedem* Geschlechtsverkehr gibt auch Raum, dass ein unbewusster Kinderwunsch zum Saboteur werden kann.

Bezüglich der Sicherheit wird für jedes Produkt die Methodensicherheit (»perfect use«) angegeben, also die Sicherheit, die bei konsequenter alleiniger Anwendung unter Beachtung aller Regeln erreichbar ist, angegeben in Schwangerschaften pro 100 Frauen pro Jahr. Darüber hinaus gibt es die Anwendersicherheit (»typical use«), das heißt, die übliche Alltagsanwendung mit gelegentlicher Vergesslichkeit bezüglich ganz korrekter Anwendung, Inkonsequenz im Rausch der Gefühle oder des Rotweins …

Barrieremethode für den Mann: das Kondom

Waren sie zu Urgroßmutters Zeiten aus Tierdärmen oder Fischblasen gefertigt und eher unsicher, sind seit der Vulkanisierung des Gummis die Kondome dünn, elastisch und sehr reißfest. Normalerweise werden sie aus Latex hergestellt, für Allergiker gibt es sie inzwischen aber auch aus Polyurethan, zum Beispiel Blausiegel sensitive oder Durex Avanti. Das Kondom wird, sobald die Erektion fest steht, am oberen Ende mit Daumen und Zeigefinger am Reservoir festgehalten und über den steifen Penis abgerollt. Wenn versehentlich ein Gummi falschherum auf die Eichel gesetzt wurde und sich nicht abrollen lässt, weil der Rollwulst nach innen zeigt, dann bitte nicht einfach umdrehen. Auch in den ersten »Freudentropfen« können schon Spermien enthalten sein, die beim Umdrehen natürlich außen auf der zum Muttermund zeigenden Seite sitzen würden. Nicht clever! Lieber ein neues Verhüterli nehmen. Nach dem Samenerguss nicht erst abwarten, bis der Penis erschlafft, denn dabei kann das Kondom abrutschen, sondern den oberen Rollrand an der Peniswurzel festhalten und das Kondom mit dem Penis zurückziehen. Für jeden neuen Verkehr wird ein neues Kondom verwendet.

Fehlerquellen

Zu später Einsatz: Erst mal ein bisschen rumspielen, eventuell sogar ein bisschen »einstippen« und das Kondom erst kurz vor dem männlichen Orgasmus dann doch noch aufsetzen. Auch weit vor dem Samenerguss treten schon kleine Mengen Spermien mit den sogenannten Freudentropfen aus dem Penis aus. Es sind nicht viele, aber es braucht auch nur ein einziges tapferes Schwimmerlein, das im Eileiter ankommt … Kondome sind nur dann sicher, wenn sie rechtzeitig zum Einsatz kommen und nicht erst mitten im Verkehr! Ganz zu schweigen davon, dass Chlamydien und Gonokokken in den Freudentropfen vor dem eigentlichen Samenerguss in der höchsten Konzentration vorkommen.

Beschädigung: Die Lümmeltütchen sind sehr dehnungselastisch, aber empfindlich gegenüber spitzen Gegenständen wie eingerissenen Fingernägeln, Nagel-Piercings, Handschmuck mit Strass-Steinchen oder Ähnlichem. Doch auch freies Herumfliegen im Kulturbeutel zusammen mit der Nagelschere und anderen spitzen Teilen führt zu Löchern, die Spermien durchlassen, und Sollbruchstellen, an denen das Kondom reißen kann. Also: Ist die

Verpackung des einzelnen Kondoms irgendwie beschädigt oder bleibt beim Abrollen das Kondom am Fingernagel oder Schmuck hängen: Weg damit und ein neues verwenden!

Öle und Fette: Latexkondome sind empfindlich gegen Öle und Fette, die die Brückenverbindungen des Latex beschädigen. Egal ob Massageöl, das als Gleitmittel zweckentfremdet wird, Schmelzwachskerzen für erotische Spiele oder fetthaltige Vaginalzäpfchen und Salben gegen Infektionen: Nach 15 Minuten sind nur noch fünf Prozent der ursprünglichen Elastizität und Reißfestigkeit übrig! Fünf Prozent! Werden Latexkondome eingeölt, sind sie innerhalb von 90 Sekunden durchlässig für Viren wie HIV. Polyurethankondome sind gegen Fette und Öle unempfindlich.

Unsachgemäße Lagerung: Vor allem direkte Sonneneinstrahlung und Hitze machen das Gummi porös. Der Kulturbeutel mit den Kondomen gehört bei der Fahrt in den Sommerurlaub daher nicht auf die Hutablage und wenn es wegen der Dringlichkeit der Kondomautomat an der Straße sein muss, dann lieber der auf der Nordfront, der nicht den ganzen Tag in der prallen Sonne hängt. Automaten auf Toiletten hängen unbesonnt, auch Tankstellen sind nach Ladenschluss eine sicherere Wahl, als sich bei Mondschein zu überlegen, von wo die Sonne am nächsten Morgen auf den Automaten sticht.

Kondome sind zur Einmalverwendung vorgesehen und werden nach Verwendung im Hausmüll entsorgt. Mehrfache Verwendung, Auswaschen, Wiederaufrollen etc. führen zu kleinsten Beschädigungen und das Risiko ist den Aufwand nicht wert.

Falsche Größe: Besonders gut gebaute Herren sprengen manchmal die Standardkondome, extra große und längere Modelle wie Okeido sind mittlerweile in fast jedem Drogerie-Discounter erhältlich. Zierlich gebaute Herren haben eher das Problem, dass ein Kondom in Normalgröße abrutschen kann, vor allem, wenn die Erektion nicht gleichbleibend fest ist. Keine Angst, sie müssen nicht nach »besonders kleinen Kondomen« fragen: Mamba heißt beispielsweise das Kondom »für den Herrn, der es gerne etwas enger möchte«. Wem das trotzdem unangenehm ist: Medintim oder Kondomeria etwa liefern Markenkondome in kleineren oder längeren Größen diskret über Internetbestellung. Über das Internet ist auch von der Firma MySize eine Belieferung in sieben (!) verschiedenen Größen möglich.

Zwei Kondome übereinander sind nicht sicherer sondern unsicherer. Das Reiben von Latex auf Latex führt dazu, dass die Kondome abrollen oder reißen.

Alkohol und Drogen: Sie vernebeln den Geist und lassen Achtsamkeit und Sorgfalt in der Anwendung gerne in den Wind schießen.

Verfügbarkeit und Sicherheit

Kondome sind in Apotheken, Drogerien, an Tankstellen und in Automaten sowie im Internethandel leicht und unkompliziert erhältlich. Es sollten möglichst nur Markenkondome mit Prüfsiegel verwendet werden. Allergikerkondome sind nicht an jeder Verkaufsstelle immer vorrätig, bei einer echten Latexallergie oder einer Allergie gegen Weichmacher ist manchmal etwas Vorausplanung vonnöten.

- Methodensicherheit: zwei Schwangerschaften pro 100 Frauenjahre
- Anwendersicherheit: acht (bis 15 bei falscher Größe etc.) pro 100 Frauenjahre, mit der Dauer und Häufigkeit der Anwendung nimmt die Sicherheit deutlich zu

Zur Anwendersicherheit: Kondome sind ein sehr sicheres Verhütungsmittel – bei nüchternen Erwachsenen, die wissen, was sie tun! Die meisten »Kondomunfälle« passieren in jungen Jahren im Zusammenhang mit Alkohol. Die jungen, oft rotohrigen Pärchen, die mir in den zehn Jahren Kliniktätigkeit meist Sonntagmorgens in der gynäkologischen Ambulanz auflauerten und leise etwas von »KondomabgerutschtPilledanach« murmelten, gaben bei direkter Nachfrage sehr häufig zu, gar kein Kondom benutzt zu haben. Meist hatte Alkohol oder Kiffen dazu beigetragen, gute Vorsätze in den Wind zu schlagen. Und mit der morgendlichen Ernüchterung kamen unentspannte Gedanken über eine mögliche Schwangerschaft … Die Idee, dass Sexualität viel schöner sein kann, wenn ich nicht halb enthemmt und halb benebelt bin, sondern meinen Partner und mich selber bewusst wahrnehme, und dass es eher uncool ist, ganze (Sonn-)Tage an einen Monsterkater zu verlieren, kommt hoffentlich noch mit dem Erwachsenwerden.

Barrieremethoden für die Frau: ein Überblick

Während in den 1970er- und 1980er-Jahren bei frauenbewegten Ladys das Diaphragma selbstverständlich in den Jutebeutel gehörte und selbstbestimmte Verhütung, aber auch das Kennenlernen des eigenen Körpers ein wichtiges Thema waren, ist es in den letzten zwei Jahrzehnten um die Barrieremethoden für Frauen ruhig geworden und sie werden in der Praxis selten nachgefragt. Wenn ich im Rahmen einer allgemeinen Verhütungsberatung Diaphragma und andere Kappen aus der Schublade hole, kommen fast immer die gleichen Argumente: »Ist mir zu umständlich«, »Will mich nicht vor jedem Mal drum kümmern« und »Ist nicht sicher«.

Zu den ersten beiden Argumenten kann ich nur sagen, dass, einmal gelernt, das Einsetzen und Entfernen in weniger als einer Minute sicher zu bewerkstelligen sind und ich es in 22 Jahren mit Barrieremethoden nicht als umständlich empfand. Aber natürlich muss die Kappe mit in den Urlaub genommen werden oder mit zum Partner, wenn man nicht zusammenlebt. Aber auch das habe ich nie als ein Problem empfunden, schließlich packt man ja auch die Zahnbürste ein, und bei zwei Lebens- und »Vergnügungsorten« kann man ganz einfach zwei Diaphragmen in der jeweiligen Nachttischschublade bzw. im Badezimmerschränkchen parken. Diaphragmen wiegen nicht viel, sie nehmen auch in einem Rucksack oder in der Handtasche nicht viel Platz in Anspruch und das dazugehörige Gel auch nicht **(Kapitel 5)**. Sich vor jedem Verkehr darum zu kümmern kann als Eigenverantwortung oder als Belastung empfunden werden, das ist Einstellungssache.

Diaphragmen können bis zu zwei Stunden vor dem Geschlechtsverkehr eingeführt werden, eine Sekunde, bevor der Penis die Blüte betritt, reicht natürlich auch. Portiokappen und Femcaps können auch deutlich früher eingesetzt werden, da sie bis zu 72 Stunden, also drei Tage, vor Ort verweilen dürfen. Wann das Diaphragma oder die Kappe eingesetzt wird, hängt von persönlichen Vorlieben und der eigenen Spontanität ab. Viele Frauen setzen das Diaphragma während des Vorspiels ein und sehen es ganz selbstverständlich als Teil ihrer Sexualität. Einige bringen ihren Partnern bei, das Einsetzen zu übernehmen. Verantwortung zu teilen kann als sehr erotisch empfunden werden. Auch das Nachtasten, ob der Muttermund abgedeckt ist, kann mit netten Erkundungen der Scheidenwände durch die Finger verbunden werden. Manche Frauen stört es sehr, das Vorspiel zum Einführen zu unterbrechen, sie schätzen die Möglichkeit, das Diaphragma in Ruhe vor dem Sex im Badezimmer einzusetzen und zu kontrollieren.

Deutschland war vor fast 100 Jahren einmal »marktführend« in Sachen weiblicher Barrieremethoden. Ein Flensburger Kollege mit niederländischen Wurzeln, Dr. Wilhelm Peter Johann Mensinga (1836–1910), entwickelte 1882 das Diaphragma. Sagte zur Zeit der Weimarer Republik, in einer Zeit, in der das Thema noch als fast unaussprechlich galt, eine Dame ihrem Gynäkologen, sie wolle »*gerne mal nach Flensburg reisen*«, bedeutete das, dass sie verhüten wollte. In den 1920er- und 1930er-Jahren gab es bis zu 50 verschiedene Portiokappenmodelle in Deutschland, die teilweise mit einem Wachsabdruck vom Muttermund individuell angefertigt wurden, wie ein Gebissabdruck beim Zahnarzt. Allerdings traute man damals den Frauen nicht zu, sich selber zu untersuchen. Daher setzte der Frauenarzt (damals gab es so gut wie keine Gynäkologinnen) die Kappe nach der Menstruation auf und entfernte sie vor der nächsten Regel wieder.

Die Mär, dass Portiokappen von einem Arzt aufgesetzt werden müssen, hält sich leider immer noch in einigen Verhütungsratgebern und Büchern über Gesundheitsthemen. Aber 1930 liegt lange zurück, seit den 1970er-Jahren setzen sich Frauen ihre Kappen selber ein. Die Liegezeit ist inzwischen auf maximal drei Tage begrenzt, danach werden sie herausgenommen und gereinigt, bevor sie neu eingesetzt werden. Daher sind auch Infektionen durch einen Sekretstau vor dem Muttermund ein Problem der Vergangenheit.

Mit dem Hitlerregime verschwanden die Diaphragmen und Kappen in Deutschland. Familienplanungszentren aus der sozialistischen Arbeiterbewegung hatten Anfang der 1930er-Jahre Frauen die damals verfügbaren Verhütungsmethoden (Kalendermethode, Diaphragma, Kappe, Kondom, Scheidenspülungen und »richtig aufpassen«) zugänglich gemacht, um Kinderzahl und wirtschaftliche Not zu begrenzen. Nach der Machtergreifung 1933 wurden sie jedoch geschlossen. In anderen europäischen Ländern, zum Beispiel in den Niederlanden, wurden ab den 1960er-Jahren Verhütungsmittel auch in staatlichem Auftrag erforscht und propagiert, was unter anderem zur Entwicklung von Diaphragma-Gelen führte. Demgegenüber sind bei uns die Barrieremethoden für die Frau ein Nischenprodukt, das eine kurze Blüte in der Frauengesundheitsbewegung der 1970er- und 1980er-Jahre hatte. Schade, dass gut verträgliche, nebenwirkungsfreie, kostengünstige und eher umweltfreundliche Methoden so wenig verbreitet sind!

Ökologisch und ökonomisch gesehen sind Barrieremethoden wunderbar. Ein Caya-Diaphragma kostet ca. 34 Euro und hält zwei Jahre, das sind 17 Euro pro Jahr, zuzüglich ca. zehn Euro für die Creme, die Sie abhängig vom Verbrauch ca. viermal pro Jahr nachkaufen müssen, also ca. 57 Euro. Die Pille kostet ca. fünf bis zwölf Euro pro Monat, also 60 bis 150 Euro pro Jahr, und mit jeder Packung entsteht Müll in Form von Kartons und Blisterverpackungen und ausgeschiedene Hormonabbauprodukte landen über den Urin im Abwasser ...

In Deutschland ist die Prentiv-Kappe seit 2005 nicht mehr im Handel, es gibt aber einen exakten Nachbau als Silikon bei der Firma Medesign. Da eine Zulassung als Verhütungsmittel ca. 40 000 Euro kostet, ist sie nur als Medizinprodukt zur Inseminationshilfe zugelassen und wird auch so vermarktet.[16] Denn es funktioniert natürlich auch umgekehrt: Kappe mit Spendersamen füllen, vorsichtig aufsetzen und 14 Tage später einen Schwangerschaftstest machen ... Die Vimule-Kappe und die Dumas-Kappe sind seit der Jahrtausendwende mangels Nachfrage ebenfalls vom Markt verschwunden. Dafür sind die Femcap aus Silikon in drei Größen und das Caya zum Angebot dazugekommen. Ein weiteres Diaphragma in Einheitsgröße (»Duet«) ist in der klinischen Entwicklung, es ist nicht bekannt, wann es auf den Markt kommt.

Pearl-Index noch mal aufgerollt

In der Einleitung **(Kapitel 1)** war bereits die Rede davon, dass es sich beim Pearl-Index lediglich um eine Rechenmethode handelt. Zudem sagt die Zahl nichts darüber aus, wie sorgfältig die Daten erhoben wurden, mit denen der Index berechnet wurde. Da mir die weiblichen Barrieremethoden sehr am Herzen liegen und ich mir wünsche, dass mehr Frauen diese einfachen, günstigen und selbstbestimmten Verhütungsmethoden für sich entdecken, gehe ich im Folgenden weit mehr ins mathematisch-statistische Detail als so mancher Leserin lieb sein wird. Wenn Sie mit wissenschaftlichen Forschungsdetails nichts am Hut haben, überspringen Sie diesen Abschnitt und merken Sie sich: Bei Barrieremethoden haben Sie die Verhütungssicherheit buchstäblich selber in der Hand. Konsequent angewendet sind Caya, Diaphragma & Co. sehr sichere Verhütungsmethoden.

16 Cervix-Adapter für Insemination der Firma Medesign, in den Größen 22 bis 31 mm.

Bereits in den 1960er-Jahren wurde in wissenschaftlichen Kreisen die simple Angabe des »Pearl-Index« verworfen und andere Formen gefunden, etwa die »life table method«, die das Alter der verhütenden Frau, ihren Wunsch nach weiteren Kindern und den Grund, eine Verhütung abzusetzen, berücksichtigt. Hinzu kommen soziokulturelle, sozioökonomische und intellektuelle Faktoren, die dazu führen, dass Barrieremethoden unterschiedlich gut und konsequent gebraucht werden. Warum greife ich diese hier wieder auf? Ich habe mich bei den Recherchen zu den Barrieremethoden immer wieder gefragt, warum die Sicherheitsangaben eine derart große Spannweite haben. Zwar wird der Wert des Pearl-Index wissenschaftlich angezweifelt, aber diverse Angaben, auch zur Gebrauchssicherheit, geistern immer noch im Internet auf Verhütungsseiten herum. Und hinter diesen Angaben stehen Ausgangsdaten, die in dieser Form nicht zusammengefasst werden können. Die ersten »Studien« über Diaphragmen waren Datensammlungen aus städtischen Ballungsräumen in den 1920er- und 1930er-Jahren. Damals suchten junge Frauen aus der Arbeiterklasse in den Familienplanungszentren Hilfe, da sie mehr Kinder, als sie schon hatten, nicht ernähren konnten. Dr. Mensinga hatte eine ganz bestimmte Zielgruppe vor Augen, als er das Diaphragma erfand: arme, unterernährte Frauen, Land- oder Fabrikarbeiterinnen, die ein Kind nach dem anderen bekamen, bis sie von der Tuberkulose dahingerafft wurden und Waisen hinterließen. Frauen in Nöten, aber gleichzeitig ein hochfruchtbares Kollektiv ohne große Schulbildung. Schwangerschaftsraten bis 23 pro 100 wurden hier mit dem Diaphragma beobachtet. Aber es war eine Zeit, in der zum einen über genitale Anatomie überwiegend verschämte Sprachlosigkeit herrschte und Verhütung und Sexualität mit Peinlichkeiten und Heimlichkeiten belegt waren. Auf der anderen Seite konnten Frauen, die unverheiratet schwanger wurden, mit einer relativ großen Sicherheit erwarten, dann auch geheiratet zu werden, das heißt, manchmal war ein »Versagen« der Methode für noch kinderlose Frauen auch mit einer gewissen sozialen Absicherung verbunden. Außerdem war ein großes Sammelsurium an »spermiziden Substanzen« auf dem Markt, von denen viele wegen unzureichender Sicherheit oder Nebenwirkungen zum Glück in der Versenkung der Geschichte verschwanden. Diese Daten können wir unter modernen wissenschaftlichen Gesichtspunkten überhaupt nicht mehr verwenden!

Völlig anders wirkt die 1974 veröffentlichte British Familiy Planning Association Study, eine wissenschaftlich sehr gründlich und mit über 17 000 Frauen über fünf Jahre durchgeführte Studie. Aber hier waren über 90 Prozent der beobachteten Frauen Engländerinnen ohne Migrationshintergrund, verheiratet und der Mittel- bis Oberschicht angehörig, gebildet und mindestens 25 Jahre alt. Als Vorbedingung mussten die Studienteilnehmerinnen schon mindestens fünf Monate mit dem Diaphragma verhütet haben. Das heißt, diese Frauen kannten das Diaphragma bereits und gingen als überzeugte Nutzerinnen und erfahrene Anwenderinnen in die Studie ein. Bei der Erhebung und Auswertung der Beobachtungen wurde das Alter berücksichtigt, die Zahl der bereits vorhandenen Kinder und auch Faktoren wie evtl. noch bestehender Kinderwunsch. In den unterschiedlichen Subgruppen, die ausgewertet wurden, lag die Anwendersicherheit zwischen 1,1 und 4,2 Schwangerschaften pro 100, der Durchschnitt betrug 2,4 pro 100 Frauenjahre.

Eine weitere Studie aus den 1970er-Jahren des Magret Sanger Research Bureau kam zu ganz ähnlichen Ergebnissen bei einer völlig anders zusammengesetzten Gruppe. In die Studie einbezogen wurden über 2000 Frauen, davon über 70 % unverheiratet, über 60 % waren jünger als 25 Jahre und nur 20 % waren über 30 Jahre alt. Alle Frauen hatten in einem der Familienplanungszentren von Magret Sanger in New York als Neulinge ein Diaphragma bekommen und waren dabei ausführlich über die Anwendung und mögliche Problemen informiert worden. Hinzu kamen Schulungen vor der Anpassung und Nachfasstermine, die Frauen mussten der Anpasserin auch demonstrieren, dass sie das Diaphragma korrekt platzieren konnten. Die Gebrauchssicherheit lag hier bei 1,9 bis 3 pro 100. Spannend ist, dass die Gebrauchssicherheit bei den Frauen zwischen dem 21. und dem 24. Lebensjahr, dem fruchtbarsten Lebensalter, mit 2 pro 100 am besten war. Die schlechteste Sicherheit hatten mit 3,0 pro 100 die Damen zwischen 30 und 34 Jahren, bei den über 35-Jährigen wurde keine einzige Schwangerschaft berichtet. Frau Professor Ingrid Gerhard hat in den 1990er-Jahren Doktorandinnen der Universität Heidelberg beauftragt, die Sicherheit von Portiokappen (Prentiv) zu überprüfen, und kam bei gut instruierten Frauen, die ihre Kappe bei *jedem* Verkehr nutzten, auf eine Anwendersicherheit von 1,3 pro 100 Frauenjahre.

Ich könnte jetzt noch viele weitere Studien zitieren oder mich lange darüber auslassen, wie wichtig es ist, ins Detail zu gehen, welche Daten wie erhoben und ausgewertet wurden, damit die Resultate von Studien korrekt eingeordnet werden können. Was ich mit diesem Exkurs zeigen wollte, ist, dass sich keine

Frau verschreckt vom Diaphragma abwenden sollte, wenn Sie im Internet mehrfach die Angabe findet »Pearl-Index 1 bis 20«! Wenn frau weiß, was sie tut und das Ding passt, sind Barrieremethoden für die Frau viel sicherer, als oft angegeben und viele denken!

Für wen kommen Barrieremethoden nicht infrage?

Es gibt nur wenige Gründe für eine Frau, nicht mit einer Barrieremethode zu verhüten, dazu zählen (außer Femidom):

- Innerhalb der ersten sechs Wochen nach einer Geburt: Durch die Rückbildungsvorgänge können sich die anatomischen Verhältnisse stark ändern und die Barrieren können verrutschen
- Akute Infektionen der Genitalorgane
- Ausgeprägte Senkung der Gebärmutter oder Scheide nach mehreren Geburten: Diaphragma, Caya, Femcap oder Lea sitzen dann nicht zuverlässig gut, eine Prentiv-Kappe kann unter Umständen aber gut sitzen; für Frauen mit einer *leichten* Senkung gibt es das »Diaphragma Silikon spezial«, eine Abwandlung des Milex mit stärkerer Federspannung
- Sehr flacher Muttermund, zum Beispiel nach mehrfacher Konisation: Der Halt aller weiblichen Barrieremittel hängt von der Form des Muttermunds ab
- Frauen, die sich aus psychischen oder soziokulturellen Gründen im Genitalbereich nicht anfassen mögen oder können

Viele Paare, die mit Barrieremethoden verhüten, wechseln in der Anwendung von Kondom und weiblichen Barrieren, frei nach dem Motto: »Mal du Gummi, mal ich Gummi!« Sei es, dass auf dem Campingplatz kein Kühlschrank für die Zitronensäurecreme (Kapitel 5) vorhanden ist oder die sanitären Anlagen nicht zum Auswaschen der Femcap einladen, sei es, dass Verantwortung sehr bewusst aufgeteilt werden soll.

Etliche Frauen kombinieren auch die eine oder andere Barrieremethode mit Zeitwahlmethoden. Wenn sie für den jeweiligen Monat ganz sicher sind, dass der Eisprung stattgefunden hat, das heißt, die sicherste Zeit begonnen hat, lassen sie das Diaphragma oder die Portiokappe weg. In hektischen Monaten aber, in denen keine Zeit für regelmäßige Messungen ist, sie zu unregelmäßigen Zeiten aufstehen und die Aufmerksamkeit für die Vorgänge des eigenen Körpers eher fehlt, verwenden sie Kondome oder die Femcap dann den ganzen Monat über.

Bezüglich der Sicherheit dieser Kombination gibt es keine wissenschaftlichen Untersuchungen. Je genauer und disziplinierter beide Verfahren angewendet werden, desto sicherer ist die Kombination natürlich, und die Lebensrealität vieler Frauen zeigt, dass so Verhütung sehr gut über Jahre funktioniert. Pi-mal-Daumen am Kalender anpeilen, wann denn wohl der Eisprung wäre, und auf gut Glück in der zweiten Zyklushälfte das Diaphragma nicht einsetzen, kann zu Überraschungen mit kleinen Füßen daran führen und ist eine Erweiterung des »vatikanischen Roulettes« (»Knaus-Ungenau«, **Kapitel 6**).

Wenn Sie zeitweilig auf Barrieren verzichten, dann bitte nur nach sorgfältiger Anwendung der NFP-Regeln – außer ein Kind wäre doch nicht ganz unwillkommen. Wenn Sie sich bewusst sind, dass nur teilgenaue Anwendung von Verhütung zum »child spacing« führt, das heißt, dass der Abstand zwischen den Kindern größer wird, trotzdem aber welche kommen (dürfen), ist das eine völlig legitime Entscheidung.

Individuell: Barrieremethoden in verschiedenen Größen

Diaphragma

Das Diaphragma ist eine Silikonkuppel mit einem silikonumschlossenen Metallfederring darum herum. Die Feder spannt sich nach dem Einsetzen in der Scheide auf und hält das Diaphragma auch bei wildem Sex an der richtigen Stelle fest. Es sitzt mit einem knapp fingerbreiten Spiel hinter dem Venusknochen (Symphyse) und beschreibt dann einen Bogen an den seitlichen Scheidenwänden bis hinter den Muttermund. Ein gut sitzendes Diaphragma ist für die Anwenderin absolut nicht zu spüren. Da es hinter der Symphyse »verschwindet«, bemerkt es in den meisten Fällen auch der Partner nicht.

Ein Diaphragma wird immer mit spermienhemmender Creme oder Gel **(Kapitel 5)** verwendet, da es den Muttermund nicht hundertprozentig abdichtet. Das Funktionsprinzip des Diaphragmas ist es, den Muttermund in spermienhemmendem Gel zu »baden« und das Gel an Ort und Stelle zu halten. Es sind Größen zwischen 60 und 95 mm Durchmesser im Handel, darunter auch Spezialmodelle mit stärkerer Federspannung für Frauen mit weichem Beckenboden nach Geburten.

Ein Diaphragma wird vor dem Verkehr mit Gel befüllt und maximal zwei Stunden bis minimal eine Sekunde vor dem Verkehr über dem Muttermund platziert. Nach dem Samenerguss können Samenzellen maximal sechs Stunden im sauren Scheidenmilieu überleben. Gibt man zwei Stunden Sicherheitszuschlag dazu, muss das Diaphragma mindestens acht Stunden nach Verkehr an Ort und Stelle bleiben, bis Sie es entfernen können. Längere Liegezeiten bis 24 Stunden sind kein Problem, es spricht also nichts dagegen, lange auszuschlafen oder nach einer sehr kurzen Nacht ins Büro oder zur Uni zu flitzen und das Diaphragma erst am Abend wieder zu entfernen.

Nach Entfernung waschen Sie es gut mit milder Flüssigseife und viel warmem Wasser ab, trocknen es und verwenden es bei Bedarf wieder. Auch wenn die Hersteller eine Nutzungsdauer von einem bis zwei Jahren angeben, so ist die Lebensdauer der Diaphragmen je nach Häufigkeit der Nutzung vielfach deutlich länger.

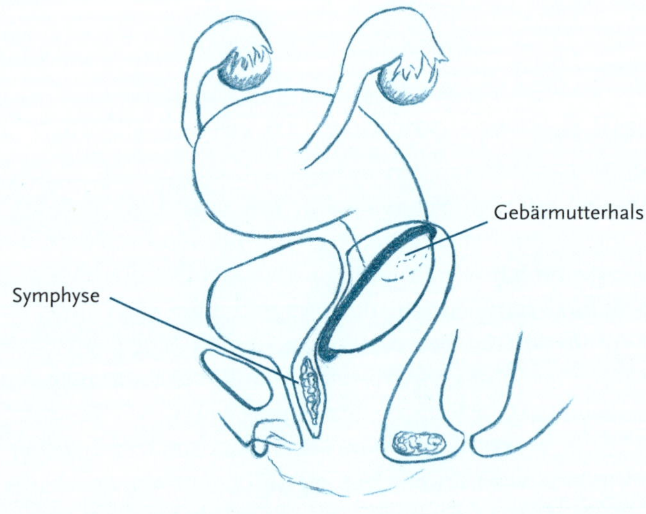

Abb. 22: Platzierung des Diaphragmas: Das Diaphragma spannt sich im Scheidengewölbe auf und findet mit dem vorderen Rand seinen Platz in der Nische hinter dem Venusknochen (Symphyse). Bei der Anpassung ist es wichtig, dass der vordere Rand einen Finger breit »Spiel« hinter der Symphyse hat, da es sonst bei längerem Liegen drückt.

Bevor Sie das Diaphragma einsetzen, füllen Sie es mit etwa einem Teelöffel spermienhemmender Creme, zum Beispiel Contragel grün. Dann mit Daumen und Zeigefinger außen fassen und längs zusammendrücken. Nun die Venuslippen mit der anderen Hand spreizen und das Diaphragma bogenförmig vom Scheideneingang in Richtung unteres Kreuzbein bzw. oberes Ende der Porinne nach hinten oben schieben. Ist es ganz in der Vagina verschwunden, den vorderen Rand mit dem Zeigefinger so weit wie möglich in die Nische hinter der Symphyse hochschieben. Mit dem Zeigefinger kurz nachtasten, ob der Muttermund, der sich wie eine Nasenspitze mit Grübchen anfühlt, von der Membran gut bedeckt unter dem Dom liegt und nicht hinter oder neben dem äußeren Rand des Diaphragmas hervorlugt – fertig! Jede Frau, für die aus anatomischen Gründen ein Diaphragma infrage kommt, kann das innerhalb von 20 Minuten lernen!

Zum Herausnehmen mit dem Zeigefinger hinter der Symphyse etwas seitlich des vorderen Randes zwischen vorderer Scheidenwand und Diaphragma eingehen. Mit einer drehenden Bewegung der Hand den Finger in die Innenfläche des Diaphragmas gleiten lassen und es herausziehen. Es ist auch möglich, gerade hinter den vorderen Rand zu haken, von der Außenseite der Kuppel bzw. Hinterseite der Vagina kommend. Ich fand das Herausdrehen immer einfacher.

Fehlerquellen

Falsche Größe: Das größte Diaphragma, das passt und nicht drückt bzw. auch nach mehreren Stunden tragen nicht zu spüren ist, ist das richtige – so lautet die Faustregel. Ein zu großes Diaphragma drückt unter anderem auf die Harnröhre und wird dann im Zweifel nicht verwendet, ein zu kleines schlackert beim Verkehr hin und her und das Gel tritt aus. Ist es viel zu klein, bleibt es nicht an seinem Platz hinter der Symphyse und der Penis kann zwischen Diaphragma und Muttermund eindringen, genau dort, wo er nicht hin soll. Gelegentlich gibt es auch Frauen, die aus anatomischen Gründen kein Diaphragma tragen können. Gehören Sie in diese Kategorie, sollten Sie, egal wie gerne Sie ein Diaphragma möchten, sich ein anderes Verhütungsmittel empfehlen lassen. Wenn jede Größe hin und her rutscht, geht es nicht. Auch wenn der Venusknochenbogen (Schambogenwinkel) zu weit ist, bleibt ein Diaphragma nicht an Ort und Stelle. Um das zu überprüfen, werden Sie bei der Anpassung vermutlich gebeten, mit eingesetztem Diaphragma und weit gespreizten

Beinen kräftig zu pressen. Kommt das Diaphragma dann nach vorne, ist eine Portiokappe oder eine Femcap geeignet, nicht aber ein Diaphragma. Zum Trost: Ein flacher Venusknochenbogen beschert Frauen, die Kinder möchten, eine leichte Endphase bei der Geburt, denn die Lütten (so bezeichnet man in Norddeutschland den Nachwuchs) müssen nicht so stark um die Kurve herum.

Lassen Sie die Größe in folgenden Fällen überprüfen:

- Wenn Sie mehr als 5 kg zu- oder abgenommen haben
- Nach jeder Schwangerschaft, egal ob sie zu einer Geburt, einer Fehlgeburt oder einer Abtreibung geführt hat
- Nach jeder Operation im gynäkologischen Bereich

Falsches Einsetzen: Nach dem Einführen immer, wirklich immer, nachtasten, ob der Muttermund bedeckt ist. Gelegentlich legt sich das Diaphragma quer vor den Muttermund, vor allem, wenn Sie es zu steil nach vorne Richtung Bauchnabel geschoben haben. Da es dann zumeist in die seitlichen Vaginalwände drückt, spüren viele Frauen eine Fehleinlage gleich. Aber: Sicherheit durch Sorgfalt! Das Nachtasten nach dem Einsetzen muss sein.

Verwendung ohne Gel: Ups, das Gel ist alle, na geht vielleicht auch ohne … Nein, geht nicht! Ohne Gel liegt die Schwangerschaftsrate bei 20 Prozent!

Verschlissenes Diaphragma: Auch wenn die modernen Silikondiaphragmen haltbarer sind, regelmäßige Kontrolle gegen eine Lichtquelle beim Reinigen ist wichtig. So sehen Sie gleich, ob der Übergang von der Spannfeder zum Dom dünner wird.

Verfügbarkeit und Sicherheit

Diaphragmen und die dazugehörigen Gele sind über Apotheken erhältlich und können unkompliziert bestellt werden, vorausgesetzt, Sie wissen Ihre Größe. Im Internet sind zum Beispiel die Firmen Medesign und Medintim gute Medizinproduktehändler für hormonfreien Verhütungsbedarf. Aktuell ist in Deutschland nur noch das Milex wide seal Silikondiaphragma in den Größen 60 bis 95 mm im Handel sowie das Silikon Spezial mit stärkerer Federspannung. Das Ortho-Diaphragma aus Latex, das es in den Größen 55 bis 95 mm gab, ist seit 2010 nicht mehr in Europa erhältlich. Aber silikonbasierte Diaphragmen sind unempfindlich gegenüber Ölen und Fetten, sie halten extreme Temperaturschwankungen aus und sind frei von Weichmachern, die Allergien auslösen können. Daher ist diese Entwicklung positiv zu sehen. Außerdem können Sie ein Silikon-Diaphragma auskochen oder sterilisieren (lassen), sodass Sie sich nach Infektionen kein neues zu kaufen brauchen.

Die Größen sind exakt gleich, wer noch ein altes Ortho-Diaphragma hat und es ersetzen möchte, braucht nur ein Milex in gleicher Größe zu ordern. Ein Diaphragma kostet 45 bis 50 Euro und das Gel dazu acht bis zehn Euro, es muss je nach Häufigkeit der Anwendung alle zwei bis drei Monate nachgekauft werden.

Leider gibt es nicht überall Gynäkologinnen, die Lust und Zeit haben, die richtige Größe durch Einsetzen mehrerer Modelle sicher zu ermitteln und danach auch noch mit den Frauen das Einsetzen, Nachtasten und Entfernen zu üben, was in der Regel 30 Minuten dauert. Obwohl eine Beratung zur Verhütung in Deutschland eine Leistung der gesetzlichen Krankenkassen ist, ist das Verhütungsmittel selber und das Einsetzen bzw. das Anwendungstraining Privatsache der Frau. Das müssen Sie als sogenannte IGeL (individuelle Gesundheitsleistung) wie eine Spiraleneinlage selber bezahlen. Üblich sind 50 bis 100 Euro. In manchen Städten sind die Pro-Familia-Beratungsstellen mit Ärztinnen besetzt, die Barrieremethoden anpassen.

Eine weitere gute Anlaufstelle sind die feministischen Frauengesundheitszentren, die es leider nicht mehr in vielen Städten in Deutschland gibt. In den 1980er- und 1990er-Jahren wurden viele Diaphragmen in den Frauenselbsthilfegruppen der FFGZ angepasst. Im Berliner FFGZ kosten die Beratung und Anpassung derzeit inklusive Diaphragma und Gel 130 Euro, in anderen FFGZ kostet die Anpassung ohne Diaphragma zurzeit ca. 75 Euro. Da in vielen FFGZ die Grundregel gilt, dass nur Frauen, die selber mindestens ein Jahr mit Diaphragma verhütet haben, die Beratung übernehmen, ist das Training dort sehr praxisnah.

- Methodensicherheit: ca. zwei Schwangerschaften pro 100 Frauenjahre, Frauen, die bereits geboren haben, haben eine etwas höhere Schwangerschaftsrate. Wie eingangs erwähnt, zeigte sich im Rahmen von Doktorarbeiten ein Pearl-Index von 1,3 Schwangerschaften pro 100 Frauenjahre bei konsequentem, methodenkonformem Gebrauch, das entspricht der Sicherheit einer Multiload-Spirale!
- Anwendersicherheit: zwischen zwei und sechs bis acht Schwangerschaften pro 100 Frauenjahre, je nach Anwenderinnengruppe

Einschränkungen

Für das Diaphragma existieren verschiedene Warnungen, die wissenschaftlich nie überprüft wurden, sodass niemand wirklich weiß, ob dadurch die Schwangerschaftsrate steigt. Diese unklaren Sicherheitseinschränkungen lauten:

- Kein Mehrfachverkehr mit Diaphragma – bei erneutem Verkehr Kondom verwenden. Das Argument ist, dass die spermienhemmende Wirkung des Gels bei mehreren Samenergüssen nicht ausreicht. Ob das wirklich so ist? Manche Frauen füllen einfach die Scheide vor dem nächsten Verkehr mit spermienhemmendem Gel auf, aber auch dafür gibt es keine Nachweise, dass es sicher ist.[17] Auf keinen Fall sollten Sie das Diaphragma vor Ablauf der acht Stunden nach Samenerguss entfernen und neu mit Gel befüllen. Sitzen noch lebende Spermien im hinteren Scheidengewölbe, ist das *die* Chance für die kleinen Schwimmer …
- Nicht mit dem Diaphragma innerhalb der ersten sechs Stunden nach Verkehr baden gehen. Beim Schwimmen dringt immer ein wenig Wasser in die Scheide ein. Da nicht bekannt ist, ob dies das Gel verdünnt, wird davon abgeraten – also eher nichts für Wasserratten. Duschen ist natürlich unproblematisch.

Femcap

Die Femcap hat die Form einer Matrosenmütze mit einem Quersteg über dem Dom, der als Rückholhilfe dient. Zwar wird sie oft zu den Portiokappen gezählt, eigentlich ist sie aber ein Zwischending zwischen Diaphragma und klassischer Portiokappe. Sie umschließt den Muttermund und hält sich mit dem Außenrand an den Vaginalwänden fest, da die Vagina durch die Muskulatur des Beckenbodens im hinteren Bereich weiter ist als vorne am Eingang. Meistens saugt sie sich auch am Muttermund fest, aber das ist nicht das Hauptprinzip, auch wenn Frauen gelegentlich von einem schmatzenden Geräusch beim Entfernen, wenn das Vakuum bricht, berichten. Die Femcap wird wie das Diaphragma immer mit einem spermienhemmenden Gel verwendet und ist ebenfalls aus hypoallergenem Silikon, wiederverwendbar und desinfizier-

17 Für das Caya wurde die Anwendung so getestet und gilt als akzeptabel und nicht die Sicherheit einschränkend, es wird wohl auch für das klassische Diaphragma so funktionieren.

bar. Es gibt drei Größen, die theoretisch ohne Anpassung je nach geburtshilflicher Vorgeschichte angewendet werden können, dazu später mehr.

Zu den Vorteilen einer Femcap gegenüber dem Diaphragma gehören die deutlich längere Verweildauer vor dem Muttermund von insgesamt 48 Stunden und der festere Sitz, da sie sich mit dem Rand im hinteren Scheidengewölbe hält. Sie ist flexibler in der zeitlichen Anwendung, das heißt, eine Verweildauer von bis zu 40 Stunden vor dem Verkehr ist kein Problem. Auch Mehrfachverkehr ist möglich, vorausgesetzt das letzte Mal findet mindestens acht Stunden vor Ende der maximalen Liegedauer von 48 Stunden statt. Bis vor zwei Jahren war die Zulassung für 72 Stunden gegeben, also für eine Liegedauer von drei Tagen, warum diese verkürzt wurde, habe ich nicht herausgefunden.

Manche Frauen haben bei Benutzung des Diaphragmas das Gefühl, dass es auf die Harnröhre drückt (dann ist es wahrscheinlich eine Nummer zu groß!) oder dass es ihre Empfindungen an der vorderen Scheidenwand mindert, da diese vom Diaphragma bedeckt wird. Das Harnröhrenschwellgewebe (G-Fläche) gehört mit zu den weit um die Scheide herumreichenden, unter der Vaginalhaut liegenden Klitorisschenkeln. Die Empfindsamkeit von Frauen ist dort sehr unterschiedlich. Manche reagieren dort fast empfindlicher auf Stimulation als an der Klitorisperle, dann ist es ärgerlich, wenn ein Großteil dieses Gewebes vom Diaphragma zugedeckt wird. Da die Femcap höher in der Scheide sitzt, bedeckt sie das Gebiet des Harnröhrenschwellkörpers im Gegensatz zum Diaphragma nicht.

Ein weiterer Vorteil gegenüber dem Diaphragma ist, dass bei Gewichtsschwankungen die Größe nicht neu angepasst werden muss, nur nach Geburten und gynäkologischen Operationen inklusive Fehlgeburtscurettagen. Der Vorteil gegenüber den klassischen Portiokappen ist die deutlich einfachere Anpassung und Handhabung. Die Rückholschlaufe ist für die problemlose Entfernung ein deutlicher Pluspunkt, allerdings spüren manche Männer die Schlaufe. Einige Männer stört das, andere empfinden dies als leichte Extrastimulation der Eichel.

Es gibt drei Größen, die laut Angaben des Herstellers nicht nach dem Tastbefund, sondern nach der Vorgeschichte der Nutzerin zugeordnet werden:

- 22 mm für Frauen, die noch nie schwanger waren
- 26 mm für Frauen, die schwanger waren, aber einen Abgang, eine Abtreibung oder einen Kaiserschnitt hatten
- 30 mm für Frauen, die mindestens eine normale Geburt hatten

Allerdings nimmt diese Einteilung keinerlei Rücksicht auf anatomische individuelle Besonderheiten oder Normvarianten. Es gibt Frauen, die nie schwanger waren, aber einen, wie es im medizinischen Sprachgebrauch heißt, »klobigen« Muttermund haben. Es gibt schließlich auch Menschen mit einer klobigen Kartoffelnase und solche mit einem zierlichen Riechorgan. Ich sage meinen Patientinnen bei Besonderheiten immer: »Besser sie haben eine krumme oder knubbelige Gebärmutter als fiese Segelohren oder einen riesen Riechzinken. Den Muttermund sieht schließlich nur Ihre Gynäkologin und nicht jeder Kollege auf der Arbeit oder die Mitschüler.« Menschen sind eben nicht alle als Standardeinheitsmodell gebaut.

Es gibt Frauen mit einer extrem guten Rückbildung nach Geburten, die auch nach dem zweiten vaginal geborenen Kind einen sehr zierlichen Muttermund haben. Sie kommen mit Größe 22 gut hin, während die größeren Modelle drücken. Wenn irgend möglich, sollte die Größe des Muttermundes per Tastuntersuchung vorher bestimmt werden. Idealerweise passt die Frauenärztin oder eine Hebamme die Femcap an bzw. setzt die der Größe des Muttermundes am ehesten entsprechende Kappe ein und überprüft den Sitz.

Vor dem Einführen der Femcap sollten Sie durch Tasten feststellen, wo genau der Muttermund liegt, da er sich je nach Füllung des Darms etwas verschieben kann. Das hilft, die richtige Richtung zum Aufschieben auf den Muttermund zu treffen. Idealerweise entleeren Sie vorher Blase und Darm. Die Kappe wird innen mit einem Klacks Gel versehen (ca. ½ Teelöffel – nicht randvoll), dann wird die Vertiefung zwischen der Kuppe und dem Rand, also die Rückseite der Kappe, ebenfalls mit Gel aufgefüllt, dies gilt als »Falle« für die Spermien. Nicht die Außenseite, an der Sie die Kappe fassen, eincremen, sondern nur innen, in die »Tasse« und in den »Graben« das Gel geben. Landet auf der Außenseite zu viel davon, wird sie rutschig und schlechter zu platzieren. Dann die Kappe zusammenfalten und mit dem hohen Rand nach hinten einführen.[18]

Ist die Kappe in der Vagina, ist es hilfreich, den vorderen Rand etwas stärker anzuschieben, sodass die Femcap leicht mit der Öffnung Richtung Muttermund kippt. So verhindern Sie, dass sie sich an der vorderen Scheiden-

18 Unter www.medintim.de gibt es ein knapp achtminütiges Video zum korrekten Einführen.

wand festsaugt und vor der Portio zu liegen kommt. Nach dem Ankippen einfach weiter in die Scheide hochschieben, bis der vordere (kurze) Rand gegen den Muttermund stößt. Dann die Kappe über die Portio stülpen. Danach noch einmal nachtasten, ob der Muttermund wirklich bedeckt ist.

Nach dem Geschlechtsverkehr gilt das Gleiche wie für das Diaphragma: Da es ca. sechs Stunden dauert, bis Spermien im sauren Vaginalmilieu absterben, wird die Kappe für acht Stunden (sechs nach Angabe des Herstellers) nach dem Geschlechtsverkehr an Ort und Stelle belassen. Wird Mehrfachverkehr gewünscht, wird in der Literatur teilweise empfohlen, mittels eines Applikators Gel in die Scheide nachzulegen. Viele Patientinnen verzichten darauf, da in der Cap ja schon welches vorhanden ist.

Fehlerquellen

Eile beim Einsetzen und schlampig den Muttermund nicht nachtasten fallen unter groben Leichtsinn. Auch die Verwendung ohne Gel ist nicht sicher. Fehlt Gel oder ist es abgelaufen, lieber ein Kondom verwenden. Rutscht die Femcap beim Verkehr ab, haben Sie entweder die falsche Größe oder sind anatomisch so gebaut, dass die Verwendung problematisch wird, etwa bei einer flachen Portio nach Konisation. Rutscht die Kappe mehrfach ab, sollten Sie eine Fachfrau zu Rate ziehen. Wird ein Verrutschen der Kappe erst festgestellt, nachdem Ihr Partner einen Samenerguß in Ihnen hatte, denken Sie bitte an die Möglichkeiten der Nachverhütung **(Kapitel 10)**.

Verfügbarkeit und Sicherheit

Eine Femcap kostet etwa 65 Euro und hält ca. drei Jahre, dazu kommt das Gel. Femcaps können über Apotheken bestellt werden oder im Internet unter www.medintim.de.

- Methodensicherheit: zwei Schwangerschaften pro 100 Frauenjahre (laut Angabe des Herstellers). Die Zahlen der Hersteller werden allerdings wissenschaftlich sehr kritisch gesehen, da zum einen zahlenmäßig kleine Gruppen von Frauen die Femcap testeten und zum anderen in einer Zulassungsstudie für die amerikanische FDA den Probandinnen die Pille danach zur Verfügung gestellt wurde, wenn die Kappe während der Testphase beim Verkehr verrutscht war. Generell wird der Femcap in der US-amerikanischen Literatur eher eine Methodensicherheit von vier bis sechs pro 100 Frauenjahre zugeschrieben.

Frauen, die bereits geboren haben, haben eine etwas höhere Schwangerschaftsrate.

- Anwendersicherheit: 8,7 Schwangerschaften pro 100 Frauenjahre laut Hersteller, laut Cervical Barrier Advancement Society sind es 13,5 und in einigen Studien belief sich die Sicherheit nur auf 22 Schwangerschaften pro 100 Frauenjahre. Allerdings schlossen diese Studien auch Frauen ein, die die Kappe öfter mal »vergaßen«, sie ohne Gel verwendeten oder bei denen die Größe nie von medizinischem Fachpersonal (Ärztin, Hebamme, Krankenschwester) überprüft worden war (siehe Seite 121).

Fazit: Die wissenschaftliche Datenlage lässt zu wünschen übrig. Aus der Erfahrung heraus lässt sich sagen, dass die Sicherheit ähnlich wie beim Diaphragma ist und die Femcap bei konsequentem Gebrauch mit der passenden Größe an allen potenziell fruchtbaren Tagen eine sehr, sehr gute Sicherheit bietet. Ich passe in meiner Praxis seit 2007 Femcaps an, allerdings fragen die Patientinnen selten selbst danach. Eher bekommen es diejenigen als Alternative angeboten, die ein Diaphragma wollten, dieses aber wegen eines weiten Venusbogenwinkels nicht an Ort und Stelle halten können. Bislang habe ich noch keine unfreiwillige Schwangerschaft mit Femcap rückgemeldet bekommen – das schrieb ich bei der ersten Version dieses Kapitels. Und kurz vor der Drucklegung kam dann doch die erste Patientin trotz Femcap schwanger in der Praxis an. Die junge Dame hatte allerdings nach Absetzen einer östrogenfreien Pille einen völlig unregelmäßigen Zyklus und hatte die Femcap ein paar Tage nicht benutzt, weil sie dachte, das Ziehen in ihrem Unterbauch und leichte Schmierblutungen seien eine beginnende Periode. Es war aber wohl leider der Mittelschmerz, der einen Eisprung ankündigte und die dazugehörige Ovulationsblutung war nach drei Tagen vorbei … Also eine Schwangerschaft »mit ohne« Femcap.

Kurz darauf setzte ich eine »Spirale danach« bei einer jungen Frau ein. Sie hatte leider erst beim Entfernen ihrer Femcap gemerkt, dass sich die Kappe um 180 Grad gedreht hatte … Grinsend gab sie zu, dass dieses Malheur nach der Feier ihres 30. Geburtstages passiert war. Wie sang Annett Louisan so schön? »Das alles wäre nie passiert ohne Prosecco …«

Portiokappe

Klassische Portiokappen werden seit den 1920er-Jahren in verschiedenen Formen angeboten. Modelle wie die flache Dumas-Kappe aus Hartplastik, die gelegentlich zu Schürfstellen an der Vagina führten, wurden mehr und mehr durch elastische Latexkappen ersetzt. Ein großer Mythos über die Portiokappen stammt aus dieser Zeit und hält sich bis heute: Demnach muss angeblich ein Arzt die Kappe nach der Mens einsetzen und vor der nächsten Regel wieder entfernen. So wurde es vor dem Zweiten Weltkrieg meistens praktiziert und die lange Liegedauer führte häufig zu Sekretstau und Infektionen. Die vielen Besuche beim Arzt oder bei der Hebamme waren eine Belastung für viele Frauen, aber gang und gäbe in einer Zeit, in der Frauen nicht zugetraut wurde, über den eigenen Körper Bescheid zu wissen. Mit der feministischen Frauengesundheitsbewegung der 1960er- und 1970er-Jahre in den USA und in England fanden Portiokappen zunehmend Anwendung, vor allem die Kappen Prentiv und Vimule. Frauen setzten sie nach Belieben selber ein und ließen sie bis 72 Stunden (also drei Tage) am Muttermund liegen.

Moderne Portiokappen saugen sich an der Portio fest, sie werden durch Vakuum gehalten und kommen mit einem winzig kleinen Klecks spermienhemmendem Gel aus. Da das Vakuum abdichtet, sind Sicherheitsbedenken wie Schwimmen gehen, Mehrfachverkehr etc., die beim Diaphragma bestehen, nicht gegeben. Sie werden weit oben in der Vagina direkt auf dem Muttermund platziert, daher können sie auch nicht auf die Harnröhre oder den G-Punkt drücken bzw. diesen bedecken. Bei Gewichtsschwankungen muss die Größe nicht neu angepasst werden, nur nach Geburten und gynäkologischen Operationen inklusive Fehlgeburtscurettagen.

Ich habe lange überlegt, ob ich die Portiokappen überhaupt erwähne, da sie fast »ausgestorben« sind. Eigentlich eine Schande! Zumal ich jahrelang selber mit meiner 25er Prentiv sehr glücklich verhütet habe. Ich finde, sie gehören dazu, ich passe sie immer noch an und habe jetzt fünf Jahre beste Erfahrungen mit dem Silikon-Prentiv-Nachbau bei meinen Patientinnen. Außerdem sucht die eine oder andere Frau immer noch händeringend nach Ersatz bei irgendwelchen Apotheken. Portiokappen erfordern eine sehr sorgfältige Anpassung und gute Instruktion der Frauen, das ist meist etwas zeitaufwendiger als beim Diaphragma. Gelegentlich kommen auch Frauen zu mir mit dem expliziten Wunsch nach einer Portiokappe und ihr unebener Muttermund oder kurze Finger führen dann doch zur Femcap oder zum Diaphragma. Aber jede Erweiterung des Verhütungsangebotes hilft der einen oder anderen Frau, genau die Methode zu finden, mit der sie zufrieden ist.

Verfügbarkeit und Sicherheit

Leider sind die Portiokappen seit 2005 aus Mangel an Nachfrage sukzessive vom europäischen Markt verschwunden. Aktuell ist nur noch ein identischer Nachbau der Prentiv-Kappe aus Silikon bei der Firma Medesign erhältlich, die aber nicht als Verhütungsmittel zugelassen ist. Sie sind unter Insemination als »Cervix-Adapter« dort im Internet zu finden. So eine Kappe kostet ca. 24 Euro und hält ca. drei Jahre, dazu kommt das Gel.

- Methodensicherheit: je nach Studie zwischen 1,3 bis zwei Schwangerschaften pro 100 Frauenjahre
- Anwendersicherheit: vier bis acht Schwangerschaften pro 100 Frauenjahre bei Frauen, die noch nie geboren haben, und acht bis 22 bei Frauen, die bereits Kinder haben (hier wurden allerdings Studien zusammengefasst mit Frauen, die definitiv nicht schwanger werden wollten [avoiders], und Frauen, die später Kinder wollten [delayers], womit wir wieder bei der Motivation sind)

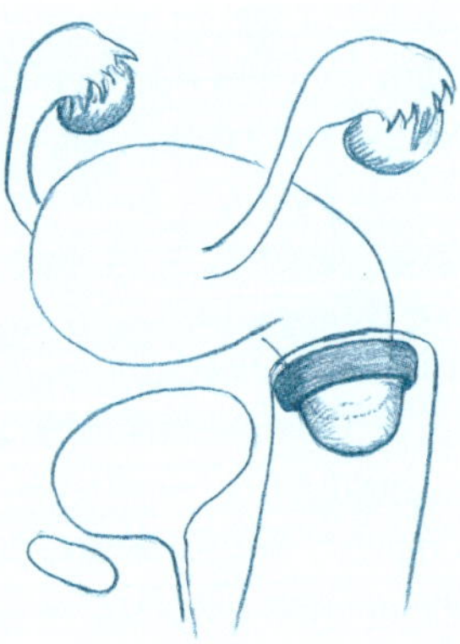

Abb. 22: Platzierung der Portiokappe: Sie sitzt im Vergleich zum Diaphragma viel höher in der Vagina, kann daher bei empfindlichen Frauen nicht auf die Harnröhre oder den Harnröhrenschwellkörper drücken. Da sie höher sitzt, ist sie aber auch nicht so einfach zu platzieren und zu entfernen. Kurze Finger können von Nachteil sein.

One for all: Barrieremethoden in Einheitsgröße

Caya

Dies ist eine Weiterentwicklung des klassischen Diaphragmas von Mensinga, bei der die Form der Springfeder und des Doms leicht verändert wurden. Das Caya besteht aus Silikon, die Feder aus einem Polymer. In den USA unter dem Namen SILCS entwickelt, ist es seit 2013 in Deutschland auf den Markt. Die Anwendung entspricht komplett dem guten alten Diaphragma in Hinsicht auf Gel, Anwendungszeiten etc. – mit dem Unterschied, dass keine Anpassung erforderlich ist, da es für *fast* alle Frauen passt. Genauer gesagt für alle Frauen, die ein normales Diaphragma mit einer Größe zwischen 65 und 85 mm brauchen, aber die größeren und kleineren Modelle benötigen ohnehin nur sehr, sehr wenige Frauen. Da die Feder vorne abgeflacht ist, kann es auch nicht auf die Harnröhre drücken, wenn die Scheide eher eng ist. Da die Feder in einer S-förmigen Form schwingt und nicht flach als 2-dimensionaler Kreis liegt, daher kann es auch nicht abrutschen und den Penis zum Muttermund lassen, wenn die Vagina eher groß ist. Diese Änderungen im Design gegenüber dem klassischen Diaphragma ermöglicht die Einheitsgröße für fast alle Frauen.

Das Caya wurde in Anwendungsstudien mit dem konventionellen Diaphragma verglichen – wissenschaftlich sorgfältiger und mit deutlich mehr Probandinnen als bei der Femcap – und erreichte eine vergleichbare Sicherheit wie das konventionelle Diaphragma. Das Ziel der Entwicklung von Caya war, Frauen von einer Anpassung unabhängig zu machen. Die meisten Frauen kommen mit einer kurzen Einweisung auch gut klar, allerdings ist das Caya für ca. fünf Prozent der Frauen aus anatomischen Gründen nicht geeignet. Frauen sind auch innen nicht alle gleich gebaut, einige haben einen sehr weiten Schambogenwinkel oder nach Operationen wie einer Konisation einen im Scheidenniveau abgeflachten Muttermund. Dann verrutscht das Caya möglicherweise beim Verkehr oder es kann erst gar nicht korrekt platziert werden.

Langzeitbeobachtungen über das Caya werden zeigen müssen, wie es sich in der Praxis bewährt. Eine Untersuchung ergab allerdings, dass nur 80 Prozent der Frauen ohne eine Einweisung durch Fachfrauen beim ersten Einsetzen das Caya an den richtigen Ort beförderten, während dies Frauen, die ein Training unter Anleitung einer Fachfrau hatten, zu 98 Prozent gelang. Mit mehr Übung gelang es aber fast allen nach einigen »Anläufen«. Wir empfehlen ohnehin, bei allen Barrieremethoden in den ersten zwei bis vier Wochen parallel ein Kondom zu verwenden, bis das Einsetzen richtig gut eingeübt wurde und Vertrauen zu der Methode da ist. Ein ganz großer Vorteil ist die Einheitsgröße für Frauen, die unter stärkeren Gewichtsschwankungen leiden, da klassische Diaphragmen bei Gewichtsveränderungen von mehr als 5 kg jedes Mal kontrolliert werden müssen (und ggf. muss ein neues erworben werden). Es reicht ja schon, wenn neue Jeans fällig sind, weil die Ernährungsumstellung erfolgreich war …

In Vergleichsstudien mit dem Diaphragma Ortho-Latex gaben viele Paare an, das Caya zu bevorzugen. Durch die anatomische Form und die Griffnoppen fanden etliche Frauen es etwas einfacher zu platzieren als das Ortho-Diaphragma. Die weichere Feder aus Polymer und die Rückholnische wurden ebenfalls positiv beurteilt und es wurde insgesamt als angenehmer zu tragen wahrgenommen. Vergleiche mit einem Silikondiaphragma wurden nicht veröffentlicht. Im Rahmen der Zulassungsstudien aber verglich man unter anderem das Caya mit Diaphragmen, indem man freiwillige (unfruchtbare bzw. sterilisierte) Frauen das Produkt vorzeitig entfernen ließ und dann das spermienhemmende Gel unter dem Mikroskop auf lebende Spermien untersuchte. Bei den konventionellen Diaphragmen wurden nie lebende Spermien im Gel gesichtet, bei den Cayas waren es vereinzelte, wenig bewegliche Spermien (ca. eins pro zehn Gesichtsfelder), die als nicht mehr befruchtungsfähig (da lahm) beurteilt wurden, unter dem Mikroskop. Gel mit einem Applikator »nachzulegen«, um mehrmals Sex zu haben, führte nicht zu einer erhöhten Schwangerschaftsrate. Das gilt dann vermutlich auch für das klassische Diaphragma. Aktuell laufen Tests für die Verwendung eines mikrobiziden Diaphragmagels, das auch Viren und Bakterien abtötet, die Ergebnisse stehen noch aus.

Das Caya einzuführen funktioniert genauso wie beim konventionellen Diaphragma, das Entfernen ist aber einfacher, da direkt hinter dem Venusknochen (Symphyse) die Rückholeinbuchtung zu liegen kommt und leicht zu fassen ist. Einfach mit dem Finger hinter den vorderen Rand einhaken und vorsichtig nach vorne und unten Richtung Damm ziehen. Natürlich ist auch beim Caya ein Nachtasten nach dem Einsetzen unerlässlich. Die Membran muss den Muttermund vollständig bedecken und die Griffmulde soll hinter dem Schambein liegen.

Ein Film, der das Einsetzen zeigt, ist zu finden unter: http://www.caya.eu/anwendung/

Verfügbarkeit und Sicherheit

Das Caya kostet etwa 35 Euro zuzüglich Gel, das entspricht den Kosten für das klassische Diaphragma. Es ist über Apotheken oder im Internet unter www.medintim.de unkompliziert zu bestellen.

- Methodensicherheit: ca. zwei Schwangerschaften pro 100 Frauenjahre, wie das klassische Diaphragma
- Anwendersicherheit: sechs bis acht Schwangerschaften pro 100 Frauenjahre

Woher weiß ich, dass das Caya bei mir passt?

Wenn Anpassung und Training nicht verfügbar sind – wie finden Sie dann heraus, ob Sie zu dem sehr geringen Anteil gehören, für die das Caya zu klein oder zu groß ist? Ganz einfach: Eines besorgen und einsetzen – zum Testen geht das natürlich auch ohne Gel! Einige Stunden damit herumlaufen … wenn es drückt ist es zu groß. Ein Diaphragma, das passt und korrekt liegt, ist nicht zu spüren. Wenn Sie sich mit weit gespreizten Beinen hinhocken und Drücken wie bei sehr festem Stuhlgang und es rutscht aus der Vagina heraus bzw. taucht plötzlich zwischen den inneren Venuslippen auf, ist Ihr Venuswinkel zu weit. Hocken Sie sich mit liegendem Caya hin, entspannen Sie sich so gut wie möglich und fassen Sie in die Vagina. Lässt sich das Caya locker hin- und herschieben und rutscht dabei vom Muttermund ab, ist es zu klein. Aber das wird sehr selten vorkommen, ich habe in all den Jahren zweimal ein Diaphragma Größe 90 und noch nie eines in 95 verordnet und ein- bis zweimal ein 55er und 60er. Fast alle Frauen haben bei konventionellen Diaphragmen die Größe 65 bis 85 und sind damit auch für das Caya geeignet.

Ob frau das Teil, wenn es doch nicht passen sollte, ausgekocht und gebraucht bei Ebay versteigern kann, wie es mit Persona-Computern bei Kinderwunsch üblich ist, weiß ich nicht …

Lea Contraceptivum

Ein Mittelding zwischen Portiokappe und Diaphragma aus Silikon, das in Einheitsgröße erhältlich ist. Es legt sich über den Muttermund, die Höhlung wird mit spermizidem oder spermiostatischem Gel gefüllt. Durch ein Ventil mittig auf der Kuppel kann überschüssiges Gel ablaufen, wenn Muttermundsekret, das zur Ovulation bei manchen Frauen sehr reichlich sein kann, in die Kuppel läuft. Eine Rückholschlaufe, die hinter dem Schambein zu liegen kommt, erleichtert das Entfernen.

Ein Lea kann bis zu 72 Stunden über der Portio liegen bleiben, mittlerweile geben einige Anbieter auch nur noch 48 Stunden wie bei der Femcap an. Mehrfachverkehr ist bis acht Stunden vor Ende der Liegezeit explizit möglich. Daher ist es flexibler als ein Diaphragma, wenn häufig Verkehr gewünscht wird. Allerdings ist der Rand aus einem sehr dicken Silikonwulst, damit ist das Lea insgesamt klobig, was einige Frauen als unangenehm beim Einführen empfinden. Manche Männer spüren sowohl das Ventil als auch den vorderen Rand des Wulstes, was gelegentlich zu Missempfindungen beim Sex führt.

Die Sicherheitsdaten zum Lea sind eher spärlich, die Schwangerschaftsraten werden als eher etwas höher als beim Diaphragma angegeben. Im deutschsprachigen Raum ist es nicht sehr verbreitet und die einzigen Vorteile im Vergleich zum klassischen Diaphragma sind, dass es nicht angepasst werden muss und dass Mehrfachverkehr möglich ist.

Verfügbarkeit und Sicherheit

Lea ist über Apotheken erhältlich und kostet ca. 50 Euro, dazu kommt das Gel.

- Methodensicherheit: neun pro 100 Frauenjahre (Frauen, die bereits geboren haben, haben eine etwas höhere Schwangerschaftsrate)
- Anwendersicherheit: 15 bis 16 pro 100 Frauenjahre – also eher unsicher, wobei die Daten und Probandinnenzahlen gering sind
- Der Hersteller gibt in einigen Veröffentlichungen einen Pearl-Index von 2,9 % bei gleichzeitiger Verwendung von Gel an, allerdings ohne zu verraten, welche Daten dahinterstecken

Femidom

Das Femidom wurde vom dänischen Apothekerehepaar Hessler Ende der 1980er-Jahre in erster Linie zum Schutz vor HIV und anderen sexuell übertragbaren Infektionskrankheiten entwickelt und erst zweitrangig zur Verhütung. Als es Anfang der 1990er-Jahre auf den Markt kam, gab es noch keine Polyurethankondome, daher war es für Allergiker lange die einzige latexfreie Alternative zum konventionellen Kondom zum Schutz vor Viren und anderen Keimen. Das Kondom für die Frau ist eine Polyurethantasche, die die Vagina auskleidet. Außen wird es von einem Ring auf den Venuslippen gehalten und innen durch einen losen Ring, der über dem Muttermund zu liegen kommt. Da es sich an die Scheidenwand anlegt, gilt es als gefühlsechter für den Mann, einige Frauen stört aber der äußere Ring, andere empfinden ihn als stimulierend.

Beim Verkehr ist darauf zu achten, dass der Penis tatsächlich in und nicht neben dem Femidom »landet«. Bei Positionen, bei denen die Frau oben ist, läuft das Sperma leicht wieder aus dem Femidom heraus und kann dann auf die Venuslippen geraten.

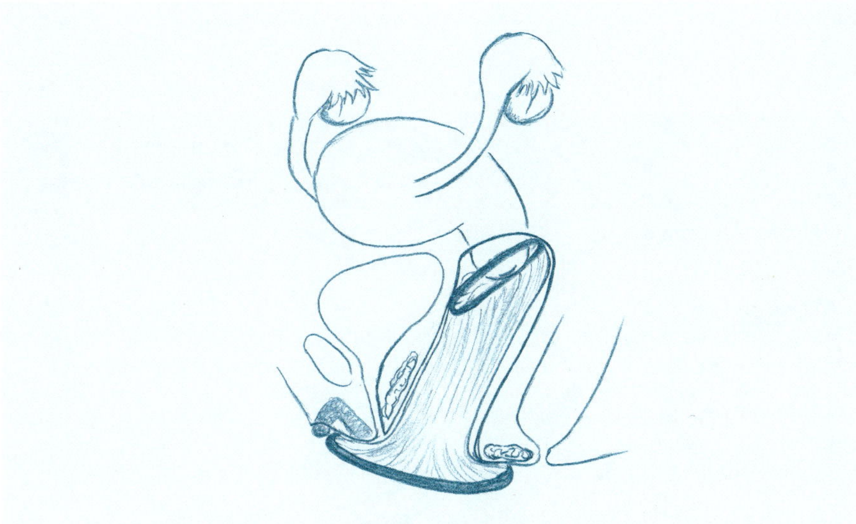

Abb. 24: Platzierung eines Femidoms: Der innere Ring sitzt um den Muttermund herum, ähnlich wie bei einem Diaphragma. Er spannt das Femidom auf und hält es in der Vagina. Der äußere Ring sitzt auf den Venuslippen und kann am Dammschwellkörper und der Klitoris reiben. Manche Frauen empfinden dies als Stimulation, andere stört der Druck.

Verfügbarkeit und Sicherheit

Als Einmalartikel ist es relativ teuer und in der Handhabung etwas umständlich, daher hat es sich in Europa nicht sehr stark verbreitet. In vielen afrikanischen Ländern mit einer hohen HIV-Infektionsrate, in denen Männer Kondome als unmännlich ablehnen, schätzen es viele Frauen. In afrikanischen Ländern wird das Femidom vielfach an infektionsgefährdete Frauen im Rahmen von Anti-Aids-Kampagnen kostenlos abgegeben und hat als Präventionsmaßnahme einen wichtigen Wert. Die Kosten liegen bei ca. 60 Euro für 30 Stück, zu beziehen ist es zum Beispiel über www.medintim.de.

- Anwendersicherheit: acht Schwangerschaften pro 100 Frauenjahre

Kurz und gut: Barrieremethoden im Vergleich

Viel ist nun über die verschiedenen Barrieremethoden gesagt worden, aber welche ist nun die passende für mich? Tabelle 2 gibt einen Überblick über die Eigenschaften von Diaphragma und Portiokappe. So können Sie die beiden Methoden direkt vergleichen und eine Vorauswahl treffen.

Tab. 2: Diaphragma versus Portiokappe

	Diaphragma (alle Modelle) & Caya	Portiokappe (Femcap und Prentiv)
Maximale Tragedauer	24 Stunden	48 (Femcap) bis 72 Stunden
Maximale Zeit zwischen Einsetzen und Einführen des Penis	2 Stunden	40 Stunden
Minimale Zeit zwischen Einsetzen, Nachtasten und Einführen des Penis	1 Sekunde	1 Sekunde
Mehrfachverkehr	Spermienhemmendes Gel »nachlegen« (ohne das Diaphragma zu entfernen!) oder Kondom für eine »zweite Runde« verwenden	Ja, gerne! Aber mindestens 6 Stunden nach dem letzten Verkehr liegen lassen
Baden vor Ablauf der 8 Stunden	Keine wissenschaftlichen Daten – möglicherweise unsicher	Da sich die Kappe festsaugt, sind Baden, Surfen, Kentern kein Problem
Sitz des Muttermundes, Fingerlänge	Der Muttermund muss mit einer Fingerspitze zumindest am vorderen Rand erreichbar sein, um den richtigen Sitz zu überprüfen	Der Muttermund muss gut mit zwei Fingern erreichbar sein und komplett abgetastet werden können, sonst ist das Einsetzen und Entfernen fast unmöglich

	Diaphragma (alle Modelle) & Caya	Portiokappe (Femcap und Prentiv)
G-Zone	Wenn die sehr wichtig ist für die Erregung, dann lieber kein Diaphragma/Caya, da je nach Anatomie ein Teil abgedeckt sein kann	Spielt keine Rolle
Empfindliche Harnröhre, Neigung zu Blasenreizungen	Lieber ein Caya verwenden, dessen Rand vorne abgeflacht ist	Kein Problem
Überprüfung der Größe bei Gewichtsschwankungen nötig*	Diaphragma: Bei > 5 kg; Caya: Nein	Nö

* Alle Barrieremethoden außer Femidom und Kondom: Überprüfen nach Geburten, Fehlgeburten und nach gynäkologischen Operationen

Hege und Pflege

Mehrfach verwendbare Barrieren sind, seitdem sie aus Silikon gefertigt werden, deutlich haltbarer geworden. Die früheren Diaphragmen und Portiokappen aus Latex mussten nach der Reinigung noch sehr sorgfältig abgetrocknet werden, auch öl- und fetthaltige Substanzen wie Vaginalzäpfchen und -salben, ölige Gleitmittel wie Delima-Zäpfchen sollten nicht damit in Berührung kommen, da das Material schneller porös wurde und manchmal regelrecht zerbröselte.

Heute ist die Pflege einfacher geworden. Nach Gebrauch innen und außen gründlich mit Seifenwasser abwaschen, gut nachspülen, da Reste von Seife oder Waschgelen reizen können – fertig! Naja, fast. Gutes Abtrocknen macht auch heute noch Sinn, nicht weil das Material sonst schneller altert, sondern weil Feuchtigkeitsreste in den Nischen Brutstätten für Bakterien sein können. Wenn möglich, sollte das Verhüterli an der Luft gut austrocknen können. Wenn das nicht geht, das Caya oder Femcap mit etwas Mais- oder Kartoffelstärke bestreuen und in seine Dose, die es beim Transport schützt, legen. Dose schließen, schütteln – jetzt fertig.

Stärke bindet die Feuchtigkeit und kann leicht vor der Wiederverwendung abgewaschen werden. Sie ähnelt biochemisch dem Glykogen, von dem die Milchsäurebakterien in der Vagina leben, das heißt, geringe Reste stören den Körper nicht. Bitte kein Talkum oder mineralische Puder verwenden, die zwar auch Feuchtigkeit binden, aber in der Vagina zu Reizungen führen können. Außerdem gibt es immer wieder Fälle von asbestbelastetem Talkum und da Asbest im dringenden Verdacht steht, Eierstockkrebs zu fördern, ist selbst das Einbringen kleinster Spuren in die Scheide nicht gut. Abgesehen davon ist Speisestärke günstig in jedem Supermarkt erhältlich. Einige Frauen haben ihr Diaphragma, das Gel und einen mit Stärke gefüllten Reisesalzstreuer immer in einem Kosmetiktäschchen beisammen, für spontane Ausflüge mit dem Liebsten und für Reisen.

Nach dem Auswaschen können übrigens alle diese Barrieren sofort neu mit Gel beschickt und wieder eingesetzt werden!

Nach einigen Anwendungen sollten Sie die Barrieren, bei denen das möglich ist (Diaphragma, Femcap, Prentiv), auf links drehen und mit einer alten Zahnbürste die Nischen bzw. Sogrillen von Gelresten und Muttermundsekret säubern. Dabei kann das Verhüterli gleich auf dünner werdende Stellen, beim Diaphragma meist am Übergang von der Feder zum Dom, begutachtet werden. Einfach gegen eine Lichtquelle halten, an Stellen, die dünner werden, scheint das Licht durch. Sehen Sie solche durchscheinenden Bereiche, ist es an der Zeit, sich ein neues zu besorgen.

Da nicht bekannt ist, wie die empfohlenen spermiostatischen Gele **(Kapitel 5)** mit verschiedenen Gleitmitteln reagieren, ist es sinnvoll, bei Bedarf statt eines Gleitmittels einfach mehr Diaphragmagel zu nehmen. Das aus der Kiwifrucht gewonnene Gleitmittel Sylk scheint sich nach einigen Berichten von Anwenderinnen mit den milchsäurehaltigen Gelen zu vertragen, es kommt hier wohl nicht zu Irritationen oder Interaktionen.

5 Chemische Verhütungsmittel: Spermizide & Spermiostatika

Chemie ist das, was knallt und stinkt, Physik ist das, was nie gelingt. (Schülerspruch, ca. 1980)

Von Casanova's Zitronen, Tapetenkleister und Spüli

Spermizide gelten als unsexy, als Notnägel, falls kein anderes Verhütungsmittel verfügbar ist, und als nerviges Zeug, das Infektionen fördert und manchmal schlecht schmeckt. In Einzelfällen ist das sicher richtig, trotzdem lohnt sich die genauere Betrachtung der samenhemmenden Substanzen. Nicht, weil sie heute als alleiniges Verhütungsmittel täglich viele Frauen und Männer glücklich machen, aber einige Barrieremethoden sind nur im Zusammenhang mit Samenbremsen wirklich sicher **(Kapitel 4)** und frau sollte die verfügbaren Optionen kennen. Zudem lohnt sich ein Ausblick, da einige Spermizide mit antimikrobieller Wirkung in der Entwicklung sind. Was bedeutet das? Das heißt, dass am Horizont der Verhütungsmöglichkeiten Präparate in Aussicht sind, die nicht nur Spermien, sondern auch HI-Viren, Gonokokken und andere unschöne sexuell übertragbare Krankheitserreger abtöten können. Somit haben sie das Potenzial, vor mehr als nur vor ungeplanten Kinderlein zu schützen.

Häufig werden auch Cremes und Gele für das Diaphragma oder andere Barrieremethoden als Spermizide bezeichnet, obwohl sie nicht wirklich spermienabtötend, sondern nur spermienhemmend (spermiostatisch) wirken. Das ist nicht korrekt und sollte nicht nur aus Gründen der Wissenschaftlichkeit sauber unterschieden werden, da die Verwendung und die Nebenwirkungen für die Anwenderin und den Anwender deutlich andere sind. Mittlerweile werden überwiegend sogenannte biologische Spermiostatika in Kombination mit Barrieremethoden verwendet, die aber ebenso effektiv zur Verhütung geeignet sind wie die »echten« Samentöter.

Spermizide: Vom Waschmittel zur Verhütungsmethode

In Deutschland gibt es aktuell fast nur noch Nonoxinol-9 als echtes Spermizid in verschiedenen Formen. Am bekanntesten sind die Gele für Diaphragma und Lea Contraceptivum, die in 2%iger (Gygel) und 3%iger (Gynol II Gel) Konzentration erhältlich sind, und die Schaumzäpfchen (Patentex oval N). Schaumzäpfchen werden mindestens zehn Minuten vor dem Verkehr tief in die Scheide eingeführt und bilden einen Schaumsee vor dem Muttermund, in dem die Spermien dann verenden. Im Ausland, zum Beispiel in den USA, existieren mit Nonoxinol-9 getränkte Schwämmchen (today sponge), die bis zu zwei Stunden vor dem Verkehr vor dem Muttermund platziert werden, sowie Schaum aus der Dose, der mit einem Applikatorröhrchen vor Ort gesprüht wird. Sie sind in Deutschland aktuell jedoch nicht auf dem Markt, auch wenn sie in einigen auf Deutsch verfassten Ratgebern erwähnt werden.

Daneben sind einzelne Kondomsorten, die mit Nonoxinol-9 beschichtet sind, im Handel, die Menge an Nonoxinol-9 auf dem Präservativ reicht aber nicht aus, um 100 Prozent sicheren Verhütungsschutz zu gewährleisten, falls das Gummi reißen sollte. Bei häufiger Verwendung spermizid beschichteter Kondome berichten einige Frauen zudem über gehäuft auftretende Vaginalpilzinfektionen.

Nonoxinol-9 ist chemisch ein Tensid, eine oberflächenaktive Waschsubstanz. Das Prinzip ist aus dem Physikunterricht bekannt: Ein mehr als randvoll gefülltes Glas läuft plötzlich über, sobald die Oberflächenspannung mit einem Tropfen Spüli zerstört wird. Gleiche Wirkung zeigt Nonoxinol-9 auch an den Köpfen der Samenzellen: Sie werden flüssigkeitsdurchlässig, können ihr Zellgleichgewicht durch unfreiwilligen Zu- und Abstrom von Stoffen und Wasser nicht mehr halten und sterben ab.

Das Problem bei Tensiden ist allerdings, dass sie in höherer Konzentration oder bei häufiger Verwendung nicht nur die Spermien abtöten, sondern sowohl die Milchsäurebakterien der gesunden Scheidenflora als auch die Kittsubstanz zwischen den Zellen der Scheidenwand angreifen. Ein Mangel an aktiven Milchsäurebakterien (Döderlein-Laktobazillen, Seite 37) führt zu einer Infektanfälligkeit, vor allem gegenüber Candida-Pilzen, aber auch gegenüber anderen Bakterien und Viren. Die WHO stellte bereits vor einigen Jahren fest, dass sich Frauen, die regelmäßig mit Nonoxinol-9 verhüten, deutlich schneller mit HI-Viren und Hepatitis anstecken. Die offizielle Empfehlung der Weltgesundheitsorganisation (WHO) ist, dass Nonoxinol-9 in Ländern, in denen es eine hohe Rate an Aids-Erkrankungen gibt, nicht mehr als Verhütungsmittel verkauft werden soll.

Das klingt jetzt nach einem echten Grusel-Verhüterli und als regelmäßige Verhütungsmethode ist Nonoxinol-9 sicher nicht zu empfehlen, zumal die Sicherheit bei alleiniger Verwendung nicht sehr hoch ist. Aber: Bevor gar kein Verhütungsmittel verwendet wird, kann ein Schaumzäpfchen im Notfall gute Dienste leisten. Sie sind einfach und kostengünstig zu beschaffen und werden nur eingesetzt, wenn es tatsächlich zum Verkehr kommt. Gerade bei Spermiziden gilt der alte Grundsatz: »Allein die Dosis macht, ob ein Ding ein Gift sei!« Das heißt, die gelegentliche Anwendung ist für die Scheidenflora kein Problem, die häufige Anwendung schon. Außerdem wird im Moment auch daran geforscht, mit möglichst geringen Dosen zu verhüten und gleichzeitig die Infektanfälligkeit zu umgehen. Viel hilft viel, das stimmt bei Nonoxinol-9 ganz sicher nicht.

Viele Frauen erzählten in den 1980er- und 1990er-Jahren, dass sie mit dem Nonoxinol-Diaphragmagel sehr anfällig für Pilzinfektionen wurden, und stiegen genervt entweder auf andere Verhütungsmittel oder auf das »Bio-Gel« auf Zitronensäurebasis (siehe unten) um. Das Handelsangebot an Nonoxinol-9-haltigen Präparaten hat sich dementsprechend in den letzten Jahren sehr ausgedünnt, weder das Patentex-Gel, die Ortho-Creme noch das Contragel rot sind bei uns noch in den Apotheken zu bekommen.

Benzalkoniumchlorid (Pharmatex Gel 1,2%) ist ein ebenfalls in Deutschland erhältliches oberflächenaktives Spermizid. Daneben wird diese Substanz als Desinfektionsmittel in Schwimmbädern und als Konservierungsstoff in flüssigen Arzneimitteln verwendet, da es nicht nur die Zellmembran von Samenzellen, sondern auch die von Bakterien, Algen und Pilzen zerstört. Das Wirkprinzip ist das Gleiche wie bei Nonoxinol-9. Hier gibt es keine offiziellen Warnungen bezüglich der Infektionsanfälligkeit, bei häufiger Anwendung trocknet es aber die Oberflächen des Körpers aus.

Sicherheit: Besser zusammen mit einer Barriere

Die Sicherheit von chemischen Verhütungsmitteln (Spermiziden) als Zäpfchen, Schaum oder Schwämmchen schwankt bei alleiniger Verwendung je nach Präparat zwischen acht und 36 Schwangerschaften pro 100 Frauenjahre (Anwendungssicherheit), sie gelten damit bei alleinigem Gebrauch als nicht sichere Verhütungsmittel. Es gibt sehr viele Studien darüber, welche Konzentrationen eines Spermizids nötig sind, um im Reagenzglas die Samenzellen in einem definierten Zeitraum abzutöten. Es gibt aber wenige aktuelle Studien guter Qualität »an der lebenden Frau«. Die Anwendungssicherheit der Cremes und Gele wird ausschließlich bei Verwendung zusammen mit einer Barrieremethode untersucht (wie in **Kapitel 4** ausführlich beschrieben) und beträgt im Durchschnitt vier bis sechs ungeplante Schwangerschaften pro 100 Frauenjahre (wenn nur wissenschaftlich gute Studien zur Berechnung herangezogen werden) – also deutlich besser als Zäpfchen, Schaum oder Schwämmchen ohne Barrieremethode.

Achtung: Es gibt einige Spermizide, die in öligen oder fettigen Zubereitungen wie Zäpfchen hergestellt sind. Da Fette die Reißfestigkeit von Kondomen beeinträchtigen können, vermindert sich deren Sicherheit dadurch beträchtlich. Bitte nur solche Spermizide zusammen mit Kondomen verwenden, bei denen dies im Beipackzettel ausdrücklich als geeignet vermerkt ist.

Ernstfall eingetreten?

Falls trotz der Verwendung eines Spermizids wie Nonoxinol-9 eine Schwangerschaft eingetreten ist: Es gibt keinerlei wissenschaftliche Hinweise, dass das Spermizid die Erbsubstanz schädigt. Weder in Tierversuchen noch bei (ungeplanten) Schwangerschaften beim Menschen gab es bislang Hinweise, dass Fehlbildungen häufiger auftreten, nachdem ein chemisches Verhütungsmittel versagt hat. In dieser Hinsicht gelten die Präparate als sicher. Entweder sie töten alle Spermien oder das Spermium, das »durchkommt«, ist gesund.

Spermiostatika: Saurer Kleister

Statt Spermien abzutöten, gibt es noch die Möglichkeit, sie am Erreichen des Muttermundes zu hindern. Dies gelingt mit der gleichen Effektivität aber nur, wenn ein Spermiostatikum durch ein Diaphragma oder Femcap zuverlässig vor dem Muttermund platziert wird, sodass dieser in einem See aus spermienstoppender Creme oder Gel »badet«. Die dafür verwendeten auch als »Bio-Gele« bezeichneten Zubereitungen kombinieren zwei Wirkprinzipien: Da ist zum einen die Tatsache, dass Samenzellen sich in saurem Milieu nicht fortbewegen, sondern in eine Säurestarre fallen und nach einigen Stunden absterben. Zum anderen blockiert eine mechanische Barriere in der Gelstruktur zusätzlich das Vorankommen der Spermien. Methylzellulose oder natürlich vorkommende Bindemittel wie Tragant werden dazu verwendet. Diese sehr großen, verzweigten Moleküle quellen in wässrigem Medium auf und lassen mit ihren Gitternetzstrukturen kein Durchkommen für die kleinen beweglichen Freunde zu – wie ein Goldfisch, der aus einem Wasserglas plötzlich in einen Eimer Tapetenkleister gesetzt wird, kommen sie nicht mehr vorwärts. Methylzellulose ist tatsächlich das wichtigste Bindemittel im Tapetenkleister, ebenso ist sie ein Hilfsstoff in der Pharmazie und ein Lebensmittelzusatzstoff, der vom Darm nicht aufgenommen wird und in größeren Mengen abführend wirkt. Bitte probieren Sie das nicht mit Ihren Haustieren aus! Und verwenden Sie keinen Tapetenkleister als Abführmittel oder um Ihr Diaphragma damit am Muttermund festzukleben.

Der im folgenden Rezept verwendete Tragant ist übrigens das gummiartige Harz eines asiatischen Schmetterlingsblütlers (Astragalus gummifer). Es wird auch als Lebensmittelzusatzstoff, zum Beispiel für Tortendekorationen, verwendet.

Rezeptur für Diaphragmagel auf der Basis von Milch- oder Zitronensäure:

- 1 g Zitronensäure *oder* Milchsäure in
- 11 g destilliertem Wasser lösen, darin dann
- 8 g Weizenstärke mindestens 15 Minuten quellen lassen, dabei mehrfach gut verrühren, danach
- 76 g Glycerin (85 %) zugeben und mischen.

In einem anderen Gefäß

- 4 g pulverisierten Tragant mit
- 10 g Weingeist (90 %) mischen, gut verrühren und zur ersten Mischung geben.

Dann alles zusammen unter ständigem Rühren in einem siedenden Wasserbad erhitzen, bis der Alkohol völlig verdampft ist und das Gel dick und zäh geworden ist. Bei ca. 100 g Ausgangsmenge dauert dieser Prozess 20 bis 40 Minuten! Anschließend wird das mitverdampfte Wasser wieder aufgefüllt, sodass die Gesamtmenge wieder 100 g beträgt.

Bei Herstellung einer größeren Menge, etwa 1 kg, sollten Sie mit ein bis zwei Stunden Rührzeit rechnen. Laut einer Apothekerin aus Kiel sind die Unterschiede in den Erntechargen des Tragants oft sehr groß. Je nach Qualität »rührt sich die PTA am Zitronengel einen Wolf«. Daher gibt es nicht mehr viele Apotheken, die dieses Gel für einzelne Patientinnen gerne herstellen.

Wir empfehlen unseren Patientinnen seit Jahren das fertige Contragel grün, das heute in jeder Apotheke oder im Internethandel einfach erhältlich ist. Bis 2001 war dieses in den Niederlanden entwickelte Gel nur über die internationale Apotheke als contracep groen zu beziehen oder kam als Reisemitbringsel über die niederländisch-deutsche Grenze. Contragel grün wird seit 1972 produziert und besteht aus Milchsäure, Natriumlaktat (ein Milchsäuresalz), Methylzellulose, Sorbinsäure als Konservierungsstoff sowie Wasser. Eine Tube á 60 ml kostete ca. 9,60 Euro.

Sicherheit: So gut wie die verwendete Barriere

Da Cremes und Gele mit Spermiostatika nie für sich alleine verwendet werden, gibt es keine einzelne Sicherheitsbeobachtung. Die Sicherheit entspricht der des damit zusammen angewendeten Barrieremittels. Die Verhütungssicherheit für Spermizide und Spermiostatika im Zusammenhang mit Barrieremethoden wie dem Diaphragma oder Caya (Kapitel 4) sind identisch.

Auf der Tagung der Europäischen Gesellschaft für Verhütung (ESC) im Juni 2012 in Athen hielt João Ramalho aus Santos (Portugal) einen brillanten Vortrag über den aktuellen Forschungsstand bei den chemischen Verhütungsmitteln und stellte ganz klar fest: »You really do not have to kill a sperm to be effective, immobilization is perfectly enough.« Oder auf Deutsch: »Sie müssen ein Spermium wirklich nicht abtöteten, Bewegungsunfähigkeit ist absolut ausreichend.«

Kurz und gut: Chemische Verhütungsmittel im Vergleich

Spermizide

Nonoxinol-9: Tensid – als Schaumzäpfchen, Cremes, Gele, Schwämmchen etc.

Pro:

- Kann mit und ohne Diaphragma/Femcap verwendet werden

Kontra:

- Schmeckt chemisch, riecht chemisch
- Gelegentlich Wärmegefühl in der Vagina
- Bei häufiger Anwendung erhöhtes Risiko für Infektionskrankheiten
- Teilweise rezeptpflichtig
- Einige Zäpfchen können nicht mit Kondomen kombiniert werden

Benzalkoniumchlorid: Tensid – nur als Gel für Diaphragma & Co. erhältlich

Kontra:

- Trocknet bei häufiger Anwendung Oberflächen wie die Vaginalwand aus
- Teilweise rezeptpflichtig
- Relativ teuer im Vergleich zu anderen Diaphragmagelen

Spermiostatika

Gele mit Zitronensäure – nur als Gel für Diaphragma & Co. erhältlich

Pro:

- Zutaten 100 Prozent biologischen Ursprungs
- Keine erhöhte Infektionsrate, eher etwas geringere durch die Ansäuerung des Vaginalmilieus
- Riecht und schmeckt nach Zitronendrops (kann auch negativ empfunden werden)
- Greift Latex (Kondome) nicht an

Kontra:

- Lagerung im Kühlschrank erforderlich
- Gelegentlich sehr zäh und schwer aus der Tube zu drücken

Gele mit Milchsäure – nur als Gel für Diaphragma & Co. erhältlich

Pro:

- Riecht und schmeckt neutral
- Keine erhöhte Infektionsrate, eher etwas geringere durch die Ansäuerung des Vaginalmilieus
- Keine Lagerung im Kühlschrank
- Kann mit Kondomen als zusätzlicher Schutz kombiniert werden

Kleine Geschichte der Spermizide

Die Biochemie war noch lange nicht als wissenschaftliche Disziplin erfunden, da wurden Zitronensäure und Milchsäure schon zum Schutz vor ungeplanten Schwangerschaften eingesetzt. Altägyptische Papyri beschreiben verschiedene Variante eines »Deckels« aus Papyrus, der mit einer Mischung aus Honig, Akaziensaft, Kräutern, teilweise aber auch mit unappetitlichen Dingen wie Krokodilskot beschichtet und auf den Muttermund »aufgepappt« wurde. Beim Krokodilsdung liegt die Vermutung nahe, dass die enthaltenen Bakterien über Entzündungen am Muttermund die Fruchtbarkeit möglicherweise auch langfristig beschränkten. Inzwischen wurde nachgewiesen, dass der Saft bestimmter Akaziensorten Milchsäure enthält, daher kann die Honig-Akaziensaft-Papyrus-Kombination als ein Vorläufer des heutigen Diaphragmas mit Milchsäuregel angesehen werden. Über die empfängnisverhütende Sicherheit ist allerdings nichts bekannt.

Ein abgeschnittenes Drittel einer Zitrone, leicht ausgepresst und dann über den Muttermund gestülpt, ist ein weiterer Vorläufer des heutigen Diaphragmaprinzips, das im Mittelmeerraum jahrhundertelang praktiziert wurde. Auch in den Memoiren des Giacomo Girolamo Casanova wird diese Praktik »zur Verhinderung sichtbarer Folgen unehelichen Händels« beschrieben. Wie sicher dies war, ist unklar, Casanova jedenfalls soll etliche Kinder gezeugt haben, aber ob er auch stets eine Zitrone zur Hand hatte?

Wollbäusche und Schwämme, die mit Seifenschaum getränkt waren, wurden ebenfalls verwendet, allerdings finden sich Berichte über starke Reizungen der Scheidenwand und auch die beteiligten Herren klagten in einigen medizinischen Berichten aus dem ausgehenden 19. Jahrhundert darüber, dass selbst die beste und feinste Seife häufig in der Harnröhre brennen würde.

Eine weitere Form, wie Spermizide lange Zeit genutzt wurden, waren Scheidenspülungen unmittelbar nach dem Verkehr mit sauren Zusätzen wie Essig oder Zitronensäure. Auch aggressive Substanzen wie Alaun, Karbolsäure und sogar Birkenteerlösungen wurden verwendet, oft mit starken lokalen Reizungen als Folgen. Zur sehr schlechten Verhütungssicherheit kam hinzu, dass die Spülung sofort nach dem Orgasmus erfolgen musste, sollte sie einigermaßen sicher wirken. Im MUVS, dem wunderbar informativen Museum für Verhütung und Abtreibung in Wien, finden sich Berichte von Ehemännern, die völlig davon abgetörnt waren, dass ihre Ehefrauen sofort nach dem (männlichen) Orgasmus aus dem Bett sprangen und sich mit einer Scheidendusche über einer Schüssel oder dem Bidet betätigten. Aus diesem Grund gingen einige lieber zu einer Prostituierten, die gemütlich im Bett liegen blieb. Leider findet sich in dieser Quelle kein Hinweis darauf, was die Sex-Dienstleisterin als Verhütungsschutz verwendete …

In der ersten Hälfte des letzten Jahrhunderts wurde in den USA auch Coca-Cola für Scheidenspülungen verwendet. Dass Cola-Getränke Fleisch auflösen und Spermien töten können, gehört aber in das Reich der Legenden. Lediglich alte Nägel können durch längeres Einlegen in Cola entrostet werden, das funktioniert aber auch mit allen anderen phosphorsäurehaltigen Limonaden. Scheidenspülungen sollten als Verhütungsmittel definitiv in der Vergangenheit begraben bleiben, denn sie schädigen die Mikrobiota (die Schutzflora) der Vagina massiv! Mit den Spermien werden viele, viele gute Milchsäurebakterien ausgewaschen und die leeren Plätze werden dann gerne von anderen Keimen eingenommen. Die Folge kann eine bakterielle Vaginose sein, also eine Fehlbesiedlung der Vagina, die sich mit gelblichem, eher flüssigem und unangenehm riechendem Ausfluss bemerkbar macht.

Aus den USA der 1970er-Jahre stammt auch die Idee der sogenannten »honey caps«: War eine spermizide Creme nicht zur Hand, wurde das Diaphragma mit Honig gefüllt. Über die Wirksamkeit gibt es auch hier keine Angaben. Da eine hohe Zuckerkonzentration die Vermehrung von Candida-Pilzen fördern kann, klingt diese Methode zumindest für infektanfällige Frauen nach keiner guten Idee.

Spermizide mit mikrobizider Potenz – Zukunftsmusik mit Fanfaren?

Der Biochemiker João Ramalho begann 2012 seinen Vortrag mit den Worten: »Ich habe keine Ahnung, wie ich Spermizide erotisch darstellen kann, wirklich keine, aber da ist in Zukunft Musik drin.« (Eigene Übersetzung)

Die neuen Spermizide sollen

- Spermien abtöten oder bewegungsunfähig machen,
- ihre Fähigkeit, Eizellen zu befruchten, behindern,
- keine Irritationen der Scheiden- oder Penishaut verursachen,

- im Falle eines Versagens keine Fehlbildungen beim werdenden Kind verursachen,
- nicht giftig sein, auch bei Langzeitanwendung,
- im Idealfall auch noch sexuell übertragbare Viren wie HIV und Bakterien wie Gonokokken und Chlamydien mit erledigen und dabei die Milchsäurebazillen der Scheide in Ruhe lassen.

Ganz schön viel – eine echte Herausforderung, an der die Wissenschaft bastelt. In der Entwicklung sind einige spannende Ergänzungen des bestehenden Verhütungsangebotes. Da ist zum Beispiel das unsichtbare Kondom, ein Film, der auf die Vaginalwände und die Vulva aufgesprüht wird. Es soll nicht nur die Spermien töten, sondern auch noch mikrobizides, das heißt, keimtötendes, Potenzial haben. Vor allem soll das unsichtbare Kondom die HIV-Übertragungsrate senken. Wenn *das* gelingt, ist das ein großer Fortschritt, vor allem für Partnerinnen von Kondommuffeln oder Frauen, die aus soziokulturellen Gründen eine Kondombenutzung nicht durchsetzen können.

Ein neues Diaphragmagel soll in den USA kurz vor der Zulassung stehen, das auch Krankheitserreger hemmt, die fast ausschließlich den Muttermund besiedeln, nicht aber die Scheidenwände. Zu diesen Erregern gehören zum Beispiel Chlamydien und Gonokokken. Da Chlamydien vom Muttermund in die Eileiter aufsteigen und durch Verklebungen Unfruchtbarkeit verursachen können, könnte so ein Produkt zu einer echten Renaissance des Diaphragmas führen. Tenofovir ist eine Substanz, die zumindest in ersten Studien sowohl Schwangerschaften verhindert als auch die Gefahr von HIV- und Herpesinfektionen deutlich herabsetzt. Eine weitere Substanz, die aktuell erforscht wird, bringt die Spermien dazu, sich sofort so zu verhalten, als wäre die Eizelle vor ihrer Nase. Dann verpulvern sie ihre Energie, obwohl es bis zum Eileiter noch ein langer, langer Weg ist.

Noch nichts von diesen Dingen hat jetzt schon Marktreife und doch wird es sich in den nächsten Jahren lohnen, die Entwicklung zu beobachten.

6 Von fruchtbaren Tagen und natürlichen Rhythmen

»I counted my days and I charted my time and soon I got the nine month rhythm blues.« (Irischer Frauensong) – Pi mal Daumen ist ungenau, aber es geht auch supersicher

Familienplanung auf natürlichem Wege bedeutet, eine Schwangerschaft ohne »künstliche Hilfsmittel« zu verhindern oder zu verzögern (»child spacing« = den Abstand zwischen Geburten verlängern), indem Geschlechtsverkehr nur an den unfruchtbaren Tagen stattfindet. Da der Zeitpunkt für Verkehr bewusst gewählt wird, werden diese Methoden daher unter dem Überbegriff »Zeitwahlmethoden« zusammengefasst. Dabei gibt es einen weiten Bogen von ganz simplen Rechenmodellen, die entsprechend unsicher sind, bis hin zu sehr komplexen Systemen, mit denen der Zeitpunkt der Fruchtbarkeit in jedem Zyklus individuell genau festgestellt wird. Es hat sich in den letzten Jahrzehnten innerhalb der Verhütungswissenschaften etabliert, den Begriff natürliche Familienplanung (NFP = »natural family planing«) strikt nur für die sichere, symptothermale Methode (siehe unten) zu verwenden. In der Laienpresse wird der Begriff »natürliche Familienplanung« aber häufig eher als Überbegriff für verschiedene Zeitwahlmethoden, sichere wie unsichere, individuelle wie standardisierte, benutzt. Daher hat die deutsche Arbeitsgruppe NFP den Begriff »Sensiplan« entwickelt, um eine Abgrenzung zu unsicheren und oft wissenschaftlich nicht so gut erforschten Methoden zu schaffen. Das klingt jetzt am Anfang vielleicht verwirrend, wird aber im Laufe des Kapitels klarer werden.

Konsequent angewendet sind einige Zeitwahlmethoden sehr, sehr sicher. Eine Eizelle ist nur wenige Stunden nach der Ovulation optimal für eine Befruchtung geeignet, bereits nach zwölf Stunden altert sie. Ist nach dem Eisprung mehr als ein Tag vergangen, ist die Wahrscheinlichkeit, schwanger zu werden, extrem gering. Samenzellen können bis zu fünf Tage in der Gebärmutter überleben. Die optimale Chance auf eine Befruchtung besteht ein bis zwei Tage vor dem Eisprung, sodass die Spermien Zeit haben, sich in den Eileiter vorzuschlängeln und dort schon auf die Eizelle zu warten. Der Tag der Ovulation selber ist bereits nicht mehr so günstig für eine Befruchtung.

Da der Eisprung zwölf bis 16 Tage vor der nächsten Menstruation stattfindet, ergibt sich eigentlich ein relativ fest umrissener Zeitraum. Individuelle Faktoren, Stress und die aktuellen Lebensbedingungen führen jedoch zu Abweichungen. Es gibt Frauen, die ihren Eisprung regelmäßig am elften oder zwölften Zyklustag haben, bei anderen findet er erst am Tag 17 statt. Je genauer der Eisprung in jedem Monat dingfest gemacht werden kann, desto sicherer wird die Methode. Daher steigt die Zuverlässigkeit mit der Dauer der Anwendung, denn das Wissen über den eigenen Körper nimmt zu. Sofern nicht der Schlendrian einkehrt und mit ihm das Gefühl, dass der Eisprung in den letzten Monaten immer an Tag 16 war und es dann wohl auch so weitergehen wird – was soll ich da noch messen und fühlen …

Da vielen Frauen die fruchtbaren bzw. unsicheren Tage zu lange andauern, werden Zeitwahlmethoden an den fruchtbaren Tagen in der Praxis oft mit Barrieremethoden, wie zum Beispiel dem Kondom oder einem Diaphragma, kombiniert. Die Sicherheit, die mit einer Kombination verschiedener Verhütungsmethoden erzielt wird, hängt sehr von der sorgfältigen Anwendung aller verwendeten Methoden ab **(Kapitel 4)**.

Die verschiedenen Systeme sind unterschiedlich sicher, am besten schneidet NFP/Sensiplan ab. So nennt sich die Kombination der morgendlichen Körpertemperaturmessung mit der Überprüfung anderer Symptome, die den Eisprung anzeigen, wie beispielsweise des Zervixschleims. Monosymptomale Methoden, die nur ein Körperzeichen erfassen, sei es die Morgentemperatur oder den Muttermundschleim, erreichen im Vergleich bereits eine deutlich geringere Verhütungssicherheit. Am schlechtesten schneiden reine Rechenmodelle ab, die nicht individuell auf die Frauen zugeschnitten sind, sondern auf statistischen Wahrscheinlichkeiten basieren. Daher folgt hier eine Übersicht über die verschiedenen Methoden, die dann im Folgenden weiter erläutert werden.

Verschiedene Zeitwahlmethoden zur Empfängnisverhütung:

- NFP (»natural family planning«) im strikten wissenschaftlichen Sinne; synonym dafür stehen auch die Begriffe: symptothermale Methode, Sensiplan, »fertility awareness«, sie bezeichnen alle das Gleiche. Die Kombination von Temperaturmessung und Beobachtung von Zervixschleim, Position und Tastbefund des Muttermundes – hiermit kann eine Sicherheit wie bei der Verhütung mit der Spirale erzielt werden,

die Methodensicherheit liegt unter 0,4 bei regelmäßigem Zyklus und konsequenter Anwendung der Regeln
- Ausschließliche Basaltemperaturmessung über Thermometer oder Messcomputer – relativ sicher
- Marquette-Methode: Clearblue-Monitor zur Hormonmessung in Kombination mit der Zervixschleimmethode und den NFP-Regeln zur Bestimmung der unfruchtbaren Tage vor der Ovulation – relativ sicher
- Zervixschleimbeobachtung nach Billings – mäßig sicher
- Hormonmessung mit Persona-Verhütungscomputer und Teststäbchen – mäßig sicher
- Kalendermethode nach Knaus-Ogino: Abzählen der »sicheren Tage« – sehr unsicher!

Diese Methoden sollten nur unter folgenden Voraussetzungen angewendet werden:
- Bei einem stabilen, regelmäßigen Zyklus
- Nach Absetzen der Pille erst ab Beginn des dritten spontanen Zyklus
- Nach Beendigung der Stillperiode ebenfalls ab Beginn des dritten Zyklus
- Nach einer Fehlgeburt oder Abtreibung erst nach zwei normal verlaufenen Zyklen

Nur bei NFP/Sensiplan gibt es klare Regeln für die besonderen Lebensphasen wie Stillzeit, Perimenopause, unregelmäßiger Zyklus etc., die bei genauer Befolgung eine sichere Anwendung ermöglichen. Für alle anderen Methoden gilt in diesen Zeiten: Finger weg!

Die Zeitwahlmethoden sollten in folgenden Fällen nicht angewendet werden:
- Bei einer Zykluslänge von weniger als 23 und mehr als 35 Tagen
- Bei Hormonbehandlungen
- Bei bösartigen Tumoren (sie verändern den Temperaturverlauf über den Tag)
- Bei polyzystischem Ovarialsyndrom (die Eireifungsstörung verändert das Schleimmuster)
- Bei Einnahme von Arzneimitteln, die den Zyklus beeinflussen, wie zum Beispiel bestimmte Psychopharmaka (sie verändern den Prolaktin- und Gestagenhaushalt)
- Wenn der Partner diese Verhütungsmethode nicht unterstützt

Persona und die Marquette-Methode sollten darüber hinaus in folgenden Situationen nicht angewendet werden:

- Während der Wechseljahre (hormonelle Schwankungen verändern die ausgeschiedene Hormonmenge im Urin und können Messfehler erzeugen)
- Bei Leber- und Nierenerkrankungen (Abbau und Ausscheidung der Hormone sind verändert, daher ist der Urin als Testmedium nicht geeignet)
- Bei Arzneimitteln, die den Urin beeinflussen, wie zum Beispiel bestimmte Antibiotika (Tetrazyklin)

NFP – natürliche Familienplanung

NFP ist ein international feststehender Begriff, der ein ausgearbeitetes und wissenschaftlich extrem gut untersuchtes Verfahren bezeichnet. Die Kombination der schon länger bekannten Messung der Basaltemperatur mit der Beobachtung anderer Körpersymptome wie Muttermundschleim, Position und Tastbefund des Muttermundes erhöht die Präzision der einzelnen Methoden ungemein. Diese sicheren Symptome können in der Körperbeobachtung noch ergänzt werden durch »unsichere Symptome«, die nach dem Eisprung auftreten können, wie Spannungen in den Brüsten.

Das österreichische Paar Margareta und Prof. Dr. med. Joseph Rötzer beschrieben ihre eigenen Erfahrungen mit der Kombination von Temperaturmessung und Beobachtung des Muttermundschleims erstmals 1968 und machten diese Form der natürlichen Empfängnisregelung (NER) für Laien und Fachleute publik. In den folgenden Jahren gründete und leitete Prof. Rötzer, der lange im öffentlichen Gesundheitswesen tätig war, das Institut für natürliche Empfängnisregelung (INER) in Österreich und forschte über die Biologie des weiblichen Zyklus.

International gibt es seit den 1970er-Jahren etliche Programme zur NFP, auch die WHO beschäftigt Mitarbeiter mit der weiteren Erforschung und Verbreitung der natürlichen Familienplanung. In Deutschland werten die Universitäten in Düsseldorf und Heidelberg seit Jahren Abertausende von Zyklusbögen aus, die Frauen sowohl im Hinblick auf Verhütung als auch bei Kinderwunsch geführt haben. Die daraus gewonnenen Erkenntnisse gibt die

Arbeitsgruppe Prävention und Gesundheit der Malteser-Werke seit 2006 unter dem Namen Sensiplan in Deutschland weiter.

Egal, unter welchem Namen diese Methode firmiert – NFP, Sensiplan, »fertility awareness method« (FAM) – es handelt sich in allen diesen Fällen um eine etablierte und sichere Methode für Paare, die sich darauf einlassen wollen, dass nicht an allen Tage im Monat Geschlechtsverkehr mit Penetration möglich ist. Oraler und manueller Sex sind natürlich jederzeit erlaubt, sofern darauf geachtet wird, dass kein Ejakulat in die Nähe der Vulva kommt. Viele Paare nehmen die natürliche Familienplanung als einen gemeinschaftlichen Weg wahr, Sex nicht selbstverständlich zu nehmen und einen partnerschaftlichen Umgang mit der gemeinsamen Fruchtbarkeit zu suchen.

Leider hat NFP den Ruf einer konservativen und katholischen Methode. Dazu trägt bei, dass einige Veröffentlichungen vom »ehelichen Verkehr« sprechen, womit sich viele Paare, die in »wilder Ehe« miteinander glücklich sind und eine Hochzeit für bürgerlichen Blödsinn halten, nicht angesprochen fühlen. Außerdem predigen einige Autoren strikte Abstinenz an den fruchtbaren Tagen, und zwar von jeglichen sexuellen Aktivitäten, und bezeichnen NFP auch als »temporäre Abstinenzmethode«. Das klingt wirklich abschreckend und spaßfrei. Tage ohne penetrativen Sex müssen definitiv nicht Tage ohne Zärtlichkeit und Liebe sein, an denen Sie einen Stacheldrahtzaun um Ihre Seite des Bettes ziehen. Nur Sperma in der Nähe der Vulva, das geht halt nicht. Manche Paare empfinden es als bereichernd, nicht in den Automatismus »Sex = Penis in Vagina« zu verfallen, sondern gemeinsam andere Wege der Lust und Nähe zu suchen.

Ein bewusster Umgang mit der eigenen Fruchtbarkeit, im amerikanischen oft auch als »fertility awareness« propagiert, ist in keiner Weise unmodern und war in den 1970er- und 1980er-Jahren in der Frauengesundheitsbewegung ein Mittel, um sich selbstbestimmt die Hoheit über den eigenen Körper anzueignen. Für eine seelische Ausgeglichenheit wird heute häufig empfohlen, Momente der Achtsamkeit in den Tag einfließen zu lassen, zum Beispiel beim Schälen einer Mandarine. Warum nicht die Achtsamkeit mit einer Verhütungsmethode kombinieren und auf den eigenen Körper lenken? NFP ist zudem sehr kostengünstig und ökologisch, denn außer einem Thermometer, Bleistift und Papier, das im Zweifel recycelt oder kompostiert werden kann, wird nichts verbraucht. Eine buddhistische Freundin von mir nutzt die Minuten morgens im Bett mit dem Thermometer im Mund, um sich auf ihren

Atem zu konzentrieren und Zuflucht[19] zu nehmen. Nach dem ersten Toilettengang bewusst nach dem Muttermund zu tasten und die Qualität des Schleimes, die Position und die Öffnung des Muttermundes zu spüren, kann ebenfalls als Achtsamkeitsübung praktiziert werden.

Gemessen wird immer an der gleichen Stelle des Körpers, in der Wärmetasche seitlich unter der Zunge in Höhe der Backenzähne, in der Vagina oder im Po. Messen Sie im Mund, müssen Sie dabei immer durch die Nase atmen. Ohrthermometer oder Messungen unter der Achsel sind viel zu ungenau. Innerhalb eines Zyklus sollten Sie weder das Thermometer noch den Messort wechseln. Ein klassisches Quecksilberthermometer ist bestens geeignet, aber auch ein gutes Digitalthermometer tut seinen Dienst, das zwei Stellen nach dem Komma misst. Die Betonung liegt auf *gutes* Digitalthermometer. Stiftung Warentest stellte 2003 fest, dass die gute alte analoge Technik im Glasthermometer in punkto exakter Messung die Nase vorne hat und einige elektronische Geräte sehr unpräzise messen …

Je länger Sie NFP anwenden, desto besser lernen Sie Ihren Körper kennen und desto feiner wird Ihre Wahrnehmung. Gerade Frauen, die irgendwann von der Verhütung zum Kinderwunsch übergehen, haben es nach Anwendung von NFP sehr leicht, ihre fruchtbaren Tage zu ermitteln und den Verkehr zum optimalen Zeitpunkt zu steuern, ohne dass zu viel Druck und Stress für das Paar entsteht. Ovulationsmessstreifen geben oft nur einen Tag vor, an dem dann – pronto! – zur Tat geschritten werden muss. Das ist nicht schön für Lust und Leidenschaft und nach neuesten Erkenntnissen sind sie tendenziell etwas zu spät dran für den optimalen Zeugungszeitpunkt. Weiß eine Frau, wann ihr Hauptschleimsymptom beginnt und dass in den letzten Monaten die Temperatur immer am 16. Tag anstieg, dann kann sie die Sache eher entspannt angehen und ihrem Liebsten zuflüstern: »In den nächsten zwei Tagen könnten wir mal …«

Die fruchtbare Zeit endet immer entweder am dritten Tag nach dem Schleimoptimum (siehe Seite 165) oder am Abend der dritten höheren Tempe-

19 Buddhisten nehmen Zuflucht zu dauerhaften Werten, als da sind der Buddha, der Dharma (die Lehre) und die Sangha (die Gemeinschaft der Praktizierenden), im tibetischen Buddhismus auch zum Lama (Lehrer). Das geschieht nicht nur in Ritualen, sondern oft auch morgens zu Einstimmung auf den Tag.

raturmessung, je nachdem, was später kommt. Andere Körpersymptome wie Eisprungblutung, Brustsymptome oder der Mittelschmerz zum Eisprung sind Zusatzsymptome, die nicht alleine gültig sind. Sie können nur zusätzlich zu den Hauptsymptomen Schleim und Temperatur verwendet werden. Der Mittelschmerz kann sowohl durch die Kapselspannung des wachsenden Eierstocks *vor* dem Eisprung entstehen als auch durch den Flüssigkeitseinstrom *nach* dem Eisprung in die Bauchhöhle.

Auch in speziellen Lebensphasen wie der Stillperiode und den Wechseljahren funktioniert NFP, erfordert dann allerdings sehr viel Disziplin und Motivation, da die Perioden möglicher Fruchtbarkeit sehr lang sein können. Technisch gesehen ist das möglich und sicher, praktisch wenden viele Paare in Zeiten des hormonellen Wandels die Methode nur in Kombination mit Barrieremethoden wie Kondom oder Diaphragma an.

Wie und wo kann ich NFP lernen?

Natürliche Familienplanung können Sie gut in Eigenregie erlernen, wir empfehlen in unserer Praxis immer das Praxisbuch »natürlich & sicher« der Arbeitsgruppe NFP (siehe Anhang, dort finden Sie auch weitere Bücher und Links zum praktischen Durchstarten wie eine Übersicht über geeignete Thermometer, Apps etc.). Nach gründlichem Durcharbeiten des Buches können Sie mit der Messung und Selbstbeobachtung sofort starten. Zusätzlich ist ein Arbeitsheft erhältlich, das unter anderem Zyklusblätter enthält. Zyklusblätter können Sie aber auch unter http://www.nfp-online.de/Zyklusblatt.18.0.html kostenfrei herunterladen. Auf dieser Internetseite finden sich auch regionale NFP-Beraterinnen für ein persönliches Training und Beratung. Gerade in Phasen hormonellen Umbruchs oder wenn nach Absetzen hormoneller Verhütungsmittel die Zykluskurve noch etwas chaotisch ist, ist eine persönliche Unterstützung durch eine erfahrene Anwenderin sehr sinnvoll. Für eine Zyklusauswertung auf dem PC oder Laptop und mobiles NFP mit dem iPhone oder Android bietet myNFP (siehe Anhang) gute Unterstützung.

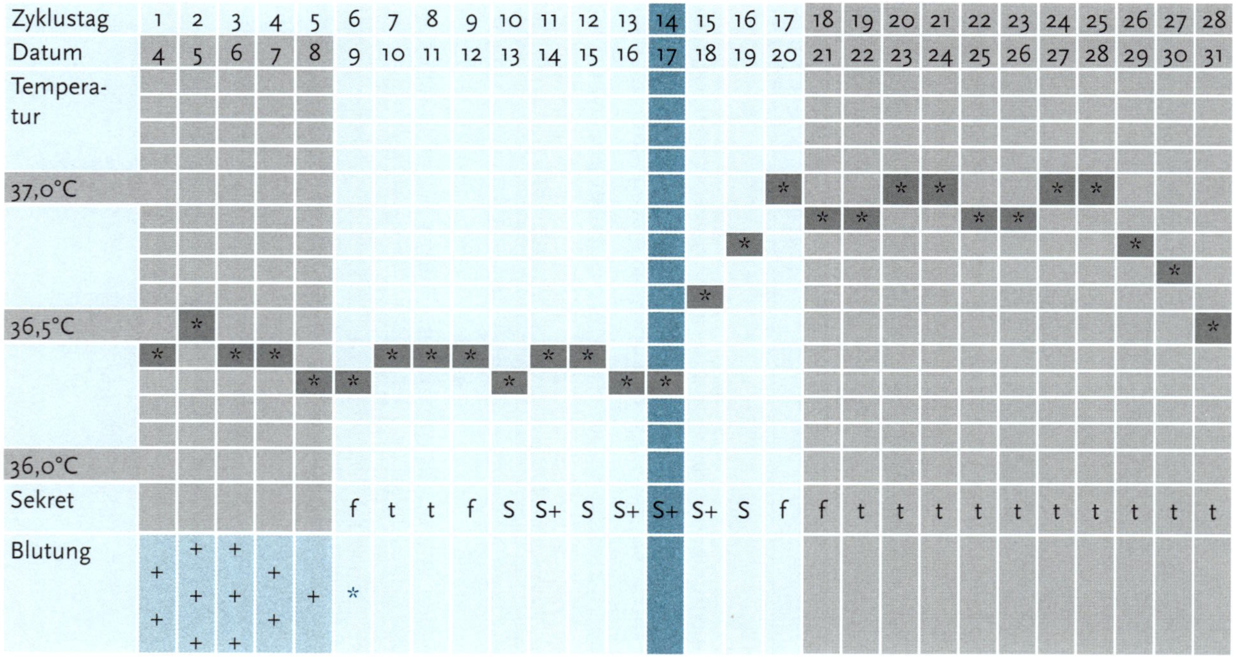

Abb. 25: Normale Temperaturkurve mit Schleimsymptom. Der Eisprung fand am 14. Zyklustag statt. Danach stieg die Temperatur an und blieb für elf Tage um mindestens 0,3 °C über der durchschnittlichen Temperatur vor dem Eisprung. Das Schleimsymptom (Erläuterung der Abkürzungen siehe Tab. 3 auf Seite 167) ließ nach dem Eisprung nach. Die hellgrau getönten Tage sind die unfruchtbaren Tage.

Mythen über NFP

Jeden Tag im Monat messen ist Pflicht. Nein, nur in den ersten Zyklen, später nur noch an potenziell fruchtbaren Tagen, das heißt, bei regelmäßigen Zyklen sobald das erste Schleimsymptom (siehe Seite 165) beobachtet wurde. Ist der Eisprung sicher vorbei, kann der Wecker am Wochenende ebenfalls ausgestellt bleiben.

Immer mindestens sechs Stunden schlafen ist notwendig. Ihre Kinder wecken Sie oft in der Nacht oder Sie wachen nachts manchmal vor Sorgen auf? Sie haben zweimal die Woche Spätschicht? Alles kein Problem, auch mit Freunden bis in die Puppen zu feiern ändert überhaupt nichts. Die vorgeschriebene Mindestschlafphase ist eine historische Altlast und somit Geschichte. Sie ist nach modernen Erkenntnissen nicht nötig, zwei Stunden Ruhephase reichen aus. Alkoholkonsum sollten Sie aber aufzeichnen und den folgenden verkaterten Tag bei Abweichungen lieber nicht werten.

Ich muss immer exakt zur gleichen Zeit messen. Kleine Abweichungen von bis zu anderthalb Stunden stören bei den meisten Frauen nicht, größere Abweichungen sind möglich, wenn das notiert und in die Auswertung mit einbezogen wird.

Ich spüre meinen Eisprung als Ziehen im Bauch, das reicht doch aus. Nein, denn manche Frauen fühlen das Ziehen vor (Kapselspannung), andere nach dem Eisprung (Wundgefühl am Eierstock, aber auch Reizung des Bauchfells durch die Flüssigkeit des Eifollikels). Bauchschmerzen können aber auch vom Darm sowie von der Wirbelsäule her ausstrahlen und unabhängig vom Eisprung auftreten. Unterbauchschmerz ist wie Brustspannen ein unsicheres Symptom bei der Zyklusbeobachtung.

Sex verändert den Schleim, wenn ich häufig Verkehr habe, kann ich so nicht verhüten. Ablaufendes Ejakulat hat eine charakteristische Konsistenz, es ist nass, sehr flüssig und fließt zeitlich begrenzt, zum Beispiel bis zum Vormittag nach Verkehr am Abend. Nachmittags beim Toilettengang nach dem Muttermund zu fühlen erlaubt eine sichere Beurteilung des Schleimes. Abgesehen davon werden ja verschiedene Symptome kombiniert.

Ich bin begeistert, ich fange sofort an, damit zu verhüten. Sofort starten ist nicht möglich. Drei Zyklen Vorlauf, in denen noch eine andere Verhütungsmethode, wie zum Beispiel Kondome, verwendet werden, sind nötig, bevor die Aufzeichnungen einen Rückschluss auf die individuell fruchtbaren Tage ermöglicht.

Verhütungscomputer: Thermometer war gestern, Technik ist heute?

Es sind etliche Geräte auf dem Markt, mit denen Sie über Temperatur- oder Hormonmessung den Eisprung und somit die fruchtbaren Tage bestimmen können. Sie sind keine eigentlichen Verhütungsmittel, sondern dienen der natürlichen Familienplanung, indem sie die eigene Kurvenführung ersetzen. Die Sicherheit richtet sich daher nach den jeweiligen Verhütungsmethoden, die der Computer unterstützt. Computer, die ausschließlich die Temperatur messen, haben eine höhere Versagerquote als Modelle, die auch noch andere Faktoren wie den Zervixschleim berücksichtigen. Neben der Empfängnisverhütung dienen solche Computersysteme auch der Planung eines Wunschkindes.

Verhütungscomputer zur Temperaturmessung

Ein Temperaturcomputer, wie zum Beispiel Ladycomp, Daysy oder Babycomp, arbeitet mit der Basaltemperatur. Er misst die morgendliche Temperatur nach dem Aufwachen und wertet diese im Rahmen des gesamten Menstruationszyklus aus. Die einzelnen Messwerte müssen nicht mehr in eine Kurve eingetragen und selber ausgewertet werden. Das Thermometer ist direkt an den Computer angeschlossen, die Werte werden automatisch gespeichert und ausgewertet. Anhand eines Leuchtsignals erkennen Sie, ob Sie derzeit fruchtbar sind oder nicht. Grün heißt unfruchtbar, Rot zeigt die fruchtbaren Tage an. Das Signal Gelb erscheint besonders am Anfang der Messungen und sagt aus, dass das Gerät im Rahmen der Lernphase nicht zuordnen kann, ob dieser Tag fruchtbar ist oder nicht. Insbesondere in den ersten Monaten sollten Sie darauf achten, besonders regelmäßig zu messen. Später kann der Computer kleine Messfehler oder zeitliche Verschiebungen anhand der vorher gespeicherten Daten erkennen und ausgleichen.

Temperatursensor OvulaRing

OvulaRing (bis 2014 Ovulasens!) ist ein Temperatursensor, der den ganzen Zyklus über in der Vagina getragen wird. Er misst im Fünf-Minuten-Takt die Körperkerntemperatur. Zur Auswertung wird er in ein Lesegerät geschoben. OvulaRing erkennt Temperaturveränderungen, die den Eisprung anzeigen, sehr genau, aber ohne weitere Symptome wie dem Muttermundschleim ist es auch nur ein Temperaturwerkzeug, wenngleich ein extrem präzises. Jeden Monat wird ein neuer Sensor benötigt, den frau kaufen muss, da es sich um Wegwerfelektronik handelt.

Entwickelt wurde OvulaRing für die Zyklusdiagnostik vor künstlicher Befruchtung bei Patientinnen mit extrem schwankenden Zykluslängen, um die Medikation für eine In-vitro-Fertilisation (künstliche Befruchtung) dem tatsächlichen Eisprung der Patientin anzupassen. Es soll Frauen mit Kinderwunsch helfen, ihren Eisprung präzise zu ermitteln, und der Kinderwunschklinik Auskunft geben, ob die Frau eher immer am neunten Tag, bei sehr langen Zyklen erst am 22. Tag oder später ihre Ovulation hat.

Zusammen mit den Regeln von NFP oder Sensiplan kann OvulaRing natürlich auch zur Verhütung genutzt werden. Laut Hersteller ist der Pearl-Index (Achtung, der Hersteller unterscheidet nicht zwischen Methoden- und Anwendersicherheit!) identisch mit dem von Sensiplan. Drei Monate Vorlauf zur Ermittlung des Eisprungs werden empfohlen, bevor Frauen sich in Sachen Verhütung darauf verlassen sollten. Die ermittelten Daten von einem OvulaRing-Sensor können über das Lesegerät, das einen USB-Stecker hat, auf einen Laptop übertragen und online ausgewertet und gespeichert werden.

Kombinationscomputer

Es gibt Verhütungscomputer, zum Beispiel Cyclotest 2 plus oder Mini Sophia, die neben der Basaltemperatur auch die Veränderungen des Zervikalschleims bei der Bestimmung der fruchtbaren Tage mit berücksichtigen können. Diese Geräte werden auch als Kombinationscomputer bezeichnet und sie erreichen eine bessere Sicherheit als die reinen Temperaturmesscomputer. Leider liegen von Mini Sophia seit Jahren keine verwertbaren wissenschaftlichen Daten vor, seit 2014 ist dieses japanische Produkt legal in Deutschland nicht mehr erhältlich, da es wegen eines hohen Bleianteils von den Zulassungsbehörden als potenziell gesundheitsgefährdend eingestuft wurde. Eine Weiterentwicklung von Cyclotest 2 steht kurz vor der Marktreife: In diesem Gerät, das als »Cyclotest myWay« angekündigt wird, kann zusätzlich zu Temperaturmessung und Zervixschleim noch die Position und Konsistenz des Muttermundes eingegeben und weitere Symptome miteinbezogen werden. Damit stünde dann erstmals ein Zykluscomputer für eine komplette symptothermale Methode zur Verfügung und möglicherweise auch ein Gerät, das eine genauso hohe Anwendersicherheit erreichen kann wie Sensiplan/NFP.

Hormonmesscomputer

Hormonmesscomputer wie Persona messen am Anfang des Zyklus über Messstreifen Hormonabbausubstanzen im Morgenurin und sagen so den kommenden Eisprung voraus. Das System funktioniert nach dem Ampelprinzip: Rot heißt Stopp, Grün bedeutet der Verkehr darf frei fahren. In der Praxis ist die reine Messung der Hormonwerte etwas stärker störanfällig und nur ca. 94 % sicher. Nicht alle Eisprünge erkennt das Gerät zuverlässig immer rechtzeitig. Hormonschwankungen bei polyzystischem Ovarialsyndrom oder zu Beginn der Wechseljahre, Störungen der Hormonausscheidung über den Urin durch Leber- und Nierenerkrankungen, aber auch Medikamente wie Tetrazykline beeinträchtigen die Messung.

Ein zuverlässigerer Hormoncomputer, der aber nicht zur Verhütung zugelassen ist, sondern nur zur Optimierung der Fruchtbarkeit, ist Clearblue. Er findet mit 99,8 %-iger Sicherheit den Eisprung, warnt aber manchmal nicht rechtzeitig vorher. Gesunde, fitte Spermien können bis zu fünf Tage in der Gebärmutter überleben – wenn das Gerät aber erst zwei bis drei Tage vor dem Eisprung anzeigt, dass der Hormonspiegel steigt … Daher kann Clearblue zur Verhütung nur in Kombination mit der Minus-20-Regel[20] des NFP und der Schleimbeobachtung verwendet werden. Dieses Vorgehen wird in den USA als Marquette-Methode bezeichnet und bietet eine bessere Sicherheit als Persona. Da seit Mitte 2014 in Deutschland die Teststäbchen nur noch im Verbund mit Schwangerschaftstests verkauft werden, wird sich diese Methode eher nicht als Verhütungsmethode etablieren. Einige meiner Patientinnen waren schon sehr erbost über »Zwangsbelieferung mit Müll und unnötige Kosten«, wie eine Dame sich ausdrückte.

Lohnt die Anschaffung?

Ein Problem aller Verhütungscomputer sind die relativ hohen Anschaffungskosten, je nach Modell zwischen 150 und 790 Euro. Bei einigen Modellen entstehen Folgekosten, da die Nutzerin die Batterien nicht selber wechseln kann und das Gerät dafür kostenpflichtig eingeschickt werden muss. Bei dem

20 Kürzester Zyklus der letzten zwölf Monate minus 20 Tage, das sind die »sicheren Tage« am Anfang des Zyklus.

Hormonmessgerät Persona sind die monatlichen Folgekosten durch Anschaffung neuer Teststäbchen relativ hoch. Auch OvulaRing ist relativ teuer, da jeden Monat ein neuer Sensor erforderlich ist.

Und: Stiftung Warentest stellte 2003 fest, dass eine durchschnittlich intelligente Frau mit einem qualitativ guten Thermometer aus der Apotheke für ca. fünf Euro bei guter Einweisung in die symptothermale Methode (NFP) jeden damals verfügbaren Verhütungscomputer in Sachen Sicherheit schlägt. Das eigene Gehirn kann mehr, wenn es sich anstrengt. Die Computer sind natürlich bequem, aber ganz sollte ihnen die Auswertung der Zyklen nicht überlassen werden. Erkältung, heftiges Feiern oder Stress spüren Sie, nicht aber ein elektronisches Messgerät. Persona findet vor allem bei unregelmäßigen Zyklen nicht alle Ovulationen korrekt. Wenn Sie definitiv nicht schwanger werden möchten, sollten Sie es sich gründlich überlegen, ob Sie in einen Verhütungscomputer gleich welcher Sorte investieren. Cyclotest 2 plus hat als symtothermaler Computer bei der Untersuchung von Stiftung Warentest am besten von allen Computern abgeschnitten. Nach den oben angeführten Erläuterungen zu Zyklusbeobachtungen, die nur ein Symptom berücksichtigen, ist das keine Überraschung.

Den Zervixschleim beobachten

Das australische Ärzteehepaar Dr. Evelyne Billings und Dr. John Billings erforschte in den 1960er-Jahren, ob sich die Veränderung des Zervixschleims während des Zyklus zur Empfängnisverhütung nutzen lässt, und propagierte dieses Verfahren später als Billings-Methode. Die auch Zwei-Tage-Methode genannte Verhütung nutzt sowohl die Veränderungen des Zervixschleims zum Zeitpunkt des Eisprungs als auch die Position und Konsistenz des Muttermundes, um die fruchtbaren Tage zu bestimmen.

Nach der klassischen Billings-Methode sollte Geschlechtsverkehr in den unfruchtbaren Zeiten maximal alle zwei Tage stattfinden, damit ablaufendes Ejakulat nicht die Beurteilung des Schleims erschwert. (Bei NFP/Sensiplan gilt das heute als überholt, siehe oben.) Billings schrieb auch vor, dass während der Menstruation kein Verkehr stattfinden sollte, da Schleimsymptom und Menstruation ineinander übergehen können bzw. die Menstruation das Schleimsymptom überdecken kann, vor allem bei kurzem Zyklus. Nach der

Menstruation gilt Trockenheit als Grundmuster der unfruchtbaren Phase (GUP), jede Veränderung des Schleimmusters hin zu mehr Menge, mehr Feuchtigkeit, Fädigkeit etc. bedeutet, dass man für drei Tage auf Geschlechtsverkehr verzichtet. In diesen drei Tagen hat das Muster Zeit, sich auf fruchtbar oder offensichtlich unfruchtbar einzupendeln.

Tab. 3: Muttermundschleim: Veränderungen im Zyklusverlauf

Gefühl am Scheideneingang	Aussehen des Schleims	Fruchtbarkeit	Abkürzung bei NFP
Nichts zu fühlen	Keine Feuchtigkeit zu erkennen	Unfruchtbar	∅
Trocken	Kein Schleim am Scheideneingang zu sehen	Unfruchtbar	t
Feuchtes Gefühl	*Aber*: kein Schleim am Scheideneingang zu sehen	Wenig fruchtbar	f
Feuchtes oder kein Gefühl	Dicklich, klebrig, zäh, weißlich, gelblich, trüb	Fruchtbar	S
Feuchtes Gefühl	Transparent, rötlich/leicht blutig, gelb-rot, spinnbar = fadenziehend, flüssig, wegrinnend wie Wasser	Sehr fruchtbar	S+
Nass, rutschig, glitschig	Transparent, rötlich/leicht blutig, gelb-rot, spinnbar = fadenziehend, flüssig, wegrinnend wie Wasser	Sehr fruchtbar	S+

Zeigt der Schleim unfruchtbare Tage an, kann wieder an jedem zweiten Tag Geschlechtsverkehr erfolgen (daher »Zwei-Tage-Methode«), bis zum nächsten Mal eine Sekretveränderung auftritt. Wechselt dann das Muster auf fruchtbar, wird auf Verkehr verzichtet, bis das Schleimsymptom mindestens drei Tage wieder im GUP ist. Jederzeit Verkehr ist dann ab dem vierten Tag nach dem letzten positiven Schleimoptimum erlaubt, das heißt, nach dem abgelaufenen Eisprung. Die ganz strikte Billings-Methode ist daher eine Methode, die nicht viel Raum für Sex gibt! Kondome als Ergänzung wären natürlich eine Möglichkeit, da kein Ejakulat in der Vagina landet. Weibliche Barrieremethoden gelten wegen der spermiziden Cremes und Gele, die den Schleim verfälschen könnten, als problematisch.

Als Methode, die nur ein Symptom erfasst, ist die Billings- oder Zwei-Tage-Methode unsicherer als Kombinationsmethoden (NFP/Sensiplan). Und nach den ganzen Regeln, wann kein Verkehr ausgeübt werden darf, um das Schleimsymptom nicht zu verfälschen, frage ich mich, ob ein Teil der Sicherheit darauf beruht, dass das Paar selten miteinander schläft …

Irrungen und Wirrungen im Farnkrautwald

Passend zum Thema Zervixschleim: Es werden im Handel kleine Mikroskope angeboten, mit deren Hilfe der Muttermundschleim bzw. Speichel nach Antrocknen betrachtet werden kann, um so auf den Eisprung zu schließen. Tatsächlich bildet der glasige, fadenziehende Ovulationsschleim ein Muster, das an Farnblätter erinnert, wenn der Östrogenspiegel hoch ist, und zwar umso stärker, je flüssiger der Schleim ist. Inwieweit dieser Effekt nutzbar ist, um rechtzeitig den Eisprung nahen zu sehen, ist nicht bekannt. Es gibt keinerlei wissenschaftliche Daten darüber, ob sich der Speichel parallel zum Muttermundsekret verändert und ob damit eine zufriedenstellende Verhütungssicherheit erreichbar ist. Diese Produkte scheinen sich eher im Bereich Kinderwunsch durchzusetzen, ich fand es bei den Recherchen jedenfalls verwunderlich, dass Speicheltests mit so wohlklingenden Namen wie »Julia« oder »Donna« fast immer im Paket mit fünf bis zehn Schwangerschaftstests angeboten wurde …

Kalendermethode: »The nine month rhythm blues«

»I counted my days and I charted my time and soon I got the nine month rhythm blues«, so beginnt der Refrain eines irischen Frauen-Songs. Das Lied erzählt vom Frust, in den 1980er-Jahren in der Republik Irland auf dem Land nicht an wirksame Verhütungsmethoden zu kommen. Der katholische Pfarrer rät zum Tagezählen und predigt Enthaltsamkeit. Als das Zählen zum fünften Mal mit einem Kind endet, beschließt die Sängerin, sich eine Schrotflinte zu besorgen und den Pfarrer zur Absolution zu einer Reise nach Dublin zu nötigen – um dort endlich die Pille zu besorgen. Auch bei uns sah es in der Nachkriegszeit ähnlich aus: Um Flensburg herum war Beate Uhse mit dem Fahrrad als fliegende Händlerin von Haus zu Haus unterwegs, unter anderem um selbstgedruckte Anleitungen zum »Tagezählen« nach Knaus und Ogino zu verteilen – sie wurden ihr förmlich aus den Händen gerissen, da es wenig Möglichkeiten gab, den Kindersegen zu begrenzen. Das war der Start des »Handels mit Produkten für die Ehehygiene«, wie Beate Uhses Unternehmen anfänglich firmierte.

Die Kalendermethode, manchmal auch »Knaus-Ungenau« genannt, geht von der Annahme aus, dass sich aufeinanderfolgende Zyklen ähneln. Nach sechs Zyklen, deren Länge aufgezeichnet wurde, werden 18 Tage vom kürzesten Zyklus abgezogen, um die unfruchtbaren Tage am Anfang des Zyklus zu bestimmen. Ist der Zyklus regelmäßig 26 bis 28 Tage lang, sind die Tage eins bis acht für ungeschützten Verkehr geeignet. Vom längsten Zyklus werden elf Tage abgezogen, so sind dann in diesem Fall ab dem 17. Tag wieder alle Möglichkeiten für Sex offen. Bei einem regelmäßigen 32-Tage-Zyklus wäre demnach an den Tagen 14 bis 21 Geschlechtsverkehr, bei dem der Penis in die Vagina eindringt, tabu.

Die reine Kalendermethode hat eine Methodensicherheit von neun Schwangerschaften pro 100 Frauen im ersten Jahr, aber eine Anwendersicherheit von 40 pro 100 im ersten Jahr. Untersuchungen der WHO ergaben, dass ein Großteil der »Versager« auf das Konto von mehr oder weniger bewussten Verletzungen der Spielregeln geht.

Aus der Kalendermethode heraus wurde die »Standard-Days-Methode« entwickelt, vor allem für den Gebrauch unter sehr einfachen Bedingungen in Entwicklungsländern. Dabei wird schlicht und einfach von ungeschütztem Verkehr zwischen Tag acht und 19 bei einem regelmäßigen 26- bis 32-Tage-

Zyklus abgeraten. Für Frauen, die des Lesens und Schreibens nicht mächtig sind, wurde entsprechend eine kleine Kette, die »cycle beads«, entwickelt. An dieser Perlenschnur, mit roten Perlen für die Menstruationsblutung, dunklen Perlen für die unfruchtbaren Tage und weißen für die »gefährlichen« Tage, schiebt die Frau jeden Morgen beim Aufstehen einen kleinen Markierungsring weiter, damit sie sich orientieren kann, wo sie in ihrem Zyklus steht. Während der weißen Tage wird Abstinenz oder Kondomgebrauch angeraten. Bei der neuesten Version leuchten diese Perlen sogar in der Nacht, so reicht ein Blick neben die Schlafmatte auch in einer dunklen Hütte aus, um gewarnt zu sein. Der Pearl-Index liegt laut Hersteller bei 4,8 und als Anwendersicherheit bei ca. 14 im ersten Anwendungsjahr.

Die Wirksamkeit steht und fällt damit, wie gut das Paar kommuniziert und ob sich beide einig sind, diese Form der Empfängnisverhütung zu praktizieren. Vielfach sehen Frauen sich weltweit leider nicht immer in der Lage, ihren Wunsch nach Geburtenkontrolle mitzuteilen und auch durchzusetzen. Angst, der Mann könne sich eine andere Gespielin suchen, wenn elf Tage Abstinenz eingefordert werden, führt laut einer WHO-Erhebung oft zu einem »Aufweichen« der Regeln und einer Anwendersicherheit von über 25 Schwangerschaften pro 100 Frauen im Jahr.

Frauen mit unregelmäßigen Zyklen oder Zyklen, die kürzer sind als 26 oder länger als 32 Tage, scheiden von vorneherein als Anwenderinnen aus. Bei bereits einem Zyklus, der aus der Reihe tanzt, sinkt die Zuverlässigkeit beträchtlich, bei zwei Zyklen, die in der Länge abweichen, sollte dringend über den Wechsel der Verhütungsmethode nachgedacht werden.

Comeback dank Smartphone – einfach ist nicht immer sicher!

Mit dem Aufkommen technischer Helferlein, die den Alltag begleiten, und der weitreichenden Nutzung des Internets kommt auch ein immer größer werdendes Angebot an elektronischen Zykluskalendern in Form von Menstruations-Apps an die Frau. Leider wird damit häufig auch die Körperwahrnehmung und das Gefühl, wo frau sich gerade in ihrem Zyklus befindet, »outgesourct«. Körperwissen, zum Beispiel über die Qualität des Schleims an fruchtbaren und unfruchtbaren Tagen, wird ersetzt durch eine App, die den Eisprung voraussagt bzw. stumpf berechnet.

Gerade bei kostenlosen Anwendungen ist große Vorsicht geboten, wenn frau sicher verhüten will. Die Berechnungsgrundlage ist meistens die »Standard-Days-Methode«, daher haben die Programme mit individuellen Schwankungen des Zyklus nicht viel am Hut. Es nerven dann nicht nur die Werbeanzeigen, sondern oft auch ungeplante Schwangerschaften ... »Meine App hat gesagt, mein Eisprung ist am 14. Tag und danach haben wir die Kondome weggelassen.« Solche Äußerungen haben meine Kolleginnen und ich leider nicht nur einmal von einer unglücklichen Schwangeren gehört.

Anwendungen, die individuelle Daten wie Schleimqualität und Position des Muttermundes berücksichtigen, sind meistens kostenpflichtig. Aber auch hier gilt: Augen auf beim Hühnerkauf! Die sicherste Methode ist immer noch die Kombination von Temperaturmessung und Beobachtung der Schleimqualität und des Muttermundes nach NFP (myNFP oder OvuView, siehe Anhang). Wenn eine App oder eine Internetseite das nicht bietet, entspricht die Sicherheit in Sachen Verhütung auch nur der Kalendermethode!

Die Daten aus einem OvulaRing können ebenfalls webbasiert ausgewertet werden und geben so der Anwenderin jederzeit über Smartphone, Internetcafé, Laptop etc. Auskunft über ihren Zyklus. Auch bei dieser Methode gilt, dass eine individuelle, präzise Auswertung ihren Preis hat.

Sicherheit und Kosten

Tabelle 4 gibt einen Überblick über die Sicherheit der verschiedenen Methoden zur natürlichen Empfängnisverhütung. Die Zahlen entsprechen der Anzahl Schwangerschaften pro 100 Frauenjahre, berechnet nach dem Pearl-Index. Die jeweiligen Kosten sind in Tabelle 5 dargestellt.

Tab. 4: Sicherheit der verschiedenen Methoden zur natürlichen Empfängnisverhütung

Methode	Methodensicherheit	Anwendersicherheit
Symptothermale Methode: NFP/Sensiplan	0,4	1,6–3
OvulaRing (früher Ovulasens) – wenn im Rahmen der NFP-Regeln verwendet	0,4 (laut Hersteller)	Unbekannt

Methode	Methodensicherheit	Anwendersicherheit
Minicomputer Pearly	0,7 (laut Hersteller)	5–8
Ladycomp, Babycomp	0,7	5–8
Kombinationscomputer wie Cyclotest 2 plus	1–3*	
Marquette-Methode	2	Unbekannt
Billings-Methode	3	25
Persona (Urinmessung)	6,2	Unbekannt
Standard-Days-Methode/»cycle beads«	4,8	14–25
Kalendermethode	9	15–40!
Farnkrauttests	Unbekannt	Unbekannt

* Der Hersteller gibt nur einen Pearl-Index an, ohne zwischen Methoden- und Anwendersicherheit zu unterscheiden, schade!

Tab. 5: Kosten für natürliche Verhütung (Stand September 2014)

NFP/Sensiplan in Eigenregie, klassisch mit Thermometer und Papier	Startkosten ca. 20 Euro Weniger als 1 Euro im Monat bei Langzeitanwendung! Thermometer ab ca. 5 Euro, Anleitungsbuch ca. 15 Euro plus Kopierkosten für Kurvenblätter
NFP/Sensiplan-Training	Persönliches NFP-Training ca. 120 Euro für vier Termine mit einer zertifizierten Anleiterin
NFP elektronisch als myNFP	App für Android gratis bei Google Play
NFP elektronisch als iNFP	iNFP: 5,49 Euro einmalig für die App im iTunes Store – die im September 2014 im iPad nur im Kompatibilitätsmodus lief, sie ist für das iPhone konzipiert!

NFP elektronisch als Symptotherm-App bzw. PC-Programm	Ca. 250 Euro, inkl. 30 Tage persönliches Training durch NFP-Beraterin online
OvulaRing, früher Ovulasens	21–35 Euro pro Monat, je nach Laufzeit des Abos, z. B. 21 Euro pro Monat im 24-Monats-Abo für das Lesegerät und einen Sensor pro Monat sowie Online-Betreuung bei Problemen mit der Kurvenauswertung
Temperaturcomputer	350–700 Euro! Sehr hohe Anfangskosten durch Anschaffung des Gerätes, Folgekosten (variabel) eher gering, Batteriewechsel zum Teil nur durch Firma möglich, z. B. bei Pearly ca. alle 48 Monate zum Preis von 53 Euro
Kombinationscomputer Cyclotest myWay	Ca. 370 Euro – keine Folgekosten – Betrieb über wieder aufladbaren Akku
Kombinationscomputer Cyclotest 2 plus	Ca. 165 Euro – keine Folgekosten
Hormonmesscomputer	Persona: ca. 80 Euro plus Teststäbchen für ca. 10 Euro pro Monat Clearblue: ca. 130 Euro plus Teststäbchen für ca. 10 Euro pro Monat Hohe Anfangskosten durch Anschaffung des Gerätes! Folgekosten mit 8 bis 16 Euro pro Monat relativ hoch, je nach Menge der benötigten Teststäbchen, bei unregelmäßigem Zyklus werden mehr benötigt
Cycle beads	Ca. 10,50 Euro (plus Versand), 2,50 Euro für die App
Billings- und Kalendermethode	Kost nix

NFP/Sensiplan aus der Sicht der Naturheilkunde

Eine schlichtweg geniale und sehr sichere Verhütungsmethode, die es erlaubt, den eigenen Körper gut kennenzulernen, die keine Nebenwirkungen hat und den Körper nicht belastet. Natürliche Rhythmen werden respektiert und das Bewusstsein für Störfaktoren des weiblichen Zyklus gestärkt. Gerade wenn Patientinnen mit unerfülltem Kinderwunsch oder Zyklusproblemen wie PMS zu mir kommen und ihre Zyklusaufzeichnungen dabei haben, bin ich immer sehr glücklich, denn das spart oft zeitaufwendige weitere Diagnostik. Umweltfreundlich ist NFP auch, vor alle bei der klassischen Anwendung mit einem Thermometer, das jahrelang hält. Es muss ja keines mit Quecksilberfüllung sein.

Es ist schade, dass in der Ausbildung von Ärztinnen NFP eine sehr untergeordnete Rolle spielt und oft noch mit der Kalendermethode gleichgesetzt wird. Was ich mir wünsche, sind Untersuchungen und Studien über die Kombination von Barrieremethoden wie dem Diaphragma und NFP. Auf der anderen Seite ist evidenzbasierte Medizin nicht alles und es wäre wünschenswert, die praktische Lebenserfahrung von Frauen mit der Kombination weiter zu verbreiten.

7 Sterilisation – endgültige Ruhe im Verhütungsfall

»Jeder weiß, dass die Welt an ihrem Ende mit Brettern vernagelt ist.« (Reinhard Kaiser) – Ab jetzt ist Schluss mit Lustig? Nein, nur Schluss mit Folgen von Lustig!

Sterilisation bedeutet, den Keimzellen den Weg in die Gebärmutter zu verbauen, entweder durch einen Verschluss der Eileiter bei der Frau oder der Samenwege beim Mann. Kastration dagegen ist eine Entfernung der Keimdrüsen (Eierstöcke oder Hoden) mit schweren Auswirkungen auf das Hormonsystem. Letzteres können wir bei unserem Stubentiger vornehmen lassen, der sein Revier stinkend markiert und alle Katzendamen in der Nachbarschaft mit Kätzchen beglückt, für die kein zu Hause zu finden ist. Zur Verhütung beim Menschen ist dies keine Option.

Vasektomie – Samenleiter verschließen

Grundsätzlich ist die Sterilisation beim Mann deutlich einfacher durchzuführen als bei der Frau. Die Samenleiter liegen in der Leiste direkt unter der Haut. Waren früher die Schnitte, die in Lokalbetäubung vorgenommen werden, ca. 2 cm lang, so ist heute bei der sogenannten »Schlüssellochchirurgie« die benötigte Hautöffnung minimal, das Verfahren wird auch als »no-scalpel vasectomy« bezeichnet. Da das Bauchfell beim Mann nicht eröffnet werden muss, ist keine Vollnarkose nötig. Auch das Infektionsrisiko ist deutlich geringer, genauso wie die allgemeinen Risiken einer Narkose und einer Operation.

Die Sterilisation beim Mann heißt Vasektomie, dabei wird der Samenleiter durchtrennt und die Enden werden verschlossen. Es wird keine Veränderung an den Hoden vorgenommen, auch die Blutzufuhr zu den Hoden ändert sich nicht. Da der Großteil des Samenergusses aus den Sekreten der Samenbläschen, in denen der Körper die fertigen Spermien bis zur »Verwendung« aufbewahrt, und dem Sekret der Prostata besteht, ändert sich nichts am Erguss selber. Menge, Geruch, Farbe, Geschmack etc. bleiben gleich. Ohne Mikroskop, mit dem man Spermien im Ejakulat nachweisen kann, ist es nicht möglich, festzustellen, ob eine Spermaprobe von einem vasektomierten oder von einem fruchtbaren Mann stammt. Das sexuelle Erleben ändert sich ebenfalls nicht, auch nicht die Erektion oder Potenz.

Die sehr kleinen Narben sind nur bei enthaarten Männern zu sehen, unter der Genitalbehaarung verschwinden sie. Direkt nach der Operation kann es allerdings für einige Tage zu Blutergüssen und/oder einem Wundheitsgefühl in den Leisten kommen. Die Vasektomie gilt als sicherste und langfristig nebenwirkungs- und komplikationsärmste Verhütungsmethode.

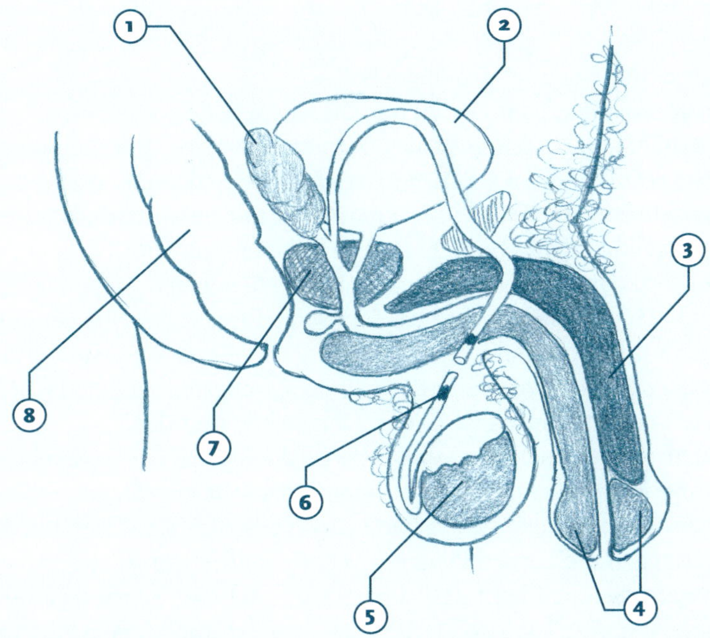

1 Samenbläschen: Hier werden Spermien bis zu 3 Monate aufbewahrt
2 Harnblase
3 Schwellkörper
4 Harnröhrenschwellkörper
5 Hoden
6 Samenleiter mit Vasektomie an typischer Stelle
7 Prostata
8 Enddarm

Abb. 26: Vasektomie: Die Samenleiter werden durchtrennt und die Enden danach verödet oder vernäht (6)

Und was passiert mit den Samenzellen, die sich vor dem verschlossenen Abschnitt des Samenleiters tummeln? Werden Spermien nicht abtransportiert, kommt es zum Rückstau und der Körper stellt die Produktion im Hoden sowie die Reifungs- und Wachstumsprozesse der unreifen Samenzellen im Nebenhoden ein. Die Produktion springt in der Regel recht zügig wieder an, sobald der Stau behoben ist. Das heißt aber nicht, dass eine Vasektomie einfach wieder rückgängig zu machen ist, sobald dann doch Kinder gewünscht werden. Zum einen ist ein Wiederzusammenfügen der Samenleiter mikrochirurgische Feinstickerei, zu der ruhige Hände, Geschick und ein Operationsmikroskop benötigt werden, zum anderen behindern Antikörper in vielen Fällen die Samenzellen, die nach einer Refertilisierung (Fruchtbarkeitswiederherstellung) gebildet werden.

Normalerweise sind der Hoden und die ableitenden Samenwege durch die Blut-Hoden-Schranke vom Rest des Körpers getrennt. Das Immunsystem würde die Spermien sonst als körperfremde Zellen erkennen und möglicherweise angreifen, denn Samenzellen enthalten nur einen halben Chromosomensatz. Eigentlich logisch, halber Chromosomensatz vom Papa, ein halber von Mama und dann muss sich zeigen, ob sich die blauen Augen, die großen Füße oder die Himmelfahrtsnase bei dem Kind durchsetzen. Bei der Frau hingegen haben die heranreifenden Eizellen den vollen Chromosomensatz, die überschüssige Hälfte wird erst nach der Befruchtung abgestoßen. Daher brauchen Frauen keine Schranke zwischen Eierstöcken und Blut.

Beim Durchtrennen der Samenleiter wird die Blut-Hoden-Schranke durchbrochen und je länger ein Mann vasektomiert ist, desto wahrscheinlicher ist es, dass sein Immunsystem das genetisch andersartige Gewebe entdeckt und Antikörper gegen die körpereigenen Spermien bildet. Zehn Jahre nach einer Vasektomie finden sich bei ca. 30 Prozent der Männer Spermienantikörper. Wird dann der Samenleiter wiederhergestellt, verklumpen die Antikörper die Samenzellen und machen sie bewegungsunfähig. Das Ejakulat enthält dann zwar wieder Samenzellen, diese gelangen aber nicht zur Eizelle. Spermien, die durch Antikörper verklebt sind, können dann nur noch über den Weg einer Reagenzglasbefruchtung mit Mikroinjektion (ICSI) zum Kind führen.

Eine Vasektomie sollte daher immer als endgültige Verhütungsmaßnahme angesehen werden, wenn die Familienplanung abgeschlossen ist. Versuche mit temporärem Verschluss der Samenleiter, zum Beispiel durch Einspritzen von Silikonmasse (wie Gießharz) ohne Durchbrechen der Blut-Hoden-Schranke, haben keine praktische Bedeutung erlangt. Schade, klingt eigentlich verführerisch – der Silikonpfropfen könnte bei Bedarf einfach wieder herausgezogen werden. Aber so mechanisch einfach ist es dann doch nicht. Ähnliche Ideen gab es auch für Frauen (Ovablock), aber dort hat sich das Auffüllen der Eileiter mit einem aushärtenden Harz auch nicht bewährt.

Neben der Endgültigkeit der Entscheidung ist bei einer Vasektomie zu bedenken, dass sie nicht sofort als Verhütung wirkt. Da die Samenzellen in den Samenbläschen im Bauch oberhalb der Prostata aufbewahrt werden, kann es drei, unter Umständen aber auch sechs Monate dauern, bis die Ergussflüssigkeit frei von Samenzellen ist. Erst dann ist die Zeugungsfähigkeit wirklich verschwunden. Die Nachkontrolle beim Urologen zu schwänzen hat schon so mancher Familie einen Nachzügler beschert, der eigentlich nicht mehr geplant war. Daher ganz wichtig: Parallel verhüten, bis die Urologin grünes Licht gibt, dass auf andere Maßnahmen wie Kondome verzichtet werden kann.

Nachteile einer Vasektomie sind neben den zumeist leichten Wundschmerzen und Schwellungen direkt nach dem Eingriff eher psychologischer Natur. Manche Männer fürchten, weniger potent oder männlich zu sein, wenn sie ihre Samenleiter durchtrennen lassen. Wissenschaftlich gesehen ist das völlig haltlos. Auch Gerüchte, die seit einigen Jahren im Internet kursieren, vasektomierte Männer bekämen davon Hodenkrebs, sind medizinisch nicht haltbar, die Statistiken der Krebsregister zeigen keine Unterschiede.

Aber bekanntlich sitzt die größte erogene Zone des Menschen zwischen den Ohren und viele Sexualstörungen haben ihren Ursprung in psychischen Faktoren. Daher finde ich es sehr schwierig, wenn Männer zu einer Vasektomie genötigt werden, hinter der sie nicht stehen. Ich sehe in meiner Praxis immer wieder Frauen, die nach etlichen Jahren mit Pille, Spirale und Kondom nach dem zweiten oder dritten Kind sagen: »Jetzt ist endlich mein Mann dran, ich habe keine Lust mehr, mich zu kümmern.« Sachlich völlig berechtigt und die meisten Frauen finden es sexy und männlich, wenn ein Mann Verantwortung übernimmt.

Viele Männer können das auch sehr gut und sind mit einer Vasektomie einverstanden und glücklich damit. Aber wenn ein Mann von Bedenken und Ängsten geschüttelt wird und nur hingeht, weil er sich verpflichtet fühlt, kann eine Vasektomie zur Belastung werden. Tritt später nach der Sterilisation dann eine Potenzschwäche oder ein anderes sexuelles Problem auf, wird er sich immer fragen, ob das an der Vasektomie liegt, ob es ohne nicht besser laufen könnte und das kann möglicherweise die Partnerschaft belasten. Menschen sind einfach unterschiedlich, auch in ihren Empfindungen, und für jeden Partner gilt: Jammern nützt nichts, wir müssen entweder mit dem vorhandenen Menschen leben und arbeiten oder uns trennen und einen neuen suchen.

Marie Forleo hat wunderbar über den Wahn vieler Frauen geschrieben, die ständig ihre Männer verändern und formen wollen. Übersetzt läuft es darauf hinaus: Männer sind wie Fundgrubenartikel bei IKEA, sie werden so genommen, wie sie kommen, oder wir lassen sie links liegen. Wenn der traumhafte grüne Sessel zu groß ist für das Zimmer, muss ich entweder etwas anderes rausräumen oder er passt halt nicht. Wenn die Größe stimmt, aber das Grün nicht harmoniert, muss ich mir auch überlegen, ob ich mit ihm langfristig glücklich werde. Wenn Sie es als persönliche Beleidigung auffassen, dass Ihr Partner nach dem zweiten Kind nicht losstiefelt und sich sterilisieren lässt, sollten Sie sich überlegen, ob Sie langfristig noch genug Respekt für ihn aufbringen können, ob Sie ihn so nehmen können, wie er ist, um in einer für Sie beide guten Partnerschaft zu leben. Oder möchten Sie umerzogen werden?

Eileiterverschluss per Bauchspiegelung – der übliche Weg

Bei Frauen wird zur endgültigen Beendigung der Fruchtbarkeit der Eileiter verschlossen. Man nennt dies auch Tubensterilisation (Tube = Eileiter). Bis Ende der 1980er-Jahre wurde dazu ein Bikini-Schnitt oberhalb des Venushügels gemacht und die Eileiter wurden durchgeschnitten und vernäht. Seit den 1990er-Jahren hat sich die Sterilisation durch den Bauchnabel, also per Bauchspiegelung, durchgesetzt. Eine Zeit lang wurden auf diesem Weg verschiedene Verschlusssysteme über die Eileiter geklemmt. Diese Clips oder Silikonringe mussten aber gelegentlich wegen eines anhaltenden Fremdkörpergefühls und Bauchschmerzen in einer zweiten Operation wieder entfernt werden, manchmal rutschten sie auch einfach ab und gaben den Weg für die Eizelle zur Gebärmutter und zu den Samenzellen wieder frei. Daher werden heute die Eileiter in den meisten Fällen verschweißt. Das heißt, der Eileiter wird gezielt kurz vor der Gebärmutter mit einer Klemme gefasst, zwischen deren Kiefern Strom fließt oder punktuell eine hohe Temperatur erzielt wird.

Dadurch wird der Eileiter verödet und bildet sich in den nächsten Wochen in einen schmalen, undurchlässigen Bindegewebestrang um.

Mit dieser modernen Operationstechnik haben sich auch die Risiken und Probleme vermindert, die früher häufiger waren. Nachblutungen im Bauch nach Durchschneiden der Eileiter, an denen gelegentlich dicke Krampfadern sitzen, verlorene Clips, die im Bauch umherwanderten und gesucht werden mussten, das alles gehört der Vergangenheit an. Auch Hormonstörungen treten heute nur extrem selten auf.

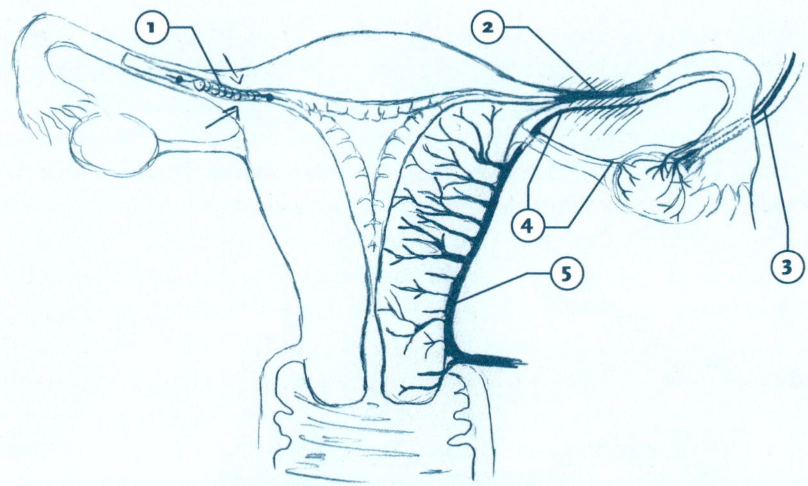

1 Essure (Seite 187) im engen Abschnitt des Eileiters: keine Gefahr der Verletzung von Blutgefäßen, aber nicht zu reparieren
2 Klassische Sterilisation: Verödung durch Strom oder Erhitzen am Anfang des ampullären Anteils des Eileiters
3 Eileiterarterie aus der Nierenblutbahn, versorgt den Eierstock durchschnittlich mit 70 % des Blutes
4 Äste der Gebärmutterarterie zu Eierstock und Eileiter
5 Arteria uterina = große Gebärmutterarterie

Abb. 27: Unterschiedliche Orte, an denen eine klassische und eine transzervikale Sterilisation bei der Frau vorgenommen werden können

In den letzten zehn Jahren habe ich vielleicht sechs Patientinnen gesehen, die genau seit ihrer Sterilisation mit heftigem prämenstruellem Syndrom (PMS), deutlich verstärkten Menstruationsblutungen und teilweise mit Schmierblutungen ab Eisprung bis zur Menstruation zu kämpfen hatten[21].

Dieses als Poststerilisationssyndrom beschriebene Problem, über das Anfang der 1990er-Jahre noch wissenschaftlich berichtet wurde, ist heute eine echte Rarität – so sehr, dass diskutiert wurde, ob es überhaupt existiert. Die Erklärung, warum einige Frauen hormonelle Schwierigkeiten nach einer Sterilisation bekommen können, lieferte Professor Semm, ehemaliger Ordinarius der Kieler Frauenklinik: Bei den meisten Frauen werden die Eierstöcke zu 70 Prozent über einen Ast der Nierenarterie, also von oben, mit Blut versorgt, und nur zu 30 Prozent über ein kleines Blutgefäß der Gebärmutter. Bei einem kleinen Teil der Frauen werden die Eierstöcke aber mehr über die Gebärmutterarterie mit Blut versorgt und dieses Blutgefäß verläuft teilweise sehr dicht am Eileiter. Wird es verletzt und unterbunden, wird die Blutversorgung des Eierstocks knapp und das kann sich in hormonellem Ungleichgewicht, meist im Sinne einer Östrogendominanz, äußern.

Da heute die Eileiter nicht mehr durchgeschnitten und vernäht werden und insgesamt schonender und weniger invasiv operiert wird, ist es verständlich, dass hormonelle Beschwerden nach dem Eingriff heute nur noch sehr selten vorkommen. Studien belegen, dass Frauen, die einen Eileiterverschluss haben, im Durchschnitt zwei Jahre früher aufhören zu menstruieren als Frauen ohne Sterilisation, außerdem leiden sie früher unter Wechseljahresbeschwerden (aber nicht länger!). Aber auch diese Untersuchungen beziehen sich überwiegend auf Frauen, die sich vor dem Jahr 2000 haben operieren lassen. Da viele Frauen sich zwischen dem 35. und 40. Lebensjahr sterilisieren lassen, bedarf es mehr als eines Jahrzehnts Nachbeobachtung, um festzustellen, wann die Menopause eintritt.

21 Bei fünf der sechs Patientinnen hatte die Sterilisation noch im 20. Jahrhundert stattgefunden. Mit Ausnahme einer Patientin war entweder mit Phytotherapie alleine oder zusammen mit Gefäßtraining nach Pfarrer Kneipp, Wechselduschen und überwärmenden Leibwickeln auf Höhe des zehnten Brustwirbelkörpers (das Körpersegment, das für die Nierenblutgefäße zuständig ist) eine deutliche Besserung zu erzielen. Eine Patientin mit extrem reizbarer PMS-Stimmung und dunklem Vorkleckern sieben bis zehn Tage vor der Regel behauptet bis heute, Klimadynon uno und Pfarrer Kneipp hätten ihre Ehe gerettet.

Abgesehen von den allgemeinen Risiken einer Vollnarkose und den Komplikationen, die bei einer Operation im Bauchraum prinzipiell immer vorkommen können, ist eine Sterilisation der Frau langfristig eine extrem sichere und nebenwirkungsarme Verhütungsmethode. Zu den operativen Risiken gehören Verletzungen von Blutgefäßen und anderen inneren Organen wie dem Darm sowie Infektionen und Wundheilungsstörungen, die aber bei gesunden Frauen und einer solchen kurzen Routineoperation extrem selten vorkommen. Im Vergleich zur Sterilisation des Mannes ist die Sterilisation der Frau aber etwa zehnfach höher mit Risiken belastet, da das Bauchfell eröffnet werden muss und eine Narkose nötig ist.

Die Erholungszeit beträgt drei bis vier Tage. Die größten Beschwerden verursachen in dieser Zeit oft Schmerzen im Schultergürtel. Da bei einer Bauchspiegelung der Bauch mit Gas gefüllt wird, welches das Zwerchfell reizt und nach oben schiebt, werden die Nerven, die zur Schulter ziehen, ebenfalls gereizt. Das klingt unlogisch, aber die Verschaltung der Nerven ist so in unserem Bauplan angelegt. Auch eine Gallenkolik oder -entzündung macht sich häufig zuerst durch Schmerzen in der rechten Schulter bemerkbar, da die Galle rechtsseitig an der Leber unter dem Zwerchfell liegt. Diese Beschwerden im Schultergürtel sind wie ein heftiger Muskelkater.

Wärme, etwa ein heißes Dinkelkissen oder wärmende Salben wie Kytta-Balsam oder Thermo-Bürger, auf Nacken und Schultern lindert das Ziehen. Auch können kleine Reste des Gases, mit dem der Bauch aufgepustet wurde, zwischen den Darmschlingen hängen bleiben und Bauchbeschwerden verursachen. Der Körper baut dieses Kohlendioxid aber in wenigen Tagen ab. Dennoch sollten stark blähende Nahrungsmittel gemieden werden, da sie die Missempfindungen verstärken. Salate mit rohen Zwiebeln, Linsensuppe, dicke Bohnen und Hefegebäck sind direkt nach der Operation keine gute Idee, auch wenn Ihnen bei Entlassung gesagt wurde, Sie dürften alles essen.

Eine Sterilisation sollte immer in der ersten Zyklushälfte erfolgen, am besten direkt nach der Menstruation, denn eine befruchtete Eizelle, die gerade noch in die Gebärmutter durchgerutscht ist, wird nicht davon aufgehalten, dass die Tür hinter ihr verschlossen wird. Es stört keine Klinik, wenn die sterilisationswillige Frau noch menstruiert, der Tampon kann bei einer gerade mal knapp 20 Minuten dauernden Bauchspiegelung an Ort und Stelle bleiben.

Leider glauben einige Frauen, sich zu einem Termin zur Sterilisation in einer Klinik anzumelden bedeutet, keine Verhütung mehr zu benötigen. Das gilt nach der Sterilisation, nicht aber vorher. Vor einigen Jahren sterilisierte eine Kollegin von mir eine Patientin, die das Thema Verhütung noch vor ihrem Urlaub endgültig klären wollte, in der dritten Zykluswoche, da die Frau Stein und Bein schwor, sie könne nicht schwanger sein. Und dann stand die sonnengebräunte Dame genau fünf Wochen später erneut in unserer Ambulanz und wollte in der achten Schwangerschaftswoche einen Abbruch … Eine ihr angebotene »prophylaktische« Ausschabung, um das Endometrium zu entfernen, in dem sich etwas einnisten könnte, hatte sie vorher abgelehnt mit der Aussage, sie könne wirklich nicht schwanger sein. Die Blumen und die Bienen: Einmal ohne Verhütung kann ausreichen, um schwanger zu werden! Mittlerweile verstehe ich gut, warum mein erster Oberarzt früher einen Wutanfall bekam, wenn wir Assistentinnen vor der Operation nicht sofort sagen konnten, wann der erste Tag der letzten Regel bei der Patientin gewesen war.

Sterilisation bei und nach einer Geburt

Bis Mitte der 1990er-Jahre wurden auch Sterilisationen am zweiten oder dritten Tag nach einer normalen Geburt durchgeführt. Da die Gebärmutter dann noch hoch am Bauchnabel steht, bevor sie sich zurückbildet, sind die Eileiter leicht mit einem kleinen Schnitt erreichbar, der nach der Rückbildung im Bauchnabel verschwindet. Technisch einfach, kosmetisch unauffällig, für viele Frauen, die drei bis vier Tage ohnehin mit dem Baby in der Klinik bleiben wollten, war das praktisch – aber leider nicht so zuverlässig wie Sterilisationen außerhalb des Wochenbettes. Die extrem starken Reparaturvorgänge, die im Körper nach einer Geburt ablaufen, führten dazu, dass bei bis zu zehn Prozent der im Wochenbett sterilisierten Frauen später mindestens ein Eileiter wieder zusammengewachsen war, insbesondere wenn Techniken verwendet wurden, bei denen die Enden der Eileiter frei in der Bauchhöhle lagen, wie die Methode nach Pomeroy. Entsprechend war die »Versagerquote« relativ hoch: Bis zu zehn Prozent der Frauen wurden in den Jahren danach schwanger.

Heute werden Sterilisationen im Zusammenhang mit einer Geburt in Deutschland nur noch bei einem Kaiserschnitt vorgenommen. Vor allem, wenn eine Frau wegen eines engen Beckens nicht auf dem normalen Weg entbinden kann, es sich um einen wiederholten und geplanten Kaiserschnitt handelt und es das letzte Kind sein soll, bietet sich die Sterilisation zu diesem

Zeitpunkt an. Der Bauch ist eröffnet, die eigentliche Sterilisation braucht nur wenige Minuten, nachdem die Gebärmutter wieder verschlossen wurde, und kann durchgeführt werden unabhängig davon, ob der Kaiserschnitt in Lokalbetäubung am Rücken oder in Vollnarkose erfolgt. Da die starken Reparaturvorgänge im Wochenbett bekannt sind, gilt es heute als sicheres Vorgehen, dann jeweils ein Stück des Eileiters herauszuschneiden, die Enden zu veröden und sie dann noch in voneinander getrennten Bauchfelltaschen zu verstecken (Technik nach Irving). So wird dem Wiederzusammenwachsen sehr effektiv vorgebeugt und die Verhütung ist wirklich sicher.

An der offenen Bauchhöhle kann sehr übersichtlich operiert werden. Liegen Blutgefäße sehr nahe am Eileiter, kann das Bauchfell auf der gefäßabgewandten Seite eröffnet werden, bevor der Eileiter durchtrennt wird (Technik nach Uchida). Damit können Verletzungen von Blutgefäßen und nachfolgende Probleme mit großer Sicherheit vermieden werden.

Frauen, die sich bei einer Kaiserschnittgeburt oder im Wochenbett sterilisieren lassen, bereuen den Eingriff später häufig. Vor allem, wenn die Entscheidung kurz vor dem Entbindungstermin nach einer mühevollen Schwangerschaft gefallen ist, möchten relativ viele Frauen den Eingriff später wieder rückgängig machen. Daher nehmen einige Kliniken eine Eileiterunterbindung bei einem geplanten Kaiserschnitt nur vor, wenn im Mutterpass dokumentiert ist, dass eine Sterilisation frühzeitig in der Schwangerschaft mit der Frauenärztin besprochen wurde. Es gibt keine festen Vorgaben, in welcher Schwangerschaftswoche das Beratungsgespräch stattfinden soll, im Allgemeinen wird von mindestens vier Wochen vor der geplanten Geburt ausgegangen, damit die Frau ausreichend Zeit hat, sich dafür oder dagegen zu entscheiden. Auch bei der Vorstellung in der Geburtsklinik zur Geburtsplanung vor der Entbindung sollte der Wunsch nach einer Sterilisation besprochen werden.

Manche Frauen, die für eine Abtreibung eine Klinik aufsuchen, möchten während der Narkose gleich sterilisiert werden. Diese Entscheidung, nicht nur jetzt dieses Kind nicht auszutragen, sondern auch gleich für die Zukunft dauerhaft den Weg zu verbauen, wird oft von dem psychischen Druck, der die Entscheidung zur Abtreibung begleitet, angetrieben. Aber viele Frauen betrauern die unter Zeitdruck und Stress gefällte Entscheidung später. Vielfach haben sie die Entscheidung gegen dieses Kind und gegen Kinder überhaupt aus einer unglücklichen Partnerschaft heraus gefällt oder nachdem sie verlassen wurden.

Pro Familia veröffentlichte vor wenigen Jahren eine Erhebung, wonach 70 Prozent der Frauen bei der Schwangerschaftskonfliktberatung angeben, sie würden die Abtreibung wollen, weil sie sich vom Kindsvater oder der Familie unzureichend unterstützt fühlten und sich nicht in der Lage sähen, ein Kind alleine großzuziehen. Die Lebenssituation kann ein paar Jahre später völlig anders aussehen. Da bekannt ist, dass eine Sterilisation in Kombination mit einer Abtreibung großes psychisches Leid mit sich bringen kann, lehnen die meisten Krankenhäuser und ambulanten Operationszentren so ein Vorgehen ab.

Kinderwunsch nach Sterilisation

Die Wege des Lebens sind nicht immer vorherzusehen und gelegentlich kommt es vor, dass eine Frau sich später doch noch ein Kind wünscht. Empfindet eine Frau in einer neuen Partnerschaft die Sterilisation im Nachhinein als Fehler, stellt sich die Frage, ob sie die damalige Entscheidung jetzt noch akzeptiert oder nicht. Fehlentscheidungen kommen im Leben vor und gehören zum Menschsein dazu. Diesen Fehler zu revidieren ist aber aufwendig und im Zweifelsfall teuer.

Selbstverständlich können Frauen nach einem Eileiterverschluss eine künstliche Befruchtung im Reagenzglas (In-vitro-Fertilisation, IVF) vornehmen lassen, genauso wie eine Frau, deren Eileiter durch Infektionen verschlossen sind. Die Erfolgsraten der IVF-Behandlung sind abhängig vom Alter der Frau und der Eizellenreserve. Im Vergleich zu anderen Gründen, wegen denen eine künstliche Befruchtung vorgenommen wird, sind die Schwangerschaftsraten in einem solchen Fall sehr gut. Frauen, die wegen eines mechanischen Problems (blockierte Eileiter) reproduktionsmedizinische Hilfe suchen, habe in der Regel gesunde Ovarien und sprechen auf eine Stimulation der Eierstöcke viel besser an als Frauen, die wegen hormonellen Problemen und ausbleibenden Eisprüngen Behandlung suchen.

Eine Alternative ist die chirurgische Wiedervereinigung der Eileiter. Dabei wird das verödete Stück ausgeschnitten und die angeschnittenen Enden werden unter dem Operationsmikroskop mit haarfeinen Fäden wieder verbunden. Eine Refertilisierung ist eine aufwendige Operation mit hohen Anforderungen, sowohl technisch für den Operateur und die Instrumente als auch für den Geldbeutel der Frau. Sie wird üblicherweise per Mini-Bauchschnitt in

Vollnarkose von einer bis drei Stunden Dauer durchgeführt. In knapp fünf Prozent der Fälle kommt es zu Operationskomplikationen wie Entzündungen und Wundheilungsstörungen.

Aber die Erfolgsraten einer Eileiterrekonstruktion bei jungen Frauen liegen über denen einer künstlichen Befruchtung mit IVF, vor allem, da die Frau in jedem folgenden Zyklus die Chance hat, schwanger zu werden, und nicht nur bei den Behandlungszyklen der künstlichen Befruchtung. Die Erfolgsraten im Sinne von hinterher aufgetretenen Schwangerschaften liegen bei 50 bis 70 Prozent, je nach der zuvor angewendeten Sterilisationsmethode. Bei der Clip-Sterilisation sind die Aussichten auf ein Kind hinterher am besten, da die Clips[22] oft einfach per Bauchspiegelung entfernt werden können, allerdings ist das Risiko für eine Eileiterschwangerschaft erhöht. Als Faustregel gilt: Vor dem 35. Lebensjahr gilt eine Refertilisierung als günstiger und hat gute Erfolgsaussichten. Nach dem 35. Lebensjahr scheint die Chance auf ein Kind bei IVF-Behandlung mit Stimulation der Eierstöcke größer zu sein.

Dabei gibt es aber individuelle Abweichungen. Ein Ultraschall während der abklingenden Menstruation zwischen dem dritten bis fünften Zyklustag, um die Eierstöcke zu begutachten und eine gleichzeitige Blutabnahme, um das Anti-Müller-Hormon und das follikelstimulierende Hormon zu messen, geben einen Einblick, wie es um die Reserve der Ovarien steht. Steht die Tankanzeige schon kurz vor oder im roten Bereich, gewährt laut den medizinischen Statistiken eine künstliche Befruchtung deutlich bessere Chancen, keines der beiden Verfahren bietet aber eine Garantie auf Erfolg.

Bei einer Refertilisierung sollte bedacht werden, dass ein erhöhtes Risiko für Eileiterschwangerschaften besteht, da an den Nahtstellen der Eileiter Vernarbungen entstehen können. Außerdem sollte vor einer Refertilisierung bei einer Frau auf jeden Fall mindestens einmal das Sperma des Mannes untersucht werden. Ist die Zeugungsfähigkeit des Partners suboptimal, ist die Erfolgsrate natürlich geringer.

Viele Pro-Familia-Beratungsstellen können vor einer geplanten Refertilisierung beim Mann und bei der Frau kompetent beraten.

22 In Deutschland werden Clips nur noch selten verwendet, in anderen Ländern, zum Beispiel in der Schweiz, ist das anders.

Transzervikale Sterilisation: Der Bauch bleibt zu

Eileiter können nicht nur von ihrer Außenseite her verschlossen werden, sondern auch von innen, denn sie sind per Gebärmutterspiegelung von unten kommend erreichbar. Der Gedanke, von innen einen Pfropfen hineinzusetzen, klingt simpel und logisch. Die praktische Ausführung ist aber etwas schwieriger, da die Eizellen und die Spermien extrem klein sind und der Verschluss bis in alle Fältchen der Eileiterwand super abdichten muss. Ein solcher vollständiger Verschluss wird bei der transzervikalen Sterilisation dadurch erreicht, dass ein Fremdkörper oder eine andere Methode den Körper dazu anregt, Bindegewebe zu bilden und damit den Eileiter selber zu verschließen.

Die Vorteile liegen auf der Hand: Es ist keine Vollnarkose nötig, das heißt, auch Frauen, für die eine Vollnarkose riskant wäre, können sich sterilisieren lassen. Andere Risiken, die sich aus einer Operation mit Eröffnung der Bauchhöhle ergeben können, wie etwa die Verletzung von Darm, Blase oder anderen inneren Organen, fallen weg. Ein Eileiterverschluss ohne Bauchhöhleneröffnung benötigt keinen langen Aufenthalt in einer Klinik, die Frauen sind nach der Anwendung meist am gleichen Tag wieder arbeitsfähig – in den USA propagierten einige Vorreiter dieser Methoden, die durch den Muttermund erfolgen, als »Mittagspausenlösung« für das Verhütungsproblem. »Walk in, walk out«, im Gegensatz zu ebenfalls ambulant durchgeführten Sterilisationen per Bauchspiegelung, bei denen wegen der Narkose Autofahren, Maschinenführen und konzentriertes Arbeiten für den Rest des Tages untersagt werden muss. Es entstehen keine sichtbaren Narben und die Blutversorgung der Eierstöcke kann nicht gestört werden. Diese Form der Sterilisation ist diskret und nur für die Frau und ihre Ärztin bekannt, außer mit einer Röntgenaufnahme des Bauches kann nicht festgestellt werden, ob eine Frau einen Eileiterverschluss hat vornehmen lassen.

Ein Nachteil ist, dass die Sterilisation durch den Muttermund erst nach ca. drei Monaten sicher wirkt, denn das Bindegewebe muss erst einsprossen. Der Erfolg muss mit Kontrastmittel bei einer Kontrolluntersuchung überprüft werden, genauso wie bei einer Sterilisation des Mannes. Daneben sind die Kosten relativ hoch, vor allem durch das chirurgische Einmalmaterial.

Des Weiteren ist wichtig zu wissen, dass bei transzervikaler Sterilisation der Verschluss der Eileiter immer im isthmischen Anteil verläuft. Das ist der

Teil des Eileiters, der durch die Gebärmutterwand führt (Abb. 27). Bei der Eileiterdurchtrennung, -verschweißung oder Clip-Sterilisation liegt der Verschluss weiter außen in der freien Bauchhöhle. Eileiter, die im außerhalb der Gebärmutter liegenden Teil verschlossen sind, können wieder verbunden werden, nachdem der verschweißte oder durch Clips gequetschte Anteil ausgeschnitten wurde. Ein Verschluss innerhalb der Gebärmutterwand ist nicht zu reparieren. Sollte sich eine Frau nach einer transzervikalen Sterilisation doch noch ein Kind wünschen, zum Beispiel bei einer neuen Partnerschaft, bleibt nur der Ausweg einer künstlichen Befruchtung im Reagenzglas (IVF). Kurz: Transzervikale Sterilisation ist in keinem Fall wieder rückgängig zu machen!

In Deutschland wird momentan nur das Essure-Verfahren (siehe unten) angewendet. Medizinhistorisch gab es auch noch andere Formen. Beispielsweise versuchte man, durch das Malaria- und Entwurmungsmittel Quinacrin eine lokale Entzündung und Verklebung der Gebärmutterhöhle und der Eileiter zu verursachen. Quinacrin ist kostengünstig, die Pellets lassen sich mit einem kleinen Röhrchen wie mit einem Blasrohr ganz einfach in die Gebärmutter platzieren. Leider hat es unrühmliche Medizingeschichte geschrieben, zum einen aufgrund von starken Schmerzen, Ausfluss und anderen Beschwerden, die Frauen nach der Anwendung hatten, zum anderen aufgrund seiner missbräuchlichen Anwendung im Rahmen staatlicher Familienplanungsprogramme Anfang der 1990er-Jahre in einigen Ländern wie Vietnam und Indien, bei denen Frauen ohne ihr Wissen während anderer Eingriffe mit Quinacrin sterilisiert wurden.

Essure

Bei einer Gebärmutterspiegelung (Hysteroskopie) wird transvaginal unter Sichtkontrolle ein Katheter in den Ausgang eines Eileiters gelegt und nacheinander in jeden Eileiter eine Mini-Feder aus Stahl mit einem Polyethylenkern eingeführt. Zum Einführen sind die Federn auf 0,8 mm zusammengefaltet, vor Ort spannen sie sich spindelförmig auf 1,5 bis 2 mm auf, sodass sie nicht mehr verrutschen können und sich festsetzen. Die Anzahl der Windungen, die nach dem Einsetzen noch in die Gebärmutterhöhle herausschauen dürfen, ist festgelegt. Daher kann die Ärztin nach der Platzierung sofort die korrekte Einlage überprüfen.

Die ganze Prozedur dauert zehn bis 15 Minuten und ist mit wenig körperlicher Belastung verbunden. Ausnahme sind leichte Unterbauchschmerzen wie eine beginnende Mens am gleichen Tag. Fast alle Frauen gehen am folgenden Tag wieder ganz normal ihrem beruflichen und familiären Alltag nach. In den folgenden Wochen wächst Bindegewebe in den Fremdkörper ein, umschließt ihn bzw. füllt die Hohlräume aus. Die Materialien sind seit Langem in der Chirurgie im Einsatz, das Metall, ein antiallergener Chirurgenstahl, wird beispielsweise für Stents, die verengte Herzkranzgefäße offenhalten, verwendet. Die Stents für das Herz haben allerdings keinen Kern aus Polyethylenfasern, der den Körper zur Bildung von Bindegewebe anregt – das wäre am Herzen völlig entgegen der gewünschten Wirkung.

Polyethylen ist ein thermoplastischer Kunststoff, der in Gelenkprothesen seit Jahrzehnten verwendet wird und sich durch große Beständigkeit gegenüber Säuren, Laugen, mechanischem Abrieb etc. auszeichnet. Tiere oder Pflanzen nehmen ihn nicht in den natürlichen Kreislauf auf, das heißt, er ist biologisch nicht abbaubar. Die Langlebigkeit von Polyethylen ist im Bereich medizinischer Implantate ein großer Vorteil, bei der Verwendung als Verpackungsmaterial, zum Beispiel für Lebensmittel, ist die schlechte Abbaubarkeit ein ökologisches Problem. Der Käse ist schnell aufgegessen, die Verpackung überdauert die Haltbarkeit um Jahrzehnte bis Jahrhunderte … Aber das ist ein ganz anderes Thema.

Essure hat im Vierjahrestest eine Sicherheit von 0,2 bis 0,82 Prozent, berechnet nach Pearl-Index aus mehreren Studien. Damit ist die Methode etwas sicherer als eine konventionelle chirurgische Sterilisation. In einer Studie fand sich nach drei Monaten bei der Nachkontrolle ein kompletter Eileiterverschluss bei 96,5 Prozent der Frauen und nach drei weiteren Monaten bei 100 Prozent. Eine neue Studie von 2012 aus den USA stellte bei sechs Prozent der 240 untersuchten Frauen nach drei Monaten fest, dass die Implantate nicht optimal lagen. Dennoch waren die Eileiter bei fast allen komplett verschlossen. Die langfristige Sicherheit scheint eher noch zuzunehmen, allerdings ist das Verfahren noch nicht so lange auf dem Markt wie andere Methoden, sodass wenige Verlaufsbeobachtungen über einen Zeitraum von mehr als fünf Jahren verfügbar sind.

Seit 2002 ist die Methode von der amerikanischen Gesundheitsbehörde FDA als nicht chirurgisches Sterilisationsverfahren zugelassen, in Europa gibt es seit 2010 zunehmend Ärztinnen, die Essure anbieten. Ein Nachteil ist allerdings der relativ hohe Preis des Einmalmaterials von fast 900 Euro, der sich natürlich im Preis für die Verbraucherin niederschlägt. Des Weiteren ist die

Einlage nicht immer ganz einfach, wie mir ein hervorragender endoskopischer Operateur, der diese Methode aus den USA kennt, versicherte. Oder Norddeutsch gesagt: »Friemeliger Fummelkram, wenn die anatomischen Verhältnisse nicht ideal sind. Da brauchst du geschickte Finger.« Kein Eingriff, der mal eben so erlernt werden kann, sondern der nur von Kliniken und ambulanten Operationszentren durchgeführt werden sollte, die viel endoskopische Erfahrung haben. Und es gibt leider vereinzelte Berichte von Frauen, bei denen die Wand der Eileiter mit dem Essure durchstoßen wurden und die hinterher unter heftigen Bauchschmerzen durch den Fremdkörper litten.

In den USA gibt es mittlerweile auch Sammelklagen von Frauen, die nach der Einlage massive Schmerzen hatten und teilweise Wochen brauchten, bis das Essure aus der Bauchhöhle entfernt wurde. Die Situation in den Vereinigten Staaten ist mit unserem Gesundheitssystem nicht zu vergleichen. Wenn bei uns eine Gebärmutterspiegelung durchgeführt wird, gehört wie bei einer Ausschabung zur Aufklärung dazu, dass für den Fall einer Wanddurchstoßung eine Bauchspiegelung gemacht wird und eventuelle Verletzungen innerer Organe sofort abgeklärt und behoben werden. Dafür kommen dann auch gesetzliche wie private Krankenversicherungen bei uns auf. Die Verhütungsmaßnahme selber ist als Eigenleistung selbst zu bezahlen. Treten aber in Folge seltene Komplikationen auf, springt die Versicherung ein. Eine gute Regelung, die es so in vielen anderen Ländern nicht gibt. In den Vereinigten Staaten sind leider viele Frauen nicht besonders gut abgesichert, was die Kosten medizinischer Eingriffe angeht. Das heißt, eine Bauchspiegelung, um Verletzungen durch das Einsetzen auszuschließen oder Wunden im Bauch sofort zu verschließen, wird nicht immer gleich bei Verdacht auf Komplikationen durchgeführt. Sie kann wohl auch nicht in allen Praxiskliniken, die dort Essure einsetzen, gemacht werden. Und ähnlich wie bei dem Dalkon-Shield, scheinen Komplikationen in den Kliniken, die den Eingriff häufig durchführen und in denen die Ärzte insgesamt viel endoskopisch operieren, sehr selten zu sein. Bei den Ärzten, die nur gelegentlich hysteroskopieren, treten sie aber gehäuft auf. Ich hoffe nicht, dass die Klagen dazu führen, dass Essure wieder vom Markt verschwindet, denn in den Händen sorgfältiger Kolleginnen scheint es eine gute Erweiterung des existierenden Angebotes an Verhütungsmethoden zu sein.

Eine transzervikale Sterilisation wird immer direkt nach Abklingen der Regelblutung durchgeführt. Blutet die Patientin noch, wird die Gebärmutterspiegelung unübersichtlich, nach dem Eisprung kann aber schon eine Befruchtung stattgefunden haben. Eine liegende Spirale kann theoretisch bei den Vorbereitungen einfach gezogen werden, beispielsweise bei der Desinfektion des Muttermundes vor dem Eingriff. Praktisch kommt es beim Ziehen eines IUP häufig zu leichten Blutungen und einer Reizung der Schleimhaut. Kollegen, die Essure einsetzen, berichten davon, dass die Sichtverhältnisse in der Gebärmutter nicht so gut sind, wenn die Spirale direkt vor der Einlage entfernt wurde, da Blutschlieren und Schleimhautflöckchen in der Gebärmutter herumwirbeln. Dann kann es schwierig werden, die Eileiteröffnungen zu finden. Daher ist es beim Wechsel von einer Spirale zu Essure eher günstig, zum Beginn der Regelblutung das IUP ziehen zu lassen und nach Beendigung der Blutung einige Tage später Essure einzusetzen.

Die Haltung während des Einsetzens ist etwas unbequem, da die Beine deutlich höher und weiter seitlich gelagert werden müssen (Knie in Richtung Ohren) als zum Beispiel für einen Krebsfrüherkennungsabstrich. Mit dem 30° gewinkelten Instrument ist es sonst manchmal schwierig, in die Eileiter hineinzukommen. Aber zumeist dauert das Ganze ja nur zehn bis 15 Minuten.

Eine völlig andere Einsatzmöglichkeit für Essure berichten Kolleginnen aus Moskau, nämlich im Bereich der Kinderwunschbehandlung. Bei Frauen, bei denen sich Sekret im verklebten Eileiter staut, muss normalerweise vor einer künstlichen Befruchtung (IVF) der Eileiter operativ entfernt werden. Das Sekret, das sonst in die Gebärmutter tropfen könnte, ist sehr schädlich für die Einnistung einer Eizelle. Oftmals wollten das die Kinderwunschpatientinnen aber nicht so gerne. Sie fühlen sich ohnehin als Frau schon eingeschränkt in ihrem körperlichen Funktionieren, dann auch noch einen Teil der Genitalorgane wegoperieren zu lassen … Stattdessen wird in einigen Kinderwunschkliniken in Russland Essure eingesetzt, relativ weit in die Eileiter hineingeschoben, damit kein piksiges Ende die Fruchtblase stören kann, acht Wochen abgewartet und dann die befruchtete Eizelle eingesetzt. Das Verfahren soll die Baby-take-Home-Rate, daran wird der Erfolg von Kinderwunschkliniken gemessen, in solchen Fällen deutlich steigern.

Wo bleiben die Eizellen?

Patientinnen fragten mich beim Aufklärungsgespräch vor einer Sterilisation oft, wo denn die Eizellen hingelangen würden, wenn der natürlich vorgesehene Weg versperrt sei. Hinter der Gebärmutter bildet eine Umschlagfalte des Bauchfells den Douglas-Raum. Er entspricht bei der stehenden Frau dem tiefsten Ort der Bauchhöhle. Dort sammelt sich alles, was im Bauch an Überschüssigem »anfällt«, sei es der Eiter einer Blinddarmentzündung, wenn der Blinddarm durchgebrochen ist, oder Menstruationsblut, das durch die Eileiter den falschen Weg genommen hat (das kommt in geringem Maße bei vielen Frauen vor und wird als retrograde Menstruation bezeichnet) oder Bauchfellwasser bei einer Tumorerkrankung.

Und dort sitzen Fresszellen (Phagozyten), die den Abfall, abgestorbene Zellen und überschüssige Flüssigkeit, zum Beispiel von einem Eisprung oder einer geplatzten Zyste, abbauen und noch nutzbare Bestandteile wie Eiweiße dem Körper wieder zur Verfügung stellen. Da der Douglas-Raum so etwas wie ein örtlicher Wertstoffhof ist, bleiben keine Eier irgendwo in den Untiefen des Bauches liegen. Auch ohne Sterilisation gelangen gelegentlich Eizellen nicht in den Eileiter, sondern in die Bauchhöhle. Bei einer Befruchtung kann es dann zu einer Bauchhöhlenschwangerschaft kommen, die zum Glück sehr, sehr selten ist.

Eileiterverschluss aus naturheilkundlicher Sicht

Der Zugangsweg, über den die Eileiter der Frau verschlossen werden, kann auch unter Gesichtspunkten der Naturheilkunde und der Regulationsmedizin betrachtet werden. Der Bauchnabel entspricht dem Akupunkturpunkt Ren Mai 8 (Konzeptionsgefäß 8). Er ist nicht nur ein wichtiger Energiepunkt für die weiblichen Organe, sondern gilt auch nach einigen klassischen Texten der Traditionellen Chinesischen Medizin (TCM) als »für Metall verbotener Punkt«. Das heißt, Ren Mai 8 wird nicht mit Akupunkturnadeln gereizt. Wird dieser Punkt im Rahmen einer traditionellen chinesischen Behandlung stimuliert, dann in der Regel nur durch Erwärmen mit Moxa-Kraut (einer Beifußart), zum Beispiel bei Eierstockzysten.

Bei einer Bauchspiegelung durch den Bauchnabel einzugehen ist aus Sicht der operativen Medizin sinnvoll, da dort keine großen Blutgefäße liegen, die verletzt werden können. Aus Sicht der Regulationsmedizin ist das jedoch potenziell problematisch. Narben auf Akupunkturmeridianen oder in Energiekreuzungspunkten wie dem Ren Mai 8 können als Störfelder fungieren und langfristig je nach Konstitution gesundheitliche Störungen verursachen. Narben, die die Regulationsfähigkeit des Körpers behindern, können bei Bedarf durch Neuraltherapie oder auch durch Akupunktmassage nach Penzel entstört werden. Narben im Bereich von Meridianen zu vermeiden ist natürlich günstiger. Auch kann sich die Durchblutung der Eierstöcke beim transvaginalen Verfahren nicht ändern, da die Veränderungen nur innen im Eileiter stattfinden, die außenliegenden Blutgefäße, die zum Eierstock führen, können nicht verletzt oder eingeengt werden.

Zwar sind hormonelle Veränderungen nach einer Sterilisation heute sehr selten geworden, dennoch ist die transzervikale Sterilisation auch hier im Vorteil. Auch die Belastung des Körpers durch eine Vollnarkose bleibt bei einer transzervikalen Sterilisation aus. Wenn Frauen eine möglichst langfristig nebenwirkungsfreie Sterilisation wünschen, es sie nicht stört, dass sie noch drei Monate mit einer anderen Methode parallel verhüten müssen, und die höheren Kosten akzeptabel sind, dann ist Essure vorteilhafter, denn die körperliche Belastung ist aus Sicht der Ganzheitsmedizin deutlich geringer.

Einen etwas anderen Blickwinkel auf Sterilisationen hat die tibetische Medizin, die allerdings in Deutschland nicht sehr häufig praktiziert wird. Die Energiebahnen der tibetischen Medizin verlaufen an anderen Körperstellen als die Meridiane der traditionellen chinesischen Medizin. Eine Sterilisation der Frau, gleich mit welchem Verfahren, gilt hier als unproblematisch. Eine Vasektomie verläuft aber durch eine Energiebahn, die für eine spezielle fortgeschrittene Meditation (Tumo) unverletzt sein sollte. Wenn ein Mann plant, sich irgendwann für mehrere Jahre zurückzuziehen und buddhistisches Energieyoga zu praktizieren, raten tibetische Ärzte daher von einer Vasektomie ab. Die amerikanische Gynäkologin Dr. Chris Northrup, zitiert zu diesem Thema Caroline Myss, dass eine freiwillige Sterilisation, die von der Person erwünscht war, selten zu Komplikationen führt. Die Meridiane sortieren sich um die Narben herum. Probleme habe sie nur beobachtet bei Personen, die den Eingriff sehr schnell nach der Operation bereits bereuten.

Und was kostet mich das?

Die Kosten einer Vasektomie beim Mann belaufen sich auf 300 bis 400 Euro. Ein Eileiterverschluss durch Bauchspiegelung kostet 500 bis 1000 Euro, Essure kostet ca. 1200 bis 1500 Euro. Seit 2004 übernehmen die gesetzlichen Krankenkassen in Deutschland nicht mehr die Kosten für eine Sterilisation. Mit durchschnittlich 350 Euro beim Mann und 700 Euro bei Frauen ist eine Sterilisation über die Jahre gerechnet eine extrem kostengünstige Verhütungsmethode, vor allem wenn sie vor dem 40. Lebensjahr vorgenommen wird. Da wie bei einer Spirale aber alle Kosten auf einmal anfallen, ist seit Januar 2004 die Zahl der Eileiterverschlüsse deutlich zurückgegangen.

Verhütung ist laut dem fünften Sozialgesetzbuch nach dem 20. Lebensjahr Privatangelegenheit und keine Leistung der Krankenkassen. Lediglich wenn ein ernsthafter medizinischer Grund gegen weitere Schwangerschaften spricht, kann eine Kostenübernahme als Einzelfallentscheidung erfolgen. Wird bei einem zweiten oder dritten Kaiserschnitt eine Sterilisation durchgeführt, werden die Kosten unter Umständen übernommen, wenn ein weiterer Kaiserschnitt riskant wäre. Ansonsten werden der Patientin nur die eigentlichen Kosten der Sterilisation von 80 bis 120 Euro in Rechnung gestellt. Die Narkose ist ja schon mit dem Kaiserschnitt abgegolten und die Eileiter liegen nach der Entbindung zwar nicht auf dem Silbertablett, aber gut erreichbar in der offenen Bauchhöhle.

Das operative Vorgehen ist für alle Verfahren mittlerweile standardisiert, aber selbst innerhalb einer Stadt gibt es teilweise ein erhebliches Preisgefälle. Das Kreiskrankenhaus auf dem Land ist häufig günstiger als eine Praxisklinik in bester Großstadtlage, die aber mit öffentlichen Verkehrsmitteln eventuell besser erreichbar ist. Wer nur sehr knappe finanzielle Mittel zur Verfügung hat, ist gut beraten, verschiedene Kliniken und ambulante Operationszentren anzufragen. Vielleicht lässt sich ein etwas weiterer Anfahrtsweg mit einem Fahrdienst aus dem Freundes- oder Familienkreis überbrücken. Pro Familia setzt sich seit Jahren dafür ein, dass Empfänger und Empfängerinnen von Arbeitslosengeld II Unterstützung für eine Sterilisation bekommen können. Es gibt keine bundesweite Regelung dafür, in einigen Bundesländern aber existieren Unterstützungsfonds, über die die örtlichen Pro-Familia-Beraterinnen Auskunft geben können.

Bei Kinderwunsch nach Sterilisation kostet die Refertilisierung beim Mann wie bei der Frau 3000 bis 4000 Euro. Ein Behandlungszyklus der In-vitro-Fertilisation (IVF) kostet ca. 3500 Euro, kommen zusätzliche Maßnahmen wie eine Spermieninjektion hinzu, kann ein Zyklus bis zu 5000 Euro kosten.

Sicherheit

Bei der Sterilisation werden Methodensicherheit und Anwendersicherheit nicht unterschieden, da es keine Anwenderfehler geben kann. Die einzige Fehlerquelle beim Mann ist zu denken, die Vasektomie wirke sofort.

- Vasektomie beim Mann: 0,1, das heißt, nur einer von 1000 vasektomierten Männern zeugt später noch ein Kind. Das gilt aber erst nach der Abschlusskontrolle nach drei bis sechs Monaten!
- Eileiterverschluss bei der Frau: 0,2 bis 0,3, das heißt, von 1000 sterilisierten Frauen werden im Anschluss noch zwei bis drei schwanger, wenn die Sterilisation korrekt in der ersten Zyklushälfte durchgeführt wurde, allerdings mit einem erhöhten Risiko für Eileiterschwangerschaften.
- Essure: 0,2 laut Herstellerangaben, aber erst nach der Kontrastmittelkontrolle nach drei Monaten, bis dahin muss parallel anderweitig verhütet werden. Langfristig gesehen liegt der Wert wahrscheinlich niedriger.

8 Coitus interruptus

«Darlin' you got to let me know, should I stay or should I go?«
(Songtext von The Clash) – Von einer der ältesten Methoden der Welt

Aufpassen, zurückziehen, sich in Acht nehmen, alles das sind Begriffe für die wohl am häufigsten angewendete Verhütungsmethode. Diese Methode ist kostenlos, immer verfügbar, erfordert keine Besuche bei der Ärztin oder in der Apotheke oder irgendwelche anderen Vorbereitungen. Wahrscheinlich ist sie so alt wie die Erkenntnis, dass aus Geschlechtsverkehr mit Samenerguss Kinder entstehen können, und die Idee, dass eine große Familie nicht immer das ist, was ein Paar sich wünscht. Uns scheint das heute so banal und klar.

Anita Roddick, die Gründerin der Body-Shops, sammelte auf ihren Reisen unter anderem die Vorstellungen verschiedener »primitiver« Völker darüber, wie Kinder entstehen, und veröffentlichte sie in ihrem Buch »Mamatoto, celebration of birth«. Die netteste Vorstellung ist, dass Kinder dadurch entstehen würden, dass der Mann der Frau Liebesworte ins Ohr flüstert … Eine für unsere Kultur sehr abwegige Idee ist, dass in Ahnenbäumen Seelen der Vorfahren sitzen. Dort warten sie auf junge Frauen, die beim Holzsammeln an ihnen vorbeigehen, und springen in deren Bauch. Die logische Verhütungsmethode der jungen Frauen ist, sich beim Gang in den Wald als alte Witwe zu verkleiden. Ohne zu wissen, wie Kinder entstehen, macht das Aufpassen eben auch keinen Sinn.

Nach Schätzungen der WHO ist der Coitus interruptus wohl auch heute noch die weltweit am häufigsten verwendete Form der Geburtenkontrolle. Das Prinzip ist einfach: Der Mann zieht seinen Penis vor dem Orgasmus aus der Vagina und hat einen Samenerguss außerhalb von ihr. Die »Freudentropfen«, die vor der eigentlichen Ejakulation aus dem Penis austreten, enthalten vereinzelt Samen, aber wohl sehr wenige. Wissenschaftliche Untersuchungen dazu sind rar, die Professoren Leon Speroff und Phillip D. Darney, die seit Jahren sehr gut recherchierte Lehrbücher über Verhütung veröffentlichen, haben dazu nur wenige Daten gefunden. Demnach wurden keine bis wenige meist verklumpte Spermien in der Vorflüssigkeit bzw. bei Abstrichen von der Harnröhre nach Erregung beim Mann gefunden.

Die durchschnittliche Anwendersicherheit (»typical use«) wird mit 17,4 bis 18,4 Prozent beziffert. Die Methodensicherheit bei Männern, die über eine sehr gute Selbstkontrolle verfügen und die Methode konsequent anwenden, liegt bei erstaunlichen vier Prozent. Die Methodensicherheit bei einem disziplinierten Mann ist damit deutlich besser als bei schlampigem Kondomgebrauch, Schutz vor sexuell übertragbaren Erkrankungen besteht aber natürlich nicht. Mich verblüfft diese Methodensicherheit, hieß es doch im Medizinstudium von einem unserer Dozenten dazu: »Menschen, die Coitus interruptus praktizieren, haben einen Namen: sexuell frustrierte Eltern!« Selbst bei durchschnittlichem Erfolg werden immerhin gut vier Fünftel aller zu erwartenden Schwangerschaften in einem Jahr verhindert, was ein echter Vorteil ist gegenüber keiner Verhütungsmethode. Aber im Vergleich zu anderen Methoden wie einer Spirale ist das deutlich, deutlich unsicherer!

Beim Thema sexuelle Frustration geht die individuelle Wahrnehmung sowohl bei Männern als auch bei Frauen sehr auseinander. »Mein Mann ist ein moderner Mann, der ejakuliert immer außerhalb von mir«, sagte erst kürzlich eine Patientin. Modern? Ups, habe ich mal wieder einen Trend verpasst oder ist das ein Teil der um sich greifenden Pornographisierung? Dort kommen die männlichen Darsteller wohl meistens außerhalb, da sonst dem Darsteller auch ein Fake-Orgasmus unterstellt werden könnte.

Es gibt Frauen, die Sperma in sich als eine Art Verschmutzung erleben. Andere praktizieren Tantra, schwärmen von der Energie des männlichen Orgasmus und erklären, ihnen fehle etwas, wenn ihr Partner nicht in ihnen komme. Es gibt Männer, die bewusst und genussvoll ihre Selbstbeherrschung beim Sex trainieren und »öfter, länger, besser« können, wie der Buchtitel des Tao-Meisters Mantak Chia verspricht. Andere Männer empfinden alleine den Gedanken, sich mit besserer Orgasmuskontrolle auseinanderzusetzen, als eine extreme Einschränkung ihrer Spontanität und ihres sexuellen Genusses. Menschen sind unterschiedlich in ihrem sexuellen Erleben und ihren Vorstellungen dazu. Penis in Vagina ist nun wirklich nicht die einzige Form, wie zwei Menschen im Bett miteinander Spaß haben können. Ich kenne Paare, die mehr als ein Jahr ohne Schwangerschaft zufrieden mit Coitus interruptus verhütet haben, und andere, die nach relativ kurzer Beziehung und zwei Kindern sagten: »Jetzt brauchen wir eine richtige Verhütungsmethode.«

Als Verhütungsmethode sollte der Coitus interruptus auf jeden Fall angesehen werden. Notwendig ist dabei, dass die Frau ihrem männlichen Partner vertrauen kann und das Paar offen über sexuelle Bedürfnisse, Vorlieben, Abneigungen und Erwartungen redet. Das erfordert auch eine Klarheit sich selber gegenüber und idealerweise ein bewusstes Erforschen der eigenen Sexualität. Kontrolle abgeben zu können und dem Partner zu vertrauen, das fällt einigen Frauen leicht und steht ihrer entspannten Sexualität nicht im Wege. Die Frauen, die damit Schwierigkeiten haben, sollten die Verantwortung in die eigenen Hände nehmen und sich nach einer anderen Methode umsehen. Schließlich betreiben wir Verhütung, um entspannt und freudvoll sexuell aktiv zu sein, ohne dass die Angst vor einer ungewollten Schwangerschaft ständig im Kopf herumspukt.

Sicherheit:

- Methodensicherheit: vier pro 100 Frauenjahre (berechnet nach Pearl-Index)
- Anwendersicherheit: 17,4 bis 18,4 pro 100 Frauenjahre (berechnet nach Pearl-Index)
- Kosten: gar nichts!

9 Die andere Hälfte des Himmels

»Es gibt mehr Dinge im Himmel und auf Erden, als eure Schulweisheit sich träumt, Horatio.« (Shakespeare, Hamlet) – Von Dingen, die in keinem Medizinbuch zu finden sind

Ein Buch über alle Verhütungsmethoden ohne synthetische Hormone wäre nicht vollständig ohne einen kurzen Exkurs über ganz alternative Ansätze – auch wenn es schwierig ist, dabei die bisher eingehaltene Struktur der Buchkapitel fortzusetzen. Konkrete Anweisungen zur Anwendung und Sicherheitsangaben fehlen, denn in diesem Kapitel wird das Ufer der westlichen, rational forschenden Medizin verlassen und das Buch hört auf, ein Ratgeber zu sein. Keine der im Folgenden beschriebenen Methoden ist ausreichend wissenschaftlich untersucht, aber es gibt Frauen, die damit jahrelang erfolgreich verhüten und ihre Fruchtbarkeit auf ganz eigene Weise bewusst leben. Es ist ein Hinweis darauf, dass es mehr auf der Erde gibt, als unser Universitätswissen träumen lässt. Zu einigen Formen, im Einklang mit den natürlichen Zyklen und Energien zu leben, gibt es Literatur und spezifische Anweisungen, anderes Wissen wird traditionell mündlich von Frau zu Frau weitergegeben. Die Suche nach Informationen und der Zugang zu dieser Weisheit ist ein Teil der Reise. Sich auf bewusste Fruchtbarkeit einzulassen erfordert großes Vertrauen und Sicherheit in Bezug auf den eigenen Körper, geistige Klarheit und Festigkeit. Auch ein Gespür dafür, was sich harmonisch und passend anfühlt. Ansonsten lassen die Angst vor ungeplanten Schwangerschaften, das Hoffen und Bangen bis zur nächsten Mens kaum freudvollen Umgang mit Sexualität zu.

Wenn das helle, klare Licht der Sonne die rationale, wissenschaftliche Seite des Verhütungswissens repräsentiert, dann fehlt noch einiges. Die schwerer zu fassende, intuitive, mehr der Erfahrung als dem Erforschen verpflichtete Seite, die ich hier die Seite des Mondes nenne, spricht andere Teile in uns an. Warum der Mond? Bei vielen Frauen ist der biologische Menstruationszyklus nicht exakt 28 Tage lang, sondern eher 29 bis 30, was einem synodischen Mondmonat entspricht (von einem Neumond zum nächsten dauert es exakt 29,5306 Tage). Wir bestehen zu über 70 Prozent aus Wasser, denkbar also, dass der Mond nicht nur das Meer mit seinen Gezeiten beeinflusst, sondern auch uns, wenngleich dieser Einfluss nicht immer linear eins zu eins berechenbar ist[23]. An der Westküste (Nordsee) hing übrigens früher in so gut wie jedem Kreißsaal ein Tidenkalender an der Wand. Auch wenn heute statistisch nicht jeder Vollmond mit einem hohen Geburtenaufkommen einhergeht – wir sind nicht nur der Logik und der Ratio unterworfene Wesen, sondern auch ein Teil der Natur, die uns subtil beeinflussen kann. Der Vollmond kann beeindruckende Springfluten verursachen, Grund genug für Hebammen und Ärztinnen, den Kreißsaal nur gut ausgeruht und mit einem anständigen Frühstück intus zu betreten …

Frauen reagieren unterschiedlich mit ihren eigenen auf fremde Rhythmen. We'Moon, »we, who are of the moon«, heißt ein Frauenkalender für diejenigen, die sich der natürlichen Zyklen des Mondes bewusst sein wollen. Er wird von verschiedensten Künstlerinnen jedes Jahr liebevoll gestaltet und ist so gar nicht linear-rational. Die amerikanische Kräuterfrau und Yogini Jeannine Parvati Baker schreibt in ihren Büchern, sie habe sich mit 17 Jahren bereit gefühlt, Sexualität mit einem Mann zu erfahren und zu teilen. Und dann habe es sie noch drei Jahre gekostet, einen Mann zu finden, dessen Kind sie bereitwillig austragen würde, würde der von ihr gewählte bewusste Umgang mit ihrer Fruchtbarkeit zur Unzeit zu einer Schwangerschaft führen. Das heißt, ihr war bei der Wahl für eine nicht hormonelle, alternative Verhütung mit Körperwahrnehmung und Kräutern völlig klar, dass ein Kind entstehen könnte, aber da sie ihren eigenen Weg gehen wollte, war sie bereit, die Konsequenzen zu tragen. Ein ganz anderer Ansatz als der vieler Frauen, die von ihrer Pille maximale Sicherheit erwarten und völlig bestürzt sind, wenn die scheinbar so technisch-sichere Methode doch nicht perfekt funktioniert. Alternative Wege zu beschreiten sollte mit der Frage beginnen, wie tief ich mich auf andere Energien einlassen kann und will und was sich daraus entwickeln könnte.

23 Es ist auch die Frage, ob »der Mond etwas mit uns macht«, also eine eigene Kraft ist, oder ob der Mond nicht eher für etwas steht, also ein Ausdruck unseres kollektiven Unterbewusstseins ist. Die Ansicht, dass der Mond ein Spiegel unserer eigenen Rhythmen ist, ist genauso möglich.

Kosmobiologische Empfängnisplanung

Die kosmobiologische Verhütungsmethode, die sehr alt sein soll, geht davon aus, dass es neben dem Menstruationszyklus mit dem Eisprung als Fruchtbarkeitsmaximum noch einen astrologischen Zyklus gibt. Er beginnt mit dem Mondstand, der zur Geburtsstunde eines Mädchens herrschte. Dieser Mondzyklus läuft während des gesamten Lebens einer Frau kontinuierlich weiter. In der fruchtbaren Phase, zwischen Menarche (erster Monatsblutung) und Menopause, tritt immer dann ein Fruchtbarkeitsoptimum auf, wenn sich der Geburtsmondstand wiederholt.

In den Kulturen des Altertums, die kein künstliches Licht kannten und ihren Lebensrhythmus nach dem natürlichen Sonnenlicht ausrichteten, sollen beide Zyklen parallel verlaufen sein. Zu Neumond menstruierten Frauen, zu Vollmond kam die Ovulation. Dass tatsächlich zu Vollmond mehr Geburten auftreten, lässt sich in heutigen statistischen Untersuchungen nicht mehr nachweisen – früher galt dies als Tatsache. Die meisten Gesellschaften leben jedoch schon lange nicht mehr nach den Rhythmen, die uns die Natur vorgibt. Durch Kunstlicht und Verschiebungen im Tag-Nacht-Rhythmus weichen bei Frauen in modernen Gesellschaften der biologische Zyklus und der Mondzyklus voneinander ab.

»Unwissend ist ein Arzt, der nichts von Sternenkunde versteht.« Hippokrates, der »Vater der abendländischen Medizin«, soll dies gesagt haben und von Paracelsus ist überliefert: »Ein Arzt, der nichts von Astrologie versteht, ist eher ein Narr zu nennen, denn ein Mediziner!« Dr. med. Eugen Jonas, ein tschechischer Arzt, arbeitete in den 1950er-Jahren als Psychiater in Ungarn. Dort war damals die Abtreibung gerade legalisiert worden. Da die zu jener Zeit in Ungarn verfügbaren Verhütungsmethoden wie Kondome (sie waren noch keine elektronisch überprüfte Sicherheitsware) und die einfache Kalendermethode unzuverlässig waren, begegnete Dr. Jonas in seiner Arbeit als Psychiater immer wieder Frauen, die massiv litten, nachdem sie abgetrieben hatten. Dies spornte Dr. Jonas an, sich mit dem Fruchtbarkeitszyklus der Frau zu beschäftigen und nach Möglichkeiten zu suchen, um Frauen Abtreibungen zu ersparen.

Nach jahrelangen Berechnungen kam Dr. Jonas zu dem Schluss, dass ca. 85 Prozent aller Zeugungen am Mondphasenoptimum stattfinden und nur ca. 15 Prozent zum biologischen Eisprung. Eine 100-prozentige Empfängniswahrscheinlichkeit gibt es beim Zusammentreffen beider Zyklen. Dass Frauen trotz genau angewendeter Kalendermethode oft schwanger wurden, liegt laut Dr. Jonas an der Nichtbeachtung der astrologischen Fruchtbarkeitsoptima. Allerdings ist die Kalendermethode, wie sie in den 1960er-Jahren häufig praktiziert wurde, etwas ganz anderes als moderne symptothermale Zyklusbeobachtung **(Kapitel 6)**.

Die kosmobiologische Methode, wie der Name es schon sagt, ist eine Kombination von Zeitwahlmethoden und der Berechnung des Mondzyklus. Vier Tage vor und zwölf Stunden nach dem von Dr. Jonas postulierten Mond-Eisprung wird Enthaltsamkeit praktiziert, zusätzlich an den sechs Tagen vor und an vier Tagen nach einem vorausberechneten Eisprung nach der Kalendermethode. Laut Dr. Jonas beträgt bei Beachtung dieser Regeln der von ihm berechnete Pearl Index 0,00 bis 2,3 Schwangerschaften pro 100 Frauenjahre.

Es gibt Astrologen, die unter individueller Berechnung der Ephemeriden (Gestirnstandstabellen) für ein Jahr im Voraus für Paare sowohl bei Kinder- als auch bei Verhütungswunsch die Mond-Eisprünge berechnen. Mit den heutigen Computerprogrammen ist das kein großer Aufwand. Das Buch »Kosmobiologische Empfängnisplanung«, erschienen im Windpferd-Verlag, enthält Mondtabellen, mit denen auch Frauen ohne große Vorkenntnisse der Sternenkunde ihren Mondzyklus ermitteln können (siehe Anhang).

Moderne, wissenschaftliche Daten zu dieser Methode gibt es nicht. Der belgische Jurist und Astrologe Luc De Jaeger schreibt dazu, dass »die Natur nicht in linearen Wegen funktioniert. Natur ist nicht linear und zyklisch in ihren Verläufen und es sind mehrere Zyklen zugleich, deren überschneidende Verläufe alles noch komplexer machen.« De Jaeger beschreibt drei verschiedene astrologische Fruchtbarkeitsmaxima, die aber wohl nicht bei allen Frauen ausgeprägt verlaufen. De Jaeger schreibt, dass es noch unklar ist, wie wir voraussagen können, welche Frau nach welchem astrologischen Zyklus »tickt« und welche strikt nach dem biologischen Zyklus fruchtbar ist. Für die praktische Anwendung heißt das, neben einer nicht hormonellen Verhütungsmethode einige Monate die Rhythmen zu berechnen, die Temperatur zu messen, den Körper aufmerksam zu beobachten und zu erspüren, nach welchem Sternenmuster der eigene Körper tanzt und in Resonanz geht. Das würde eine sehr, sehr eingehende Beschäftigung mit Astrologie erfordern.

Wenn Dr. Jonas Recht hätte mit der Theorie des Mond-Eisprungs, könnte NFP in seiner heutigen Form nicht so hocheffektiv sein, wie es für so viele,

viele Frauen weltweit ist. Vielleicht sind in unserer technisierten Welt viele Frauen weit weg von einem Schwingen mit den Sternen. Der dunkle Nachthimmel ist gerade in den Städten kaum noch zu sehen, Lichtverschmutzung lässt uns nicht nur die Milchstraße vermissen, sondern führt bei einigen Menschen auch zu Schlafstörungen. Aber manch eine Zeugung außerhalb des biologischen Rhythmus ließe sich mit dieser Methode erklären. Manche Frauen, die vom lebenslang stabilen Mondzyklus erfahren, sagen, sie hätten den »zweiten Eisprung« oft genug gespürt, und wieder andere geben an, dass diese zweiten Ovulationen trotz mehrerer Versuche bei Kinderwunsch (auch) nicht zu einer Schwangerschaft geführt haben. Für mich wäre diese Methode lediglich eine zusätzliche Absicherung für Frauen, die einen sehr starken Bezug zu Astrologie haben, zusätzlich zu den klassischen NFP-Regeln.

Lunazeption

Louise Lacey entwickelte diese Methode in den 1970er-Jahren, da sie mit ihrem sehr unregelmäßigen Zyklus unzufrieden war. Zum einen beruht die Lunazeption darauf, über sechs bis zwölf Zyklen die Basaltemperatur, die Qualität des Zervixschleims sowie den körperlichen und geistigen Aktivitätslevel zu erfassen, zum anderen soll der eigene Körper wieder an den natürlichen Mondrhythmus gekoppelt werden.

Dazu wird für ein absolut dunkles Schlafumfeld gesorgt, in dem kein Licht von außen in die Wohnung dringt. Lampen, die nachts angeschaltet werden könnten, beispielsweise weil der Partner zur Toilette geht oder aufsteht, um Windeln zu wechseln, müssen rote Glühlampen haben bzw. im roten Lichtspektrum leuchten. Die Idee ist, dass früher das rote Glühen des heruntergebrannten Herd- oder Lagerfeuers die einzige nächtliche Quelle für Licht war und unsere Rhythmen nicht stört und keine Ovulation auslöst. Vom 14. bis 16. Zyklustag an wird im Schlafzimmer über Nacht eine 15- bis 25-Watt-Glühbirne[24] oder eine vergleichbare Lichtquelle mit weißem Spektrum bren-

24 Da die Veröffentlichungen aus den 1970er-Jahren stammen, gelten diese Angaben für die gute alte Glühbirne und ihr Lichtspektrum. Auf den Verpackungen moderner Energiesparlampen oder LED-Leuchtmittel werden vergleichbare Werte jedoch in der Regel angegeben.

nen gelassen. Nach sechs bis zwölf Monaten, je nachdem, wie häufig es zu Störungen wie Reisen kommt, hat sich der Körper mit einem ganz gleichmäßigen Zyklus eingependelt, idealerweise parallel zum Mondzyklus.

Mit zunehmendem Gespür für die eigenen Rhythmen und den Zyklusverlauf können dann die Aufzeichnungen weggelassen werden, da frau im Idealfall einfach weiß, wo sie in ihrem Zyklus steht. Ob wir das heute, mit der zunehmenden Lichtverschmutzung und Verwendung von Kunstlicht mit nicht natürlichem Lichtspektrum in Büros und an anderen Arbeitsplätzen als zuverlässige Verhütung nutzen können, steht für mich in den Sternen. Es kann aber für Frauen mit sehr unregelmäßigem Zyklus, die gerne NFP betreiben wollen, eine Möglichkeit sein, einen regelmäßigeren Zyklus anzustreben. Grundsätzlich ist der Rat, nachts für Toilettengänge oder Ähnliches kein grelles Licht anzuknipsen, gut, denn starke Lichtquellen beeinträchtigen die nächtliche Melatoninausschüttung. Dieses Schlafhormon wird von der Zirbeldrüse gebildet und sorgt für einen tieferen Schlaf.

Luna-Yoga

Diese Yoga-Form wurde in den 1970er-Jahren von der ungarischen Tänzerin Aviva Steiner entwickelt. Sie entdeckte, dass bestimmte Bewegungen den Menstruationszyklus beeinflussen und eine ausbleibende Menstruation durch bestimmte Körperübungen »herbeigetanzt« werden kann. Eine Menstruation bei Regelverschiebungen[25] auszulösen ist aber nur ein kleiner Teil des Luna-Yoga, vielmehr ist es eine Kombination von Bewegungen und Haltungen, Atemarbeit, Entspannungstechniken und Traumreisen. Adelheid Ohlig hat das System in den 1980er-Jahren für Gesundheitsprobleme wie Myome oder unerfüllter Kinderwunsch erfolgreich weiter ausgebaut, aber nicht als Verhütungsmethode empfohlen.

25 Achtung, in den 1970er-Jahren gab es noch keine hochsensitiven Schwangerschaftstests. Da Frauen oft nicht wussten, ob sie schwanger waren, ist überhaupt nicht klar, ob mit diesen Übungen tatsächlich eine Schwangerschaft »rausgetanzt« wurde.

Mentale und energetische Verhütung

Berichte von Inuit beschreiben, dass Frauen dort in früherer Zeit mental über eine Empfängnis bestimmen konnten. Zumeist ließen Frauen eine Befruchtung nur dann zu, wenn das Kind im Sommer geboren werden würde, da im kalten arktischen Winter das Überleben eines Winterkindes sehr unsicher war bzw. sehr große Umsicht und Aufwand erforderte. Auch von indigenen Völkern Nordamerikas gibt es Überlieferungen, dass Frauen mit Gedankenkraft eine Empfängnis steuern konnten. Genaue Informationen, wie diese mentale Verhütung praktiziert wurde, sind schwer zu erhalten.

Die traditionelle chinesische Medizin und die taoistischen Kampfkünste haben ein System der Energielenkung entwickelt, die darauf abzielt, keine Lebenskraft beim Samenerguss zu verschwenden, sondern im Gegenteil die sexuelle Vereinigung dazu zu nutzen, den Energielevel der inneren Energiebahnen zu steigern. Es gibt dazu ein System von körperlichen und meditativen Übungen, die Kraft und Langlebigkeit steigern sollen. Daneben sollen die Intensität und Dauer der Orgasmen zunehmen und die entstehende Energie wird dann genutzt, um den Körper gesund zu erhalten. Als Nebeneffekt ist innerhalb dieses Systems die Planung einer Empfängnis bzw. Verhütung ohne chemische oder mechanische Hilfsmittel möglich, denn als ein Teil der Übungen für beide Partner lernt der Mann, einen Orgasmus ohne Ejakulation zu haben. Vor Jahrhunderten stand das Wissen um diese Techniken nur Adligen und Angehörigen der Kaiserfamilie zur Verfügung. Ursprünglich ging es vor allem darum, die Gesundheit des Mannes zu stärken, indem er die Orgasmusenergie seiner Frauen aufnahm, bevorzugt von jüngeren Partnerinnen, während er mit seiner Energie sparsam haushielt.

Heute wird dieses System der Qi-Lenkung vor allem von dem taoistischen Meister Mantak Chia und seiner Frau Maneewan Chia in Büchern und Seminaren als »Seminal and Ovarian Kung Fu« weitergegeben. Es ist ein Weg der Selbstschulung und der Geisteskontrolle, der regelmäßiges (zeitaufwendiges!) Praktizieren der Übungen erfordert – ähnlich wie in anderen asiatischen Künsten. Klugerweise raten die heutigen Taoisten, dass andere Verhütungsmittel wie ein Diaphragma als Back-up genutzt werden sollten, solange die Energie bzw. das Qi nicht völlig bewusst gesteuert werden kann. Disziplin und Klarheit im Geist ist eine Grundbedingung für diesen Weg, aber laut Meister Chia ist »Ernsthaftigkeit die höchste Form der Liebe«.

Weise Frauen – Kräuterwissen

In vormoderner Zeit war der Gebrauch von Pflanzen zur Empfängnisverhütung wohl die weltweit verbreitetste Methode – neben Sex ohne Samenerguss in der Scheide. In vielen Kulturen hatte der Mann nur drei Möglichkeiten, seine Nachkommenschaft gering zu halten: Coitus interruptus, Oralverkehr oder Coitus saxonicus. Bei Letzteren wird kurz vor Beginn des männlichen Orgasmus die Harnröhre durch festen Druck zwischen After und Hodensack zusammengedrückt und der Samen so in die Harnblase umgeleitet – allerdings ist nicht klar, ob dies sicher funktioniert und ob alle Samenzellen die Umleitung nehmen.

Viele Frauen nahmen zur Verhütung Heilpflanzen und Kräuter ein, aber es ist nicht leicht, heute viel darüber zu erfahren. Vielfach handelt es sich um von Generation zu Generation mündlich weitergegebenes Wissen über die Anwendung der Pflanzen, die lokal verfügbar waren. Der Historiker John Riddle dokumentierte in dem gut recherchierten Buch »Eves herbs« seine Bemühungen, fundiertem Wissen über die Verhütung mit Pflanzen auf die Spur zu kommen. Und vor allem berichtet er über seine nicht sehr erfolgreichen, da wenig Konkretes ergebenden Forschungen. Vermutlich wurden viele Traditionen nur mündlich von Frau zu Frau weitergegeben und entziehen sich daher heute der Forschung.

Neben der Tatsache, dass schriftliche Überlieferungen weitgehend fehlen, stehen auch kirchliche und gesellschaftliche Tabus, aber auch andere Vorstellungen der Medizin, die in früheren Jahrhunderten bestimmend waren, einer gründlichen Analyse entgegen. In vielen alten Kräuterbüchern finden sich Rezepturen gegen eine zu schwache und ausbleibende, »verstockte« Menstruation. Ob das dann auch Verhütungskräuter-Cocktails waren, ist nicht klar. Zum einen durfte aufgrund moralischer Tabus nicht offen über Verhütung und Abtreibung geschrieben werden, zum anderen war lange die Säftelehre, die Humoralpathologie, das vorherrschende Medizinsystem und ihr zufolge galt eine schwache Menstruation als krankhaft. Die monatliche Blutung wurde als wichtige Reinigung angesehen, um Gifte auszuleiten. Daher wurden bei einer Reihe von Krankheiten verschiedene Rezepturen zur Anregung der Blutung empfohlen, ohne dass dahinter eine Verhütungsabsicht stand.

Hinzu kommt, dass damals keinerlei Möglichkeit bestand, die Verhütungszuverlässigkeit von mensfördernden Kräutern (Emenagoga) der traditionellen

Rezepte von der Antike bis zur frühen Neuzeit zu ermitteln. Schnelltests, die schon am Tag der ausbleibenden Regel sicher eine Schwangerschaft anzeigen, waren noch lange nicht erfunden. Noch in den 1960er-Jahren injizierte man den Urin von Frauen mit ausbleibender Regel in Regenwürmer oder Kröten und beobachtete dann die Tiere, um einen Hinweis zu bekommen, ob eine frühe Schwangerschaft vorlag. Schwangerschaftszeichen in alten Gynäkologielehrbüchern vor 1920 sprechen zum Beispiel von Auflockerung der Gebärmutter im Verhältnis zum Muttermund (Hegar-Zeichen), bei nicht ganz schlanken Frauen in den ersten Monaten kaum zu tasten. So wussten die Frauen bis zur Mitte des letzten Jahrhunderts oft erst mit einsetzenden Kindsbewegungen im fünften Monat sicher, dass sie schwanger waren und die Mens nicht aus anderen Gründen ausgeblieben war.

Bei den alten Kräuterrezepturen ist es auch sehr schwer zu ermitteln, ob sie eine Befruchtung verhindern, also ein Verhütungsmittel waren, oder ob sie frühabtreibende Wirkungen hatten, das heißt, eine Frühschwangerschaft zum Abbluten gebracht haben. Wären also Kräuter bekannt, die zuverlässig eine Schwangerschaft verhindern, ohne bedenkliche Nebenwirkungen zu verursachen, so wäre in Deutschland heute eine Veröffentlichung nach § 219 strafbar, solange nicht klar ist, dass keine abtreibende Wirkung vorliegt. Aus all diesen Gründen ist es nicht möglich, solide und praktische Angaben über Kräuter zur Verhütung zu machen.

Ein Wort zum Schluss

Alle diese Formen der alternativen Empfängnisverhütung sind eher ein Lebensstil und ein persönlicher Entwicklungsweg als Verhütungsmethoden, die ohne großen Aufwand im durchschnittlichen westeuropäischen Alltag angewendet werden können. Sie erfordern ein sich Einlassen auf traditionelles und spirituell orientiertes Wissen und Eigenverantwortung sowohl bei der Beschaffung von Informationen als auch bei der Anwendung und beim Umgang mit eventuell doch entstehenden Schwangerschaften. Da es aber Frauen gibt, die diese Wege jahrzehntelang im Einklang mit ihren Vorstellungen gehen und im Wechsel ihre fruchtbare Zeit mit genau der Kinderzahl beenden, die sich für sie stimmig anfühlt, sollten diese Pfade erwähnt werden. Der Mond verbirgt sich wie am wirklichen Himmel gerne und oft hinter den Wolken …

10 Plan B, Plan C … Oder: Was tun, wenn die Verhütung versagt?

»Keine Panik!« (Douglas Adams – per Anhalter durch die Galaxis) – Wenn Plan A nicht hinhaut, wozu gibt es die anderen 25 Buchstaben im Alphabet?

In den USA heißt eine hormonelle Nachverhütung (»Pille danach«) sehr passend »Plan B«, ich musste lachen, als ich diese Bezeichnung das erste Mal las. Wer sich mit Verhütung beschäftigt, dem wird schnell klar, dass es keine 100-prozentig sichere Methode gibt, Sex mit einem Mann zu haben und dabei definitiv nicht schwanger zu werden. So schön Sicherheitsstatistiken klingen: Durchschnittlich 0,7 Frauen von 100 werden real mit einer Spirale schwanger. Die eine von 140, die es dann doch trifft, ist meist nicht nur überrascht, sondern auch nicht wirklich froh. Es ist sehr wichtig – neben der Wahl einer Verhütungsmethode, die sich gut und geeignet anfühlt –, sich rechtzeitig Gedanken zu machen darüber, was wäre wenn … »Worst case scenario« heißt es in der Planung von Business-Abläufen. In Anbetracht der Tatsache, dass sich schon so manches ungeplante Kind im Nachhinein als ein »best case« entpuppt hat, klingt das pessimistisch. Außerdem klingt die Rechnerei so theoretisch und eine Verhütungspanne scheint weit weg zu sein von der momentanen Lebenssituation. Dennoch ist es wichtig, die Optionen für die »Verkehrsunfälle« zu kennen und sich zu überlegen, was zu tun wäre, wenn …

Grundsätzlich gibt es zwei Möglichkeiten: Da ist zum einen »Plan B«, die direkte Nachverhütung, wenn ein Kondom reißt, das Diaphragma oder Femcap im Rausch der Leidenschaft vergessen in der Nachttischschublade lag oder am Morgen danach beim Blick auf die Zyklusaufzeichnungen der Gedanke dämmert, dass der Eisprung wohl doch noch nicht vorbei war für diesen Monat. »Plan C« wird etwas später fällig, wenn trotz korrekt liegender Spirale oder anderer Methode die Mens ausbleibt und der Schwangerschaftstest positiv ausfällt. Abtreibung oder Adoption sind dann die Möglichkeiten, falls frau sich nicht für »Plan D« entscheidet, die ungeplante Schwangerschaft als einen Wink des Schicksals oder unverhofftes Karma anzusehen, und sich an den Gedanken, jetzt schon (wieder) Mutter zu werden, gewöhnen kann.

Wenn trotz gewissenhafter Verhütungsbemühungen ein Kind zu mir kommen will, kann es ein Geschenk sein oder biographisch so unpassend wie nur irgendwas. Falls Sie zu »Plan D« neigen, brauchen Sie nicht weiterzulesen. »Die Hebammensprechstunde« von Ingeborg Stadelmann ist dann eine wunderbare Lektüre für die nächsten neun Monate, in denen Verhütung keine Rolle spielen wird. Der Ratgeber ist ein toller Einstieg in das Abenteuer mit Ihrem Kind. Für die anderen folgt hier eine Übersicht über die Möglichkeiten, die Notbremse zu ziehen.

Plan B – direkte Nachverhütung

In den ersten Tagen nach einer Verhütungspanne gibt es die Möglichkeit, entweder mit einem Hormonpräparat eine Schwangerschaft zu verhindern oder eine Kupferspirale oder eine Gynefix einsetzen zu lassen. Die Einnahme von Hormontabletten ist sehr verbreitet, die intrauterine Nachverhütung wird in Deutschland leider sehr wenig praktiziert, obwohl sie einige Vorteile bietet.

Die »Pille danach«

Es gibt drei hormonelle Methoden, einen Eisprung bzw. eine Schwangerschaft zu verhindern. In den 1970er-Jahren wurde zuerst die Yuzpe-Methode entwickelt, bei der innerhalb der ersten drei Tage nach dem ungeschützten Verkehr zweimal im Abstand von zwölf Stunden je 100 µg Ethinylestradiol und 1 mg Levonorgestrel eingenommen wurden. Durch die hohe Menge an synthetischem Östrogen waren Übelkeit und anderes Unwohlsein häufig. Zudem war diese Methode wegen der starken Erhöhung des Thromboserisikos, der Leberbelastung und der Minderung der Milchmenge nicht geeignet für Frauen, die noch stillten. Im Vergleich zu später entwickelten Methoden war die Rate an verhinderten Schwangerschaften außerdem geringer. Das entsprechende Handelspräparat Tetragynon ist seit einigen Jahren in Deutschland nicht mehr im Handel, in einigen Ländern wird die Yuzpe-Methode aber noch angewendet. Im absoluten Notfall, bei Nichtverfügbarkeit der anderen Präparate, kann die Yuzpe-Methode durch die Einnahme mehrerer Kombinationspillen, zum Beispiel zweimal fünf Tabletten Minisiston 20 fem oder Miranova nachgeahmt werden. Das heißt, die Dosis beträgt zehn Tagesdosen einer normalen Pille an einem Tag, verteilt auf zwei Portionen! Das ist sogar doppelt so viel Östrogen, wie die ersten »Hammer-Pillen« enthielten, die Anfang der 1970er-Jahre in Deutschland auf den Markt kamen.

Heute werden 1,5 mg Levonorgestrel verschrieben, das ist ein synthetisches Gestagen (Gelbkörperhormon), das sowohl in Kombinationspillen als auch in reinen Gestagen-Verhütungspräparaten (siehe unten) eingesetzt wird. Üblich ist auch die Gabe von 30 mg Ulipristal, einem Progesteron-Rezeptormodulator. Beide Methoden verzögern den Eisprung und verschieben ihn zeitlich nach hinten. Das bedeutet, dass die Spermien »am langen Arm verhungern« und absterben, bis das Ei dann doch vielleicht noch zur Reife kommt. Das heißt aber auch, dass der Rest des Zyklus nicht geschützt ist. Demnach muss bis zur nächsten Menstruation konsequent, zum Beispiel mit Kondom, verhütet werden.

Die folgende Regel kann früher eintreten als erwartet, aber auch eine verspätete Mens, die durchaus mal eine Woche verzögert kommt, ist recht häufig. Ebenso kann die Stärke der Menstruation verändert sein. Gelegentlich kommt es zu Schmier- und Zwischenblutungen. Brustspannen, Schwindel und Übelkeit können ebenso auftreten, sind aber deutlich seltener als mit der Yuzpe-Methode. Auch das Thromboserisiko ist bei diesen Methoden deutlich geringer. Tritt trotz Einnahme eines dieser Präparate eine Schwangerschaft ein, ist keine Fehlbildung beim werdenden Kind zu befürchten. Eine Schwangerschaft trotz »Pille danach« gilt nicht als Grund für eine Abtreibung aus Angst vor Schädigung des Kindes.

Die Wirksamkeit der »Pillen danach« kann durch bestimmte Medikamente (Enzyminduktoren), die bis zu drei Wochen davor eingenommen wurden, zum Beispiel Antibiotika gegen Tuberkulose oder Medikamente gegen Epilepsie, eingeschränkt werden.

Das Levonorgestrel-Präparat ist unter dem Namen PiDaNa im Handel und sollte innerhalb von zwölf bis 72 Stunden nach dem »Verkehrsunfall« eingenommen werden. Etwa 93 Prozent der erwarteten Schwangerschaften werden im Idealfall verhindert. Hat der Eisprung bereits richtig »Anlauf genommen«, wirkt diese Maßnahme allerdings nicht mehr. Je später die Einnahme, desto höher ist die Versagerquote, vor allem nach den ersten 36 Stunden lässt die Wirkung nach. Levonorgestrel wird auch zur regulären Verhütung in der Minipille (»progesteron-only pill«), einer reinen Gestagen-Pille ohne Östrogene, oder in der Hormonspirale (Mirena) verwendet. Ist das Fertigpräparat nicht zeitnah verfügbar, können stattdessen 50 (ja, richtig gelesen, fünfzig!) Tabletten der 28 Mini (einer Minipille) genommen werden. Dennoch ist das Thromboserisiko geringer und die Verträglichkeit viel besser als bei der Yuzpe-Methode, auch wenn es von der Menge her mehr Tagesdosen einer Pille sind. Die Hormonspirale (enthält ebenfalls Levonorgestrel) oder das Verhütungsstäbchen (Etonogestrel), die beide auch mit einem synthetischen Gestagen verhüten, sind zur Nachverhütung nicht zugelassen.

Wird in der Stillzeit Levonorgestrel zur Nachverhütung genommen, muss für acht Stunden eine Stillpause eingelegt und die Milch in dieser Zeit abgepumpt und verworfen werden. Levonorgestrel als Nachverhütung hat einen großen Pferdefuß: Bei Frauen, die mehr als 70 kg wiegen, nimmt die Wirksamkeit mit ansteigendem Gewicht ab. Bei sehr stark übergewichtigen Frauen mit einem Body-Mass-Index (BMI) über 35 beträgt die »Erfolgsquote« nur ca. 70 Prozent im Vergleich zu den zierlich gebauten Kolleginnen. Somit müssen adipöse Frauen damit rechnen, dass das Risiko, dass die erwartete Schwangerschaft nicht verhindert wird, bei etwa einem Drittel liegt. Es ist leider nicht nur so, dass die kräftiger gebauten Frauen oft etwas mehr bezahlen müssen, wenn sie sich einkleiden, wobei ich das noch verstehe, da ein Schnittmuster in Größe 46 meistens deutlich mehr Stoff verbraucht als in Größe 36. (Wer das nicht glaubt, kaufe sich die aktuelle »BurdaStyle«.) Für eine sehr sichere Nachverhütung sollten Frauen über 70 kg Körpergewicht auf jeden Fall die leider teurere, aber zuverlässigere Option Ulipristal oder eine Spirale danach wählen. Ist nur die PiDaNa verfügbar, raten die fachärztlichen Verbände und die European Medicines Agency dennoch dazu, diese Methode anzuwenden, denn die Verträglichkeit ist sehr gut und es werden immerhin zwei Drittel der zu erwartenden Schwangerschaften verhindert, die Vorteile überwiegen die Risiken deutlich.

Der selektive Progesteron-Rezeptormodulator Ulipristal, als EllaOne mit 30 mg in einer Tablette im Handel, kann bis zu fünf Tage nach der Verhütungspanne eingenommen werden, die Wirksamkeit lässt über diese Zeit nicht nach. Der Wirkstoff besetzt die Progesteronrezeptoren im Körper und blockiert so das »Ablesen« des tatsächlichen Hormonspiegels im Blut. Ein Eisprung wird selbst dann noch aufgehalten, wenn die Hirnanhangdrüse den Startschuss für den Eisprung erteilt hat, das heißt, wenn bereits das Konzentrationsmaximum an luteinisierendem Hormon erreicht ist. Das erklärt die bessere Wirksamkeit im Vergleich zum Wirkstoff Levonorgestrel: Etwa 98 Prozent der zu erwartenden Schwangerschaften werden verhindert.

Ulipristal wird ansonsten zur Behandlung von großen Myomen (gutartigen Gebärmuttermuskelknoten) eingesetzt, wenn diese Beschwerden wie starke Blutungen verursachen. Um zum Beispiel vor einer Operation ein Myom schrumpfen zu lassen, werden täglich 5 mg Ulipristal über drei Monate verordnet. EllaOne entspricht also sechs Tagesdosen der üblichen Einnahme von Ulipristal.

Auch hier ist die Sicherheit bei starkem Übergewicht mit einem BMI über 35 eingeschränkt, wenngleich lange nicht so stark wie bei Levonorgestrel. Das heißt, bei sehr starkem Übergewicht, zum Beispiel 100 kg bei 165 cm Körpergröße, wird auch Ulipristal etwas unsicherer. Dann sind die »Spirale danach« und die »Kupferkette danach« (siehe unten) sichere Optionen. In den Studien zur Sicherheit von EllaOne kamen die meisten Anwendungsversager – sprich Schwangerschaften trotz rechtzeitiger Einnahme – bei jungen, also sehr fruchtbaren Frauen unter 26 Jahren mit starkem Übergewicht vor. Stillende Frauen müssen nach Ulipristal für 36 Stunden ihre Milch abpumpen und verwerfen, bevor das Kind wieder an die Brust angelegt werden darf.

Seit dem 15. 3. 2015 sind beide Sorten der »Pille danach« rezeptfrei in den Apotheken erhältlich. Allerdings werden bis zum 18. Lebensjahr die Kosten von den gesetzlichen Krankenkassen komplett übernommen, im Alter von 19 bis 20 Jahren fallen lediglich fünf Euro Rezeptgebühr an, wenn die Frau *vorher* ein Rezept von ihrer Ärztin bekommt. Eine Nacherstattung ist bislang nicht vorgesehen. Nach dem 20. Lebensjahr sind die Kosten von der Frau selber zu tragen[26]. Mädchen unter 14 Jahren dürfen die Pille danach nicht ohne Rezept vom Apotheker bekommen, sie müssen zur Ärztin gehen. Eine Beratung zur Nachverhütung in einer Arztpraxis ist in Deutschland eine Leistung sowohl der gesetzlichen als auch der privaten Krankenkassen. Inwieweit in den Apotheken bei einer Abgabe einer »Pille danach« auch zu möglichen sexuell übertragbaren Infektionskrankheiten (vor denen keine Nachverhütung schützt)

26 Stand der Gesetzeslage Dezember 2014. Die Vorgaben der Krankenkassen können sich ändern, manche privaten Krankenkassen zahlen keine Medikamentenkosten für die »Pille danach«, egal wie jung die Patientin ist, sondern nur die Beratung und ggf. eine Untersuchung, wenn nötig (ist sie meistens nicht).

beraten wird bzw. sechs Wochen nach dem »Verkehrsunfall« ein HIV-Test empfohlen werden soll, wird von den Berufsverbänden der Ärzte und Apotheker noch diskutiert. Idealerweise sollte auch kompetent zur »Spirale danach« als Alternative beraten werden. Die Erfahrungen in anderen europäischen Ländern zeigen, dass die Pille danach, wenn sie leicht verfügbar ist, sehr oft eingenommen wird, möglicherweise auch oft unnötig, die Rate an Abtreibungen aber nicht signifikant sinkt.

Auch wenn es die »Pille danach« inzwischen rezeptfrei in der Apotheke gibt, ist es in einigen Fällen sinnvoll, erst die Frauenärztin aufzusuchen bzw. unter bestimmten Umständen müssen die Apothekerinnen von vorneherein an eine Ärztin verweisen. Tabelle 6 gibt darüber Auskunft, wann Sie sich am besten an wen wenden.

Tab. 6: »Pille danach«: Zur Apotheke oder zur Ärztin?

	Apotheke	Arztpraxis
Ab 14 Jahre und in der Lage, die »Pille danach« selber zu zahlen? (Hälfte übernimmt ja eh der Mann, oder?!)	Ja	Nein
14–19 Jahre und gerade pleite	Nein	Ja (Rezept nachreichen gilt nicht!)
Jünger als 14 Jahre ohne Elternbegleitung	Nein	Ja
Jünger als 14 Jahre in Begleitung eines Erziehungsberechtigten	Ja – mit Einschränkung, möglicherweise wird Arztbesuch nahegelegt	Ja
Ungeschützter Verkehr länger als 120 Stunden zurückliegend	Nein	Ja

	Apotheke	Arztpraxis
Unklarheit über die letzte Regelblutung: schwächer und/oder kürzer als sonst bzw. nicht erinnerlich, wann die letzte Blutung war oder andere Hinweise auf eine bestehende Schwangerschaft …	Nein	Ja
Dauereinnahme von Medikamenten	Ja	Nein
Stillzeit – Fragen nach Dauer der Stillpause	Ja	Nein
Spirale danach gewünscht – oder zumindest Beratung dazu	Nein	Ja
Ansteckung mit Geschlechtskrankheit war beim ungeschützten Verkehr möglich	Ja, erstmal wegen Pille danach	Sobald wie möglich Termin für Beratung, ggf. Test auf Gonokokken, Chlamydien, HIV* & Co.
Schwere Grunderkrankungen, z. B. der Leber oder des Darmes, die eine Aufnahme der »Pille danach« im Darm verhindern können, auch anhaltendes Erbrechen	Nein	Ja – ggf. Verschreiben von Medikamenten, z. B. gegen Erbrechen
Mehrfach ungeschützter Verkehr in diesem Zyklus	Nein	Ja

* Tests auf Geschlechtskrankheiten, auch anonym, sind im örtlichen Gesundheitsamt möglich, dort ist auch eine Beratung zur Postexpositionsprophylaxe (PEP) möglich. Bei riskantem Verkehr/geplatztem Kondom mit einer HIV-positiven Person können ggf. Medikamente helfen, die Übertragung zu stoppen: Informationen bietet die AIDS-Hilfe im Internet. Achtung: Hier muss schnell gehandelt werden, damit es wirkt, am besten innerhalb von 24 Stunden!

Kupfer-IUP als Nachverhütung

Alle kupferhaltigen IUP eignen sich zur Nachverhütung, da eine Einlage auch nach dem erfolgten Eisprung zu einer starken Irritation der Gebärmutterschleimhaut führt, die es der Eizelle in diesem Zyklus nahezu unmöglich macht, sich einzunisten. Generell gelten für das Einsetzen einer »Spirale danach« oder einer »Kupferkette danach« die gleichen Grundsätze wie für eine reguläre Einlage. Vor allem für Frauen, die längerfristig keine Schwangerschaft wünschen, ist ein IUP als Nachverhütung eine gute Wahl, da damit für die nächsten Jahre eine sichere Verhütung gewährleistet ist. In einer Studie aus London, die 2001 veröffentlicht wurde, wussten nur sehr wenige Frauen, die zu einer Beratung über Nachverhütung kamen, von der Möglichkeit eines »IUP danach«. Viele Frauen hatten sich eine Spirale viel größer vorgestellt und waren, nachdem ihnen eine gezeigt wurde (s. Abb. Seite 62–63), viel offener für diese Methode. Vor allem Frauen, die bereits eine Abtreibung hinter sich hatten, entschieden sich dann gegen eine »Pille danach« und für eine Spirale.

Vorteile der »Spirale danach« gegenüber der »Pille danach«:

- Langfristige Wirkung für fünf bis zehn Jahre sofort nach dem Einsetzen. Somit brauchen Sie nicht bis zum Ende des Zyklus Kondome zu verwenden oder abstinent zu sein. Allerdings sollten Sie die ersten drei (besser fünf) Tage nach Einlage eines IUP auf Sex verzichten, um das Infektionsrisiko zu minimieren. Wenn Sie nach kürzerer Zeit eine Schwangerschaft planen, kann die Spirale oder Kupferkette jederzeit entfernt werden.
- Sicherer in Bezug auf die Verhinderung ungeplanter Schwangerschaften als alle Sorten der »Pille danach«.
- Stillen ist kein Problem nach der Einlage, bei den »Pillen danach« muss die Muttermilch acht Stunden bei PiDaNa (Levonorgestrel) bzw. 36 Stunden bei EllaOne (Ulipristal) abgepumpt und weggeworfen werden.
- Medikamente gegen Epilepsie, psychische Erkrankungen, Antipilzmittel etc. beeinträchtigen nicht die Effektivität der »Spirale danach«, wohl aber diejenige der »Pille danach«.
- Zyklusverschiebungen (Menstruation kommt früher, später etc.) kommen nach »Spirale danach« nicht vor, da kein Eingriff in das Hormonsystem erfolgt.
- Keine Abhängigkeit der Wirkung vom Körpergewicht der Frau.

Nachteile der »Spirale danach« gegenüber der »Pille danach«:

- Die Einlage ist etwas schmerzhafter außerhalb der Regelblutung, da der Gebärmuttermund geschlossen ist. In unserer Praxis empfehlen wir, eine Stunde vor der Notfalleinlage eine Prostaglandin-Tablette zu schlucken (Cytotec oder Artrotec mit Diclofenac als Schmerzmittel), um den Muttermund weich zu machen, sowie lokal den Muttermund betäuben zu lassen. Das Ziepen und Ziehen im Bauch hinterher ist mit Ruhe und Wärmflasche sowie eventuell mit 250 bis 500 mg Naproxen oder 400 bis 600 mg Ibuprofen aushaltbar. Wir empfehlen in unserer Praxis im Anschluss die »Videotherapie«: mit einer DVD der Lieblingsserie auf das Sofa verkrümeln und nur aufstehen, um dem Pizzaservice die Tür zu öffnen …
- Schmierblutungen im ersten und zweiten Zyklus nach der Einlage treten etwas häufiger auf im Vergleich zur Einlage einer Spirale während der Menstruation.
- In einer länger bestehenden monogamen Partnerschaft ist das Infektionsrisiko minimal bei einer Notfalleinlage der Spirale. Wenn bei ungeschütztem Verkehr eine Infektion mit Gonokokken (Tripper) oder Chlamydien aufgetreten ist, können diese möglicherweise bei der Einlage in die Gebärmutter verschleppt werden und das Infektionsrisiko leicht erhöhen. Das heißt auch, dass bei einem völlig neuen Partner oder nach Vergewaltigung die Pille danach eventuell besser geeignet ist.
- Die Kosten sind mit 180 bis 300 Euro höher. Die Pille danach kostet ca. 17 Euro (PiDaNa) bzw. 34 Euro (EllaOne). Langfristig ist eine Spirale vielfach kostengünstiger als die Verhütung mit einer Pille, aber die Kosten für hormonelle Verhütung oder Kondome verteilen sich auf die kommenden Jahre. Bis zum 20. Lebensjahr wird die Nachverhütung unter Umständen ganz oder teilweise von der Krankenkasse übernommen. Fragen Sie bitte Ihre Versicherung.

Zusammenfassung für Plan B

In Tab. 7 sind die Möglichkeiten zur Nachverhütung zusammengefasst. Achtung: Keine Methode der Nachverhütung schützt vor sexuell übertragbaren Infektionskrankheiten! Falls Sie den Verdacht haben, dass das Ansteckungsrisiko hoch ist, oder wenn Sie vergewaltigt wurden, sollten Sie mit der Ärztin besprechen, ob antivirale und antibiotische Medikamente zur Prophylaxe sinnvoll sind, vor allem wenn eine HIV-Infektion wahrscheinlich ist.

Tab. 7: Überblick über die Möglichkeiten zur Nachverhütung

Nachverhütung	Zeitraum nach Verhütungsunfall	Wirksamkeit	Kosten	Stillen möglich	Nicht geeignet bei
Levonorgestrel	Bis 3 Tage	Ca. 70–94 %, je nach Dauer bis zur Einnahme und Körpergewicht	Ca. 17 €	Nach 8 Stunden	Bei schweren Leber-, Nieren- oder Magen-Darm-Erkrankungen
Ulipristal	Bis 5 Tage	Ca. 95–98 %, über alle 5 Tage gleich	Ca. 34 €	Nach 36 Stunden	
Kupfer-IUP, Gynefix	Bis 5 Tage	Über 99 %	180–300 €, regional unterschiedlich	Sofort, keine Beeinträchtigung	Übliche Gegenanzeigen für IUP

Und eine Bitte: Auch wenn die Wirksamkeit der PiDaNa im Laufe der zugelassenen Anwendungszeit abnimmt, dieser Effekt tritt erst nach den ersten 36 Stunden ein! Kommen Sie nach einem Kondomunfall bitte nicht nachts um drei Uhr bettwarm in die Krankenhausambulanz. Gefühlt ist es ein Notfall, tatsächlich hat die Einnahme der »Pille danach« immer Zeit bis zum nächsten Morgen (in England lässt der Name »morning-after pill« die Kolleginnen besser schlafen). Assistenzärztinnen in der Gynäkologie müssen oft genug im Bereitschaftsdienst die Nacht zum Tag machen und sind nicht immer glücklich, wenn sie zwischen Geburten und Notfällen statt einer kurzen Pause über Risiken und Nebenwirkungen der »Pille danach« aufklären müssen. Nun, da die PiDaNa rezeptfrei in der Apotheke verfügbar ist, müssen Sie auch nicht nachts durch die Stadt irren, um die Bereitschaftsapotheke zu finden … Auch die Apothekerinnen möchten im Bereitschaftsdienst am liebsten nur die echten Notfälle sehen, und Sie sparen sich die Notfallgebühr, die sonst auf jeden Fall zu den Kosten der »Pille danach« dazukommt.

Ethische Überlegungen

Für beide »modernen« Methoden – Ulipristal und Levonorgestrel – ist mittlerweile nachgewiesen, dass sie den Eisprung ausbremsen, nicht aber die Einnistung einer bereits befruchteten Eizelle verhindern. Während für Ulipristal diese Frage frühzeitig geklärt war, gilt für Levonorgestrel erst seit 2011 als wissenschaftlich hieb- und stichfest, dass die Wirkung eine reine Befruchtungsverhinderung ist. Für die ältere Yuzpe-Methode ist der Wirkmechanismus nicht wirklich eindeutig geklärt. Eine Abtreibung ist mit keiner dieser Methoden möglich und andere Hormonpräparate zur Nachverhütung, die auch eine Abtreibung verursachen könnten, sind europaweit nicht zugelassen.

Eine »Spirale danach« ist aber immer eine Nidationshemmung, das heißt, die Gebärmutterschleimhaut wird durch das Einsetzen der Spirale für diesen Zyklus so stark irritiert, dass sich die befruchtete Eizelle nicht einnisten kann. Für Frauen, die stark ethisch-religiös ausgerichtet sind, ist dieses Wissen relevant. Eine bereits liegende Kupferspirale tötet die Spermien, aber eine Spirale als Nachverhütung kann als Frühstabtreibung angesehen werden, da Ei und Samenzelle bereits verschmolzen sein können. Auch wenn zu diesem Zeitpunkt niemand wissen kann, ob eine Befruchtung tatsächlich stattgefunden hat, so kann diese Überlegung für eine praktizierende Christin oder Buddhistin einen moralischen Konflikt darstellen. Eine Spirale danach darf nach Ablauf der Zeit, die das Ei auf der Reise im Eileiter steckt, bis es zur Einnistung ankommt, nicht mehr eingesetzt werden. Der Hintergrund dazu ist, dass nach Forschungsergebnissen wohl mehr als die Hälfte der befruchteten Eizellen nie die Einnistung schaffen, das heißt, eine Nichteinnistung ist fast die Normalität und wird von vielen Medizinerinnen akzeptiert. Wenn ich aber aus ethischen Gründen einer einmal befruchteten Eizelle als begonnenes Leben eine Chance geben will oder muss, dann kommt die »Spirale danach« nicht mehr infrage.

Im Buddhismus gibt es klare Belehrungen zum Thema Verhütung, die die tibetische Ärztin (Amshi) Anna Bach schön zusammenfasste: »Du darfst einem ungebetenen Gast die Tür vor der Nase zuknallen, auch wenn er direkt vor deiner Haustür steht. Sobald der Gast im Haus eingezogen ist, gilt Gastrecht. Sind Samen und Eizelle verbunden, hat sich ein Bewusstsein mit dem werdenden Leben verbunden und das Leben sollte respektiert und geschützt werden.« Einige katholische Kollegen lehnen mit ähnlichen Argumenten das Einsetzen eines IUP zur Nachverhütung strikt ab.

Buchtipp: Wer sich über die verschiedenen Weltreligionen und ihre Einstellungen zu Themen der Verhütung und Abtreibung weiter informieren möchte, dem sei das Buch »Sacred rights« von Daniel C. Maguire wärmstens empfohlen (siehe Anhang).

Es streiten sich ein katholischer, ein evangelischer und ein jüdischer Theologe, wann das Leben beginnt. Während der evangelische Pastor sagt, das Leben beginne mit der Geburt, hält der katholische Pfarrer dagegen, das Leben beginne mit der Zeugung. Der Rabbi schüttelt nur den Kopf und sagt: »Kollegen, ihr habt beide Unrecht: Das Leben beginnt, wenn die Kinder aus dem Haus sind und der Hund gestorben ist …«

Plan C – Abtreibung instrumentell und medikamentös

Es gibt zwei Möglichkeiten, eine ungewollte Schwangerschaft durch Abtreibung zu beenden, zum einen die klassische Absaugung, die meist in einer Kurznarkose durchgeführt wird, zum anderen der medikamentöse Abbruch. Bei Letzterem wird erst ein Medikament eingenommen, das den Embryo absterben lässt, und dann ein zweites, das Blutungen und Gebärmutterkontraktionen auslöst. In Deutschland ist eine Abtreibung bis zur zwölften Schwangerschaftswoche straffrei, wenn sie frühestens drei Tage nach einer

Beratung in einer dafür anerkannten Stelle, zum Beispiel bei Pro Familia, in vielen Gesundheitsämtern oder anderen sozialen Beratungsstellen, durchgeführt wird. Die medikamentöse Beendigung einer Schwangerschaft ist allerdings nur bis zur achten Schwangerschaftswoche möglich, da bei einer weiter fortgeschrittenen Schwangerschaft häufig Reste in der Gebärmutter bleiben und dann doch noch eine instrumentelle Ausräumung vorgenommen werden muss.

Wird eine Abtreibung, egal nach welchem Vorgehen, medizinisch korrekt durchgeführt, ist das heute eine sehr komplikations- und risikoarme Angelegenheit. Es stimmt nicht, dass Frauen von Abtreibungen unfruchtbar werden. Zwei oder mehr Abtreibungen führen zu einer leicht erhöhten Rate von Frühgeburten bei Folgeschwangerschaften, mehr auch nicht (siehe unten).

Unwahr ist auch, dass eine Abtreibung immer zu psychischen Problemen führt. Ist eine Frau sehr klar in ihrer Entscheidung, jetzt kein Kind haben zu wollen, hängt eine Abtreibung meist nicht groß nach – auch wenn vielleicht etwas Wehmut aufkommt, wie es denn wohl geworden wäre, wenn … Auch Schwangerschaften, die nicht ausgetragen wurden, dürfen betrauert werden oder die Frage aufwerfen, wie das Leben gewesen wäre mit Kind. Aber das muss nicht zu psychischen Problemen führen, Frauen sollten sich da nichts einreden lassen. Andere Entscheidungen im Leben wie die Berufswahl oder Umzüge dürfen auch im Nachhinein hinterfragt und gegebenenfalls für falsch befunden werden. Oder auch für das Beste, was in der Situation möglich war.

Bedenklich ist aber, dass in einer Erhebung von Pro Familia Anfang dieses Jahrtausends 70 Prozent (!) der Frauen, die zur Beratung vor der Abtreibung kamen, angaben, sie würden das Kind gerne austragen, wenn sie mehr Unterstützung vom Kindsvater oder von ihrer Familie bekämen. Das finde ich dramatisch! Abtreibungen, die von der Frau nicht gewollt sind, können durchaus zu psychischen Problemen wie Depressionen führen. Manche Frauen geißeln sich mit Schuldgefühlen, wenn in einer späteren Beziehung der Kinderwunsch nicht gleich zu einer Schwangerschaft führt. Ich weiß kein Patentrezept, wie Kerle dazu gebracht werden können, die Verantwortung für ihre Zeugungsfähigkeit zu übernehmen, wenn ihre Partnerin die ungeplant entstandene Schwangerschaft austragen möchte. Aus meiner beruflichen Erfahrung kann ich sagen, dass Paare, die gut kommunizieren und miteinander die Entscheidung gegen eine Schwangerschaft treffen, oft stärker als

Paar zusammengeschweißt werden. Klappt die Kommunikation nicht und fühlt sich die Frau allein gelassen, ist es in vielen Fällen der Todesstoß für die Beziehung oder das Potenzial für Konflikte, die manchmal Jahre später aufbrechen.

Nach einer Abtreibung besteht für einige Tage Ausfluss, erst blutig, dann gelblich. Bis der Muttermund wieder völlig geschlossen und der Schleimpfropf wieder aufgebaut ist, besteht ein erhöhtes Risiko für Entzündungen der Gebärmutter und der Eileiter. Daher sollten Sie in den ersten sieben bis 14 Tagen (abhängig davon, wie weit die Schwangerschaft schon war) keinen Geschlechtsverkehr haben, nichts in die Vagina einführen, keine Tampons verwenden, damit das Sekret frei abfließen kann, und gerne duschen, aber nicht baden. Um die Rückbildung der Gebärmutter und die Abheilung zu fördern, kann für 14 Tage Rückbildungstee getrunken und die homöopathische Urtinktur von Bellis perennis (Gänseblümchen, die »Arnika der Gebärmutter«) eingenommen werden.

Naturheilkundliche Unterstützung nach einer Abtreibung:

- Rückbildungstee: 30 g Hirtentäschelkraut, 30 g Schafgarbenkraut, 30 g Frauenmantelkraut und 10 g Melissenkraut mischen. Drei- bis viermal täglich einen gehäuften Teelöffel mit kochendem Wasser überbrühen, zugedeckt fünf bis sieben Minuten ziehen lassen und nach dem Abgießen langsam trinken.
- Ceres Bellis perennis Urtinktur dreimal täglich zwei Tropfen nach dem Essen auf der Zunge zergehen lassen. (Ceres verwendet ein besonderes Herstellungsverfahren, das über die Anforderungen des homöopathischen Arzneibuches hinausgeht; meine Kollegin und ich halten diese Tinktur für besonders effektiv). Bei Unverträglichkeit von Alkohol bzw. überwundener Alkoholsucht können alternativ dreimal täglich fünf Globuli Bellis perennis D3 oder D4 verwendet werden.

Vorteile der medikamentösen Abtreibung:

- Keine Narkose
- Kein operativer Eingriff; da der Gebärmutterhals nicht mit Instrumenten gedehnt wird, ist das Risiko für Frühgeburten nach mehreren Abbrüchen möglicherweise niedriger als nach instrumenteller Ausräumung der Gebärmutter, ebenso das Risiko, dass versehentlich die

Gebärmuttermuskulatur verletzt wird und bei einer nachfolgenden Geburt der Mutterkuchen festsitzt.
- Viele Frauen haben stärker das Gefühl, selber die Kontrolle zu haben.
- Häufig diskreter, da die Termine in normalen Arztpraxen stattfinden und keine Klinik aufgesucht werden muss – natürlich gibt es noch Kolleginnen, die kleine Eingriffe direkt bei sich in der Praxis durchführen.

Nachteile:
- Längere und etwas stärkere Blutung als nach der Absaugung (bei der Absaugung wird bereits ein Großteil der Schleimhaut und der Blutung im Operationssaal »eingesammelt«).
- Möglicherweise mehr Bauchschmerzen, wenn die Gebärmutter anfängt, sich zusammenzuziehen und den Embryo auszustoßen.
- Keine exakte Kontrolle, wann die Ausstoßung des Embryos beginnt.
- Bis zu zehn Prozent »Versagerquote«, sodass evtl. doch noch eine instrumentelle Absaugung durchgeführt werden muss.
- Insgesamt mehr Termine beim Arzt als bei einer instrumentellen Absaugung.

Verhütung nach einer Abtreibung

Nach einer Abtreibung stellt sich die Frage, ob die zuvor angewendete Verhütungsmethode weitergeführt werden soll oder ob das Vertrauen so stark erschüttert ist, dass eine andere Methode sinnvoller erscheint – immer in dem Wissen, dass keine Methode unfehlbar ist. Viele Frauen nach einer ungeplanten Schwangerschaft wollen wechseln. In **Kapitel 11** finden Sie eine Aufstellung, mit welcher Methode wann begonnen werden kann.

Schwangerschaft nach Abtreibung

Wird eine Frau nach einer oder mehreren Abtreibungen schwanger, ist die Angst vor einer Frühgeburt oft groß. Wenn ab Mitte der Schwangerschaft der Bauch häufiger hart wird und es im Rücken zieht, dann lieber einmal öfter zur Frauenärztin gehen und die Länge des Gebärmutterhalses (Zervixlänge) im Ultraschall ausmessen lassen. Verkürzt sich der Gebärmutterhals oder öffnet sich der innere Muttermund, heißt es: körperliche Schonung als wichtigste Bürgerinnenpflicht, und zwar stramm! Beine hochlegen, um die Gebärmutterdurchblutung zu verbessern. Daneben hilft es, reichlich Magnesium (600 bis 900 mg) zu futtern und regelmäßig die Zervixlänge kontrollieren zu lassen. Werden Frühgeburtsbestrebungen rechtzeitig bemerkt, kann in vielen Fällen die zu frühe Geburt aufgehalten werden. Um das Problem zu wissen, aufmerksam zu sein und Mutterschafts-Vorsorgeuntersuchungen nicht zu schwänzen, beugt vielem Ärger vor.

Mehrfache Abtreibungen, vor allem instrumentelle, erhöhen auch das Risiko, dass der Mutterkuchen nach der Geburt festsitzen bleibt (Placenta accreta) und dann eventuell in Narkose mit Instrumenten gelöst werden muss. Daher wird in einem Mutterpass der Punkt »Zustand nach zwei oder mehr Fehlgeburten oder Abtreibungen« als Risiko markiert, damit die Hebamme weiß, dass in der Nachgeburtsphase besondere Vorsicht geboten ist. Allerdings kommen Frühgeburten und festsitzende Mutterkuchen auch bei Frauen ohne Abtreibung in der Vorgeschichte vor.

Adoption – Heldinnen wider Willen

Nur wenige Frauen entscheiden sich bewusst und sehr klar dafür, ihr Kind auszutragen und nach der Geburt zur Adoption freizugeben, wenn sie bemerken, dass sie ungeplant schwanger geworden sind. Einige wenige von ihnen habe ich in meinen zehn Jahren in der Geburtshilfe begleiten dürfen. Hut ab! Denn Frauen, die ihre Kinder nicht behalten wollen, wird oft pauschal unterstellt, Rabenmütter zu sein, egoistisch und noch weit schlimmere Dinge. Es zeugt für mich von starkem Verantwortungsgefühl und Größe, wenn eine schwangere Frau beispielsweise sagt: »Ich habe in einem halben Jahr die Ausbildungsstelle, auf die ich so lange gewartet habe, und mein (Ex-)Freund will das Kind nicht. Einem Kind kann ich ohne Ausbildung, Geld und Mann nicht das bieten, was ich mir wünsche, und gebe es zu Eltern, die bessere Bedingungen haben, eine Familie zu gründen.«

Ich habe bewundernswerte Frauen erlebt, die vom positiven Schwangerschaftstest an konsequent aufgehört haben zu rauchen, zu trinken und sich gut ernährt haben, in dem Wissen, dass es nur neun Monate sind, die sie ihrem Kind etwas geben können – das soll dann aber optimal sein. Auch habe ich die Freude von Adoptiveltern erlebt, direkt in der Klinik, aber auch langfristig im Freundeskreis. Des Öfteren haben Frauen die Schwangerschaft versteckt, der vorgegebene Auslandsaufenthalt war dann ein sehr langer Besuch bei Verwandten am anderen Ende Deutschlands, damit nicht das ganze Dorf den dicken Bauch zu sehen bekommt …

Frauen haben das Recht, sich vor Verurteilung zu schützen, solange wir Adoptionsmütter nicht als Heldinnen ansehen, die den scheinbar einfachen und schnellen Weg einer Abtreibung nicht gehen mochten oder konnten. Oder für die es zu spät war, einen schnellen Weg zu gehen. Ungeplante Schwangerschaften führen manchmal zu großen Zweifeln, welcher Weg der richtige ist, und gelegentlich ist am Ende der Überlegungen die Zeit für eine straffreie Abtreibung abgelaufen. Manchmal wird auch die Schwangerschaft erst sehr spät bemerkt. Der Zyklus war schon immer nicht ganz regelmäßig und einige Frauen sind sehr gut darin, Dinge, die sie nicht sehen möchten, nicht anzugucken. Wir haben doch fast immer Kondome benutzt …

Den Kopf in den Sand zu stecken ist meistens eine schlechte Idee und funktioniert auch für den Vogel Strauß nicht immer gut. Auch hier gilt: Sprechenden Menschen kann geholfen werden! Wenn Sie nicht mit Ihrem Partner oder der Familie reden können oder erst mal mit jemand Neutralem reden wollen, den Sie nicht ständig sehen müssen: Es gibt viele Beratungsstellen, die Ihnen helfen, den für Sie richtigen Weg zu finden und Sie zu unterstützen: Da gibt es beispielsweise Pro Familia, die Adoptionsstellen der jeweiligen Stadt und den Sozialdienst Katholischer Frauen – jetzt höre ich im Hintergrund ein leichtes Stöhnen von einigen Frauen – ja, klingt kirchlich und muffig in manchen Ohren, aber ich habe die Frauen vom SKF immer als sehr lebenspraktische, hilfsbereite und menschenfreundliche Damen erlebt, die respektvoll und unabhängig von der Weltanschauung beraten und Hilfen vermitteln. Alle Beratungsstellen bieten auch anonyme Beratungen an und Sie dürfen in jeder beliebigen Stadt die Beratung nutzen, falls Sie Angst haben, beim Betreten einer Beratungsstelle gesehen zu werden. In kleinen Städten ist die Welt manchmal eine Erbse und Nachbarn können sehr, sehr neugierig sein.

Lokalpatriotismus

Bei uns in Kiel haben wir gute Erfahrungen mit dem Haus der Familie gemacht: Frau Bojens-Piepgras dort ist ein Schatz in Sachen Beratung bei ungeplanter Schwangerschaft. Die Adoptionsstelle der Stadt Kiel hilft nicht nur adoptionswilligen Paaren, sondern kümmert sich auch sehr unterstützend um die werdenden Mütter und die Mütter, die ihr Kind abgegeben haben oder abgeben wollen. Vielen Dank an die engagierten Menschen dort. Und der Sozialdienst katholischer Frauen in Kiel hat mit dem Antonius-Heim schon so mancher sehr jungen und ungeplant Schwangeren ein gutes Dach über dem Kopf geboten, wenn viel Stress in der Familie ein Bleiben dort unmöglich machte. In vielen anderen Orten sind Frauenärztinnen oder die Frauen der Beratungsstellen ebenfalls gut vernetzt und wissen, wo weitere Hilfen zu erhalten sind. Eine ungeplante Schwangerschaft geht nicht weg, nur weil die Betroffene sich nicht darum kümmert. Sich kompetente Unterstützung zu holen kostet erst mal Überwindung, erspart aber langfristig viel Stress.

Böse Falle Schwangerschaftstest

So manche Frau, die erst sehr spät bemerkt hat, dass sie schwanger ist, wusste nicht, dass die handelsüblichen Schwangerschaftstests in der zweiten Hälfte einer Schwangerschaft negativ ausfallen können. Der Gelbkörper, das ist das, was vom Follikel nach dem Eisprung übrig bleibt, sorgt in den ersten drei Monaten dafür, dass die Schwangerschaft gedeiht. Um ihn aufrechtzuerhalten, benötigt der Körper ein Hormon, das humane Choriongonadotropin (β-HCG). Dieses β-HCG wird mit den üblichen Schnelltests im Urin nachgewiesen. Nach den ersten drei Monaten übernimmt der Mutterkuchen einen Großteil der Hormonproduktion. Das bedeutet, dass die Konzentration des β-HCG zwischen der zehnten und der zwölften Schwangerschaftswoche ihren Höhepunkt erreicht hat und danach wieder abfällt. Im Blut lässt sich β-HCG in kleinen Mengen bis zum Ende der Schwangerschaft nachweisen, aber im Urin sind die Mengen sehr gering, besonders wenn dieser durch viel Trinken stark verdünnt ist.

Supersensitive Schwangerschaftstests (die schon *vor* Ausbleiben der Regel anzeigen, ob eine Einnistung eingetreten ist) bleiben meist positiv, unsensiblere Tests können nach der 20. Woche negativ ausfallen, obwohl ein lebhafter (blinder) Passagier an Bord ist. Ich hatte eine Patientin, die zwei Tests gemacht hatte, beide mit negativem Ergebnis. Im Nachhinein gesehen muss sie damals schon in der 25. Schwangerschaftswoche gewesen sein, aber aufgrund der Tests wog sie sich in Sicherheit und schob den Bauch auf das gute Essen, auf Blähungen, Darmpilze oder andere Ursachen. Sie machte für ca. drei Monate eine zuckerfreie Diät gegen Darmpilze, denn ihre Freundin hatte auch so Blähungen von Darmpilzen. Als sie schließlich zu mir zur Untersuchung kam, schickte ich sie nahtlos in den Mutterschutz, da sie jetzt schon ca. in der 35. Schwangerschaftswoche war. Dieser vermeintliche Darmpilz hatte Füßchen und erwies sich als kerngesunder Junge.

Also: Im Zweifel bei monatelang ausbleibender oder sehr unregelmäßiger, vor allem schwacher Blutung, die auch mal eine Schmierblutung in der Frühschwangerschaft sein könnte, lieber einmal zur Frauenärztin zur Untersuchung gehen.

11 Verhütung in besonderen Lebensphasen

»Meine Damen, sehen Sie auch die Vorteile der Menopause.« (frei nach GiedRé) – Von Ausnahmen, die wieder einmal die Regel bestätigen

Es gibt Lebensphasen oder Situationen, in denen die gewohnte Verhütung eventuell nicht mehr passt oder gerade nicht verfügbar ist. Dann ist es Zeit, den Status quo zu überdenken.

Nach der Geburt und in der Stillzeit

Schützt Stillen vor einer weiteren Schwangerschaft? Jein! Ja, es gibt die Laktations-Amenorrhö-Methode, sie funktioniert unter folgenden Voraussetzungen als Verhütungsmethode:

- Wenn das Baby jünger als sechs Monate ist
- Wenn es komplett und ausschließlich voll gestillt wird – nein, auch nicht die kleinste Portion Beikost oder das Teefläschchen darf gegeben werden
- Wenn tagsüber mindestens alle vier Stunden, nachts spätestens nach sechs Stunden gestillt wird
- Wenn das Kind ausreichend lange an der Brust saugt (mindestens 65 Minuten pro Tag insgesamt, mit mindestens fünf Brustmahlzeiten)
- Wenn die Frau noch keine Menstruation (Amenorrhö) nach der Geburt gehabt hat

Die Methodensicherheit beträgt unter diesen Umständen 2 pro 100, das heißt, die Sicherheit, innerhalb dieser sechs Monate nicht schwanger zu werden, beträgt 98 Prozent. Wird das Baby die nächsten sechs Monate weiterhin ausschließlich gestillt und bekommt die Frau keine Regelblutung, so ist die Sicherheit für das zweite halbe Jahr nach der Geburt 92 Prozent bzw. die Methodensicherheit, berechnet nach dem Pearl-Index, liegt bei acht. Bei mangel- und unterernährten Frauen bleibt die Periode oft länger aus, manchmal für zwei bis drei Jahre, auch wenn irgendwann Beikost gegeben wird. Bei uns

Westeuropäerinnen, die meist recht gut im Futter sind, kommen die Menstruation und die Fruchtbarkeit oft deutlich schneller zurück.

Bei Frauen, die nicht stillen, kann der erste Eisprung gut drei Wochen nach der Geburt stattfinden. Wird teilgestillt, sind Ovulationen ab dem dritten Monat nach der Entbindung zu erwarten. Das Blöde ist: Der erste Eisprung kann vor der ersten Menstruation auftreten. Wenn frau ihren Körper nicht genau beobachtet und auf eventuell auftretende Schleimsymptome achtet (Kapitel 6), kann das eine böse Falle sein. Ich weiß nicht, wie häufig ich vor allem noch in den 1990er-Jahren das folgende Gespräch (mit leichten Variationen) bei der ersten Krebsfrüherkennung ca. ein Jahr nach der Entbindung hatte.

Ärztin: »Haben Sie schon wieder einen regelmäßigen Zyklus?«

Patientin: »Nein, die Regel ist noch nicht gekommen, aber meine Mutter sagt, solange ich noch stille, kann nichts passieren.«

Ärztin: »Hmmm, stillen Sie denn noch voll?«

Patientin: »Nö, der Kleine hat kräftig Appetit, isst Brei und Kartoffeln gut, Möhren mag er nicht, aber morgens und abends im Bett stille ich noch, das ist so schön kuschelig.«

Ärztin (nach der Untersuchung): »Herzlichen Glückwunsch, Sie sind schon wieder in der siebten Woche schwanger!«

Patientin: »Äh … Wie konnte das denn passieren?!«

Ich habe in meinen Klinikzeiten jede frisch entbundene Dame bei der Abschlussuntersuchung mit meinen Ausführungen über Verhütung beglückt – und bin gelegentlich ausgelacht worden. Vor allem eine Frau ist mir noch gut im Sinn, die sagte: »Mädel, ich habe fast zwei Apotheken an Hormonen leergefuttert, meine Tochter ist das Ergebnis der fünften IVF-Behandlung, ich weiß nicht mehr, ob ich fünf oder sechs Inseminationen hatte, tun Sie mir den Gefallen und halten Sie den Mund!« Die Dame ist genau vier Monate später mit Zwillingen schwanger geworden … Manchmal ist eine Schwangerschaft die beste Therapie für hormonelle Probleme und wenn der Körper einmal gelernt hat, dass er das mit dem Kinderbekommen kann, findet die Natur daraufhin manchmal ihren Weg auch ohne Nachhilfe.

Also, nach einer Entbindung gilt, entweder konsequent die Laktations-Amenorrhö-Methode anwenden oder die Dreierregel beachten: Stillen Sie nicht, haben aber wieder Lust auf Sex, müssen Sie ab drei Wochen nach der Entbindung verhüten. Stillen Sie nicht ganz konsequent, pumpen mal ab und lassen jemand anderes eingefrorene Milch füttern oder haben Sie Probleme, ausreichend Milch zu bilden und müssen zufüttern, weil Ihr Kind sonst nicht ganz satt wird, dann sollten Sie ab dem dritten Monat nach der Geburt Verhütungsmittel benutzen. Es sei denn, Sie wollen rasch wieder schwanger werden!

Für die Gesundheit Ihres Körpers, aber auch für die Gesundheit des Kindes aus der folgenden Schwangerschaft ist ein Abstand zwischen den Geburten von mindestens zwei Jahren am besten. Das ist eine Empfehlung der WHO, für mangelernährte Frauen aus Entwicklungsländern wird sogar ein Abstand von mindestens drei Jahren empfohlen. Aus Sicht der traditionellen chinesischen Medizin gilt ein Jahr Abstand von der Geburt bis zur nächsten Schwangerschaft als absolutes Minimum, um das Qi, die Lebensenergie der Frau nicht zu schwächen. So schön es auch war, während einer Schwangerschaft keine Gedanken an Verhütung zu verschwenden, spätestens nach der Entbindung sollten Sie wieder darüber nachdenken.

»Dreimal drei« – Verhütungsregeln nach Schwangerschaft und Geburt

- Nach einer Geburt, wenn gestillt wird, nach DREI Monaten verhüten
- Nach einer Geburt, wenn sofort oder sehr zügig innerhalb der ersten zwei Wochen abgestillt wird, nach DREI Wochen verhüten
- Nach einer Schwangerschaft, die glücklos blieb: nach einer frühen Fehlgeburt in den ersten DREI Monaten sofort verhüten (falls nicht dringender Kinderwunsch besteht), bei einer späten Fehlgeburt oder einer Totgeburt nach DREI Wochen verhüten

Die Tabellen 8 und 9 zeigen im Überblick, wann welche Methode nach der Geburt angewendet werden kann. Der Vollständigkeit halber sind auch die hormonellen Möglichkeiten aufgelistet.

Tab. 8: Nicht hormonelle Verhütung nach der Geburt

Was?	Wann?
IUP, Kupferkette	Innerhalb von 20 Minuten nach der Geburt des Mutterkuchens oder frühestens zwei Monate nach einer Spontangeburt bzw. drei Monate nach einem Kaiserschnitt **(Kapitel 3)**
Kondom, Femidom	Sofort, sobald Verkehr gewünscht wird
Diaphragma, Femcap, Portiokappe	Nach Abschluss der Rückbildung ab ca. sechs Wochen nach der Entbindung
NFP, Sensiplan	Nach drei Wochen, sofern die Sonderregeln für besondere Lebensphasen beherzigt werden. Vor dem 25. Tag nach der Geburt sind noch nie Ovulationen beobachtet worden!
Billings-Methode	Nach drei Wochen (siehe NFP)
Temperaturcomputer, z. B. Babycomp	Nicht sinnvoll, da erst *nach* dem ersten Eisprung angezeigt wird, dass wieder ein Zyklus beginnt, also erst möglich, wenn wieder ein regelmäßiger Zyklus vorhanden ist
Kalendermethode	Ohne Zyklus nix Kalendermethode – also erst, wenn wieder ein regelmäßiger Zyklus vorliegt
Sterilisation der Frau	Bei einem Kaiserschnitt während der Operation, sonst nach Abschluss der Gebärmutterrückbildung sechs bis acht Wochen nach der Entbindung

Tab. 9: Hormonelle Verhütung nach der Geburt

	Das Kind wird gestillt	Das Kind wird nicht gestillt
Kombinationspille, auch Verhütungsring und -pflaster	Da auch niedrig dosierte Pillen die Muttermilchmenge beeinträchtigen können, erst nach dem Abstillen geeignet	Ab sechs Wochen nach der Entbindung, eine frühere Einnahme erhöht das Thromboserisiko
Reine Gestagenverhütung: Minipille, östrogenfreie Pille, Implanon	Ab drei Wochen nach einer Geburt möglich	Sofort nach einer Geburt möglich
Dreimonatsspritze	Erst nach sechs Wochen, wenn das Enzymsystem des Säuglings ausgereift ist	Innerhalb der ersten fünf Tage nach der Geburt beginnen, um eine Schwangerschaft sicher zu vermeiden
Hormonspirale (Mirena)	Nach zwei bis drei Monaten, die Rückbildung der Gebärmutter muss komplett abgeschlossen sein (siehe IUP, Tab. 8)	

Nach einer Abtreibung oder Fehlgeburt

Nach einer Schwangerschaft, die nicht ausgetragen wurde, kann es unterschiedlich lange dauern, bis die erste Menstruation kommt. Wie schnell die Schwangerschaftshormone abgebaut werden und der Zyklus wieder startet, hängt zum einen von der Dauer der Schwangerschaft, zum anderen auch von individuellen Faktoren ab. Da der erste Eisprung vor der ersten Menstruation auftreten kann, muss frau sich nach einer Abtreibung sofort um Verhütung kümmern. Nach einer Fehlgeburt nur dann, wenn Komplikationen bei der Schwangerschaft aufgetreten waren oder wenn das Paar mit der nächsten Schwangerschaft noch warten möchte. Früher wurde immer geraten, mindestens drei Monate nach einer frühen Fehlgeburt (in den ersten zwölf Wochen) zu verhüten, »damit die Gebärmutter sich erholen kann«. Große Studien, unter anderem an schottischen Kliniken mit über 4000 Geburten pro Jahr, beschäftigten sich mit der Frage, ob es für den Ausgang einer folgenden

Schwangerschaft bedeutsam ist, ob Frauen schnell oder verzögert wieder schwanger werden. Das Fazit lautet: Wenn der Körper eine neue Schwangerschaft annimmt, dann ist er auch bereit, ein Kind auszutragen. Es ließ sich wissenschaftlich kein Vorteil belegen, wenn den Frauen eine Wartezeit von drei bis sechs Monaten auferlegt wurde.

Tab. 10: Welche Methode eignet sich ab wann, wenn eine Schwangerschaft *vor* der zwölften Woche geendet hat?

IUP, Kupferkette	Ab der zweiten Menstruation, die dem Abgang bzw. der Abtreibung folgt
Kondom, Femidom	Sofort, sobald kein Ausfluss mehr besteht und Verkehr gewünscht wird
Diaphragma, Femcap, Portiokappe	Nach Abschluss der Rückbildung, ca. vier Wochen nach Ende der Schwangerschaft (hängt von der Dauer der Schwangerschaft ab)
NFP, Sensiplan	Sofort, sofern die Sonderregeln für besondere Lebensphasen beherzigt werden
Billings-Methode	Sofort
Temperaturmethode, Temperaturcomputer, z. B. Babycomp	Zunächst nicht sinnvoll, da erst nach der ersten Menstruation eingegeben werden kann, dass wieder ein Zyklus beginnt
Kalendermethode	Ohne Zyklus nix Kalendermethode
Sterilisation der Frau	Bei der Ausräumung einer Fehlgeburt in der gleichen Narkose, sonst nach Abschluss der Gebärmutterrückbildung sechs bis acht Wochen nach der Fehlgeburt bzw. Abtreibung **(Kapitel 7)**

Und wenn ich sofort verhüten will?

Gerade Frauen, die eine Abtreibung durchführen lassen, möchten oft möglichst bald mit der gewählten Verhütungsmethode beginnen. Mit Pillen ist mittlerweile ein »Quickstart« mitten im Zyklus möglich, was die Wartezeit verkürzt, bis mit der Pille und damit mit der Verhütung begonnen werden kann. Genauso sind auch einige hormonfreie Methoden für den Schnellstart geeignet. Beispielsweise kann ein IUP sofort nach der Abtreibung eingesetzt werden. Allerdings ist die Rate der Spiralen, die in den ersten Wochen verrutschen, während die Gebärmutter wieder ihre alte Größe annimmt, deutlich höher als bei einer Einlage während der Menstruation. Wird die Spirale nicht unmittelbar nach der Abtreibung (in der gleichen Narkose!) eingesetzt, besteht in den folgenden Tagen ein erhöhtes Infektionsrisiko durch den Ausfluss, der wie Wochenfluss oft bakterienbesiedelt ist. Daher muss dann bis zur folgenden Mens gewartet werden, bis eine Spirale eingesetzt werden kann. Für ein Gynefix gilt das Gleiche, allerdings ist die Rate der Kupferketten, die verrutschen, wenn sie bei einer Abtreibung eingesetzt werden, deutlich geringer als bei den Spiralen. Da vor der Menstruation schon wieder ein Eisprung und somit auch eine Befruchtung stattfinden kann, muss in der Zeit bis zur nächsten Menstruation zumindest mit Kondomen verhütet werden. Tabelle 11 zeigt, mit welchen Methoden direkt nach einer Fehlgeburt oder einer Abtreibung begonnen werden kann.

Tab. 11: Mit welchen Methoden kann ich sofort nach einer Abtreibung beginnen?

Verhütungsmethode	Quickstart möglich?
IUP	**Ja:** Einlage direkt bei einer operativen Abtreibung*, erhöhtes Risiko des Verrutschens! Sonst bei der zweiten Mens einsetzen lassen
Kupferkette	**Ja:** Einlage direkt bei einer operativen Abtreibung, sonst bei der ersten Mens
Diaphragma, Femcap, Portiokappe	**Nein:** Größenkontrolle bzw. Neuanpassung nach der ersten folgenden Mens

Verhütungsmethode	Quickstart möglich?
Kondom, Femidom	**Ja:** Verwendung möglich, sobald wieder Verkehr erlaubt ist, d. h. nach ca. sieben bis 14 Tagen, wenn der Ausfluss abgeklungen ist
NFP	**Nein:** Es ist nicht klar, wann die nächste Regel kommt. Neubeginn mit der ersten Mens
Kombinationspille (orale Kontrazeptiva), Nuva-Ring und Evra-Pflaster	**Ja:** Beginn drei Tage nach der Abtreibung, Verhütungssicherheit besteht dann nach sieben Tagen, sonst Start am ersten Tag der ersten dem Abbruch folgenden Mens
Gestagenverhütung: Implantat, Minipille, Dreimonatsspritze	**Ja:** Sofort am Tag der Abtreibung oder jederzeit danach. Wird nicht sofort begonnen, dauert es sieben Tage vom Beginn der Einnahme/Anwendung bis zur Verhütungssicherheit Vorteil: unangenehme Prozeduren wie bei Implanon (Verhütungsstäbchen) oder Spritze können noch in der Narkose erfolgen
Hormonspirale Mirena, Jaydess	**Ja:** Einlage direkt bei der Abtreibung, aber erhöhtes Risiko des Verrutschens! Sonst bei der zweiten Mens

* Auch nach einer Fehlgeburtsausräumung, wenn keine weitere Schwangerschaft erwünscht ist

Verhütung in den Wechseljahren

Bis ein Jahr nach der letzten Menstruation können vereinzelte Eisprünge auftreten. Und das kann frau immer erst im Nachhinein beurteilen. Das heißt ganz klar: Erst wenn ein Jahr nach der letzten Regelblutung vergangen ist, dürfen Sie Ihre Verhütung einstellen. Und leider, leider gibt es keine Möglichkeit vorherzusagen, wann das sein wird. Durchschnittlich hören Frauen in

Deutschland mit 52 Jahren auf zu menstruieren, die Spannweite reicht aber von Mitte 40 bis zum Ende der fünften Lebensdekade. Es gibt auch keinen Laborwert, mit dem ein Ende der Fruchtbarkeit sicher vorausgesagt werden kann. In den Wechseljahren können die Blutwerte der weiblichen Hormone nach oben und nach unten tanzen und auch das Anti-Müller-Hormon (AMH), die sogenannte Tankanzeige der Eierstöcke, gibt nicht wirklich zuverlässig Auskunft. Selbst bei einem nicht mehr messbaren AMH-Spiegel werden noch bis zu drei Prozent der Frauen spontan schwanger.

Die Wahrscheinlichkeit, dass eine Schwangerschaft erfolgreich ausgetragen wird, sinkt ab Mitte 40 allerdings rapide. Mit 45 Jahren müssen Frauen, die schwanger werden, mit einer Fehlgeburtsrate von über 80 Prozent rechnen, da die Eizellen, die bereits im Mutterleib angelegt wurden, nun auch schon 45 Jahre alt sind. Es gibt aber durchaus Frauen, die mit 46 oder 47 Jahren gesunde Kinder auf die Welt bringen, auch Schwangerschaften mit 53 Jahren, die glücklich mit einem gesunden Kind ausgingen, sind medizinisch belegt. Und zwar ohne Nachhilfe mit Hormonstimulation und Eizellspende, wie bei amerikanischen Filmstars beliebt und in der Regenbogenpresse gerne verbreitet.

Das heißt, dass sich Frauen auch bei unregelmäßig werdenden Zyklen überlegen müssen, wie sie weiter verhüten, wenn sie sicher nicht schwanger werden möchten. Gerade Frauen, die jahrelang Körperbeobachtung erfolgreich als Verhütungsmethode angewendet haben, müssen in dieser Lebensphase noch mal neu überdenken, ob sie NFP weiterführen möchten. Grundsätzlich spricht nichts dagegen, wenn die Sonderregeln für die Wechseljahre streng beachtet werden. Aber ich beobachte immer wieder, dass bei Frauen nach Jahren mit regelmäßigen Zyklen ein gewisser Schlendrian einkehrt. »Ich kenne meinen Körper, mein Zyklus verläuft immer so und so …« Und plötzlich werden die Zyklen kürzer, 25 Tage statt vorher immer 28, und auch die Eisprünge kommen deutlich früher. Oder die Regel setzt zwei bis drei Monate aus, um dann mit einem fruchtbaren Zyklus wieder zu starten. Anovulatorische Zyklen, das sind solche ohne Eisprung, können sich mit fruchtbaren Zyklen abwechseln, voraussagbar ist dies nicht.

Die Schleimsymptome bekommen hier einen viel stärkeren Stellenwert als die Temperaturkurven. Reine Temperaturcomputer werden unzuverlässig, aber auch die Sicherheit von Hormonmesscomputern wird durch Hormonschwankungen stark beeinträchtigt. Eventuell ist zu überlegen, dann doch eine Barrieremethode zur Körperbeobachtung für die teilweise langen potenziell fruchtbaren Phasen hinzuzunehmen. Manche Frauen steigen auch jenseits des 40. Geburtstages auf eine Sterilisation oder ein IUP um, um vor möglichen Zyklusunregelmäßigkeiten gewappnet zu sein und davon unabhängig entspannt sichere Sexualität genießen zu können. Manche Frauen entscheiden sich ganz bewusst dafür und gönnen es sich, Sex von Verhütung abzukoppeln, nachdem sie jahrelang einen bewussten Umgang mit der eigenen Fruchtbarkeit gepflegt haben.

So unterschiedlich Frauen und ihre Beziehungen sind, so unterschiedlich sind auch die Bedürfnisse in Zeiten nachlassender Fruchtbarkeit. Aber für alle gilt: Vernachlässigen Sie die Verhütung nicht leichtfertig zu früh, wenn Überraschungen für Sie nicht akzeptabel wären. Ich habe schon mehrfach Frauen zwischen dem 43. und 49. Lebensjahr zur jährlichen Krebsfrüherkennung begrüßt, die mit den Worten ankamen: »Ich bin wohl im Wechsel, ich habe schon seit Wochen meine Tage nicht mehr bekommen.« Und dann hatten die vermeintlichen Wechseljahre kleine Füßchen. Welche Methoden sich in der Zeit des Wechsels eignen, zeigt Tabelle 12.

Tab. 12: Hormonfreie Verhütungsmethoden in den Wechseljahren

IUP, Kupferkette	Grundsätzlich immer möglich, Risiken und Nebenwirkungen nehmen mit steigendem Lebensalter nicht zu. Ab 40 sind vor allem langliegende IUP (Kupfer-Gold) sinnvoll, die dann ein Jahr nach der letzten Menstruation gezogen werden können
Kondom, Femidom	Gehen immer! Und sexuell übertragbare Erkrankungen wie HIV und Hepatitis B kommen auch *nach* den Wechseljahren vor
Diaphragma, Femcap, Portiokappe	Wunderbar geeignet, aber bitte immer verwenden, bis die letzte Regel mindestens ein Jahr Vergangenheit ist
NFP, Sensiplan	Sonderregeln für besondere Lebensphasen müssen beherzigt werden, teilweise sehr lange potenziell fruchtbare Perioden
Billings-Methode	Siehe NFP

Temperatur-computer, z. B. Babycomp	Nicht sinnvoll bei unregelmäßigen Zyklen, da erst *nach* einem nach Monaten auftauchenden Eisprung angezeigt wird, dass wieder ein Zyklus beginnt
Hormoncomputer, z. B. Persona	Nicht geeignet, da schwankende Hormonspiegel die Messwerte verfälschen können
Kalendermethode	Ohne regelmäßigen Zyklus nix Kalendermethode, also nicht geeignet
Sterilisation der Frau	Jederzeit geeignet, aber vielleicht ab Ende 40 nicht mehr lohnenswert, da die verhütungsrelevante Zeit nicht mehr allzu lang ist. Trotzdem entschließen sich manche Frauen erst dann, wenn die Zyklen anfangen, unregelmäßig zu werden, um in dieser Lebensphase wirklich Sicherheit zu bekommen

Diskrete Verhütung in komplizierten Lebenssituationen

Diskrete Verhütung bedeutet, dass niemand außer der Frau selber wissen kann, ob sie verhütet oder nicht. Viele Kolleginnen denken bei diesem Stichwort an muslimische Frauen, die nach drei oder vier rasch aufeinanderfolgenden Schwangerschaften eine Pause möchten, ohne dass der Ehemann davon erfährt. Oder denen eine Schwiegermutter, die versessen auf weitere Enkelsöhne ist, im Nacken sitzt und die Badezimmerschränkchen auf Pillenpackungen oder andere verdächtige Objekte kontrolliert.

Kolleginnen, die im Auslandseinsatz waren, berichten aus verschiedenen afrikanischen Ländern, dass die Beliebtheit der Dreimonatsspritzen unter anderem darin begründet ist, dass sie Frauen ermöglichen, autonome Entscheidungen über ihre Fruchtbarkeit zu treffen, ohne Repressalien durch Familienangehörige fürchten zu müssen. Ein kleiner Piks in den Po alle paar Monate, verbunden mit einem Trip zum Markt, der ohnehin erledigt werden musste, das ist unauffällig. Das Pflaster kann schnell abgenommen werden und die Einstichstelle ist schon nach Minuten nicht mehr zu sehen. Dafür nehmen die Frauen auch Nebenwirkungen wie unregelmäßige Blutungen in Kauf.

Aber Vorurteile greifen oft kurz und die Gründe für Frauen, diskret verhüten zu wollen, sind vielfältig. Sei es, dass eine bisexuelle Frau, die mit einer anderen Frau lebt, aber eine heterosexuelle Affäre hat, sich nicht nur vor Infektionskrankheiten sicher schützen möchte. Oder dass eine Frau in einer schwierigen Beziehungsphase definitiv nicht schwanger werden möchte, aber die Auseinandersetzung mit dem Partner über dieses Thema scheut, da er es als Ende der Beziehung sehen könnte, wenn sie sagt: »Ich möchte jetzt kein Kind von dir.« Es gibt die unterschiedlichsten Motive. Auch wenn es theoretisch wünschenswert ist, dass Paare immer offen miteinander kommunizieren, die Lebensrealität ist manchmal kompliziert und gelegentlich braucht die Entscheidung, in einer Beziehung zu bleiben oder auch nicht, Zeit. Zeit, die nicht gerade gut geeignet wäre für eine Schwangerschaft.

Ich sehe mich als Frauenärztin nicht in der Funktion einer moralischen Instanz. Es ist nicht an mir, eine Frau zu verurteilen, die sich mit zwei halbwüchsigen Kindern schwertut, sich von einem suchtkranken und schon wieder rückfälligen Ehemann zu trennen. Ich kann sie aber vor einer weiteren Schwangerschaft bewahren, die sie an ihre Grenzen bringen würde oder ihr den Absprung aus einer für sie und ihre Kinder problematischen Situation gänzlich unmöglich machen würde. Diskrete Verhütung ist nach meiner Erfahrung definitiv nicht nur ein Thema für Frauen, die in engem Großfamilienverband ohne nennenswerte Privatsphäre leben.

Der Erfolg und die Sicherheit von Zeitwahlmethoden beruht auf einer offenen Kommunikation beider Partner, wann Verkehr möglich ist und wann nicht. Daher sind Kalender- und Schleimmethode nur dann diskret, wenn beide Partner gegenüber Außenstehenden diskret verhüten möchten. Barrieremethoden sind ungeeignet, denn sie müssen bis zum Gebrauch irgendwo aufbewahrt werden. Und auch wenn ein Diaphragma für den Mann bei der Penetration so gut wie nie zu spüren ist, dem tastenden Finger in der Vagina entgeht das Diaphragma nicht. Andere Barrieremethoden spürt der männliche Partner auch gelegentlich mit dem Penis – zwar oft nicht störend, sondern stimulierend, aber mit der sehr privaten Entscheidung der Frau, jetzt keine Schwangerschaft zuzulassen, ist das nicht ganz kompatibel. Auch hormonelle Verhütung ist nur zum Teil diskret: Pillenpackungen können gefunden, ein Implanon-Stäbchen kann im Oberarm getastet werden.

Aber ebenso wie die kupferbasierten IUP ist eine Hormonspirale wunderbar diskret, denn der Faden kann tief in den Muttermund hinein gekürzt werden und dann ist wirklich nur per Ultraschalluntersuchung der Gebärmutter festzustellen, ob frau verhütet oder nicht. Daneben kommt in den letzten Jahren auch die transvaginale Sterilisation mit Essure als völlig diskrete dauerhafte Verhütung mehr und mehr ins Spiel, vor allem in Ländern wie Frankreich, in denen die Kosten im Rahmen der staatlichen Gesundheitsfürsorge übernommen werden.

Verhütungsmethoden, die sehr sicher und diskret sind:

- IUP mit in den Muttermund hinein gekürzten Fäden (alle Modelle)
- Essure (keine Narben, kein Krankenhausaufenthalt – Cave: die ersten drei Monate nicht sicher! Nachuntersuchung nötig)
- Dreimonatsspritzen (allerdings mit potenziellen Blutungsstörungen und anderen möglichen Nebenwirkungen)

12 Pille ade – was tun, wenn der Zyklus nicht gleich rund läuft?

»Nichts ist so unregelmäßig wie die Regel.«
(dusseliger Gynäkologen-Kalauer) – Von guten und weniger guten Dingen, die wir unserem Körper zumuten

Schwierig ist für manche Frauen nicht die Verhütung ohne Hormone an sich, sondern der Wechsel von einer Pille auf eine andere Verhütungsmethode. Der Zyklus muss sich erst wieder einspielen und was bei den allermeisten wunderbar klappt, verläuft für einige holperig. Viele Frauen setzen die Pille ab und haben wieder einen völlig regelmäßigen Zyklus, wie sie ihn vor der Einnahme hatten – oder sind sofort nach dem Absetzen schwanger. Ich habe mehr als einmal erlebt, dass eine Frau wegen einer Post-Pill-Amenorrhö (Ausbleiben der Mens nach Nutzung der Pille) zu mir kam und bei der Untersuchung zeigte der Herzschlag einen sehr lebendigen Grund für das Ausbleiben der Regel an … »Ja, aber ich wollte doch noch gar nicht, ich dachte, das dauert Monate, bis ich nach der Pille schwanger werden kann!« Nein, viele Frauen sind sofort wieder fruchtbar, und wie!

Andere haben mehr Schwierigkeiten, vor allem Frauen, deren Zyklus vor Beginn der hormonellen Verhütung nicht ganz rund lief, haben gelegentlich mehr als nur leichten hormonellen Schluckauf mit Zyklusunregelmäßigkeiten: Die Regel kommt erst einmal einige Monate gar nicht oder die Abstände zwischen den Regelblutungen sind unregelmäßig, andere ärgern sich mit Zwischenblutungen herum. Aber nach längerer Zwangspause durch die Einnahme der Pille wissen die Eierstöcke manchmal nicht sofort, wie das mit der Hormonproduktion so richtig ging. Die Pille veräppelt den Körper, spielt ihm vor, frau sei frisch schwanger und die Eierstöcke müssten sich mit Eisprung und Hormonproduktion nicht abgeben.

Die Pille wirkt auf mehrere Arten einer Schwangerschaft entgegen: Zum einen verhindert sie den Eisprung dadurch, dass von Beginn des Zyklus an ein künstliches Gestagen eine Gelbkörperphase imitiert – und diese Phase findet normalerweise erst nach dem Eisprung statt. Zum anderen dickt der Muttermundschleim ein und lässt Spermien nicht mehr durch, auf diese Weise zieht der Körper die Zugbrücke normalerweise erst nach einer Befruchtung hoch, um die entstehende Schwangerschaft vor Bakterien zu schützen. Als dritter Effekt, den Frauen als geringe Pillenpausenblutung spüren, baut sich nur wenig Schleimhaut (Endometrium) als mögliches Eibett für eine Einnistung auf.

Manchmal sind die Eierstöcke nach einer Zwangsruhepause dann regelrecht verschlafen und kommen nur etwas langsam wieder in die Pötte, das sollte sich aber nach einigen Monaten von alleine eingespielt haben. Läuft danach immer noch nicht alles rund, ist es dennoch nicht richtig, die Pille als den großen Sündenbock und hormonelles Übel abzustempeln, denn es kann auch sein, dass die Pille hormonelle Probleme maskiert hat. Vielleicht bestand da schon ein Fehler im Hormonsystem, der sich nur nicht zeigte, da mit den synthetischen Hormonen der Zyklus jahrelang immer schön regelmäßig kam. Es war aber eben nicht der eigene, sondern der Standardzyklus aus der Blisterpackung.

In der Praxis fragen wir nach, wie der Zyklus vor Einnahme der Pille war und warum die Pille am Anfang verordnet wurde: wirklich nur für Lust und Liebe oder weil die Menstruation unregelmäßig, sehr stark oder anderweitig beschwerlich war? Wegen vielen Schmier- und Zwischenblutungen? Oder wegen Problemen mit starker Akne, weil der Körper zu viele männliche Geschlechtshormone bildete? Da finden sich oft Hinweise, dass die Hormone nicht schön ausbalanciert waren und der Zyklus nicht ganz glatt und reif verlief. Und was Frauen nicht gerne hören, denn das klingt nach Falten und grauen Haaren: Wir werden alle älter, Mist! Mit 15 mit der Pille begonnen, wegen Akne und einer Mens, die nur alle sechs Wochen kam, dann aber stark und schmerzhaft, mit 32 dann die Pillenmüdigkeit und nach dem Absetzen kommt die Regel nur alle drei bis sechs Monate. Da stellt sich für mich die Frage, ob die Pille schuld ist oder ob es schlicht sehr einfach war, an dem zugrunde liegenden Hormonproblem vorbeizusehen, denn mit Pille schien ja alles regelmäßig und einfach zu sein.

Ohne synthetische Hormone haben wir wieder unseren Zyklus, er ist ein individueller Ausdruck der Selbstregulation des Körpers und oft ein Hinweis, wo der »Haussegen« schief hängt. Unser Zyklus kann uns auch zeigen, dass wir nicht gut mit uns umgehen. Mit Anfang 20 stecken wir Fehlernährung oft noch gut weg, können durchgefeierte Nächte besser kompensieren und trotz Schlafmangel einen halbwegs intelligenten Eindruck an der Uni erwecken.

Mitte bis Ende 30 zeigen uns dann verstärkte prämenstruelle Symptome wie Brustspannen, miese Laune, Bauchdruck und Kleckerblutungen an, dass viel Stress, Fastfood und Zucker dem Körper doch etwas ausmachen. Die neue Verhütung ist selten schuld an den Problemen.

Die Menstruation kann aber auch stärker oder schmerzhafter als vorher mit der Pille sein, auch wenn ein IUP super sitzt. Meine Kollegin und ich erleben in der Praxis immer wieder, dass bei Frauen, die mit einem IUP plötzlich Menskrämpfe oder eine starke Blutung haben, nach einigen Monaten mit Heilpflanzen der Zyklus wunderbar unkompliziert verläuft, obwohl das IUP noch an genau derselben Stelle sitzt wie vor der Heilpflanzenkur. Also sollten erst mal alle Möglichkeiten ausgeschöpft werden, den Zyklus zu regulieren, bevor ein IUP oder eine Kette beschuldigt und voreilig wieder entfernt wird.

Frauen, die mit NFP bzw. Sensiplan verhüten, sind gelegentlich frustriert, dass sich die ersten Monate nach Absetzen der Pille kein schöner regelmäßiger Eisprung mit einer stabilen Hochlage einstellt. Aber gerade an der Temperaturkurve lässt sich oft phantastisch erkennen, wo das Problem sitzt: Eireifungsstörung, Gelbkörper nicht stabil? Alle hormonellen Probleme zu erläutern würde ein weiteres Buch füllen. Daher will ich mich im Folgenden auf einige Hinweise zur Selbstbehandlung häufiger Umstellungsprobleme beschränken.

Erste Grundregel der Ernährungsmedizin: GIGO!

GIGO steht für »garbage in, garbage out« und heißt unter Programmierern und anderen Technikspezialisten so viel wie: Füttere ich meinen Computer mit Müll, kommt auch nur Müll heraus. Stimmt die Nährstoffzufuhr nicht und erhält der Körper nicht die Bausteine, um Hormone herzustellen, wird es mit einem regelmäßigen Zyklus schwierig. Geschlechtshormone stellt der Körper aus Fetten und Cholesterin her, Prostaglandine (das sind Gewebehormone) aus ungesättigten Fettsäuren, die sich in Leinöl, Nachtkerzen- und Borretschsamen finden. Für die Produktion der Hormone der Hirnanhangdrüse, die den Eierstöcken den Marschbefehl geben, sind essenzielle Aminosäuren nötig.

Bei sehr einseitiger Ernährung oder bei Mangelernährung hat es der Körper schwer, die benötigte Menge an Hormonen zu bilden. Wir erleben in der Praxis immer wieder, dass Frauen, die im ersten Anlauf sagen, sie würden sich »normal« ernähren, bei genauer Nachfrage von Brot, Pizza und Pasta leben. Auch vegetarisch lebende Frauen verzehren nicht alle, wie erwartet, viel Gemüse und Obst, sondern bestreiten zum Teil als »Pudding-Vegetarierinnen« ihr Dasein mit Schokolade, Milchreis und Weißbrot. Auch wenn Kakaobohnen auf Bäumen wachsen, Schokolade ist kein Obst.

Mehr Fett! Aber gutes!

Wir leben in einer Zeit, in der ein starker Druck auf Frauen lastet, einem überschlanken Schönheitsideal zu entsprechen. Manche Frauen reduzieren den Fettanteil in der Nahrung sehr stark, um nicht zuzunehmen. Aber Fette werden nicht nur benötigt, um fettlösliche Vitamine wie Vitamin A aus dem Darm aufzunehmen, sie sind auch Bausteine für die Hormone selber. Unterhalb eines bestimmten Prozentsatzes an Körperfett beschließt der weibliche Körper, dass für eine Schwangerschaft nicht genug Reserven vorhanden sind, und zeigt sich an einem regelmäßigen Zyklus mit Eisprung desinteressiert.

Dies gilt nicht nur für Frauen, die gleich auf den ersten Blick untergewichtig scheinen, denen der Body-Mass-Index unter 18 sofort anzusehen ist. Gerade bei sehr sportlichen Frauen, die viel trainieren und Normalgewicht auf die Waage bringen, ist oft das Verhältnis von Muskelmasse zu Fett verschoben und auch hier sagt der Organismus: Stopp, nicht genug Speckreserven für ein Baby, daher kein Interesse an einem regelmäßigen Zyklus! Der Fachbegriff der »female athlete triad« bezeichnet die Trias aus ausbleibender oder sehr seltener Regel, Knochenmassenverlust und unterkalorischer Ernährung im Verhältnis zum Verbrauch.

Daraus folgt: Wenn der Zyklus sich nicht einpendelt, sollten Sie Ihre Ernährung unter die Lupe nehmen. Hegen Sie keine übertriebene Angst vor Fett und Cholesterin in der Nahrung und nehmen Sie hochwertige, vor allem auch ungesättigte Fettsäuren in den Speiseplan auf. Gesättigte Fettsäuren und vor allem Transfettsäuren (in gehärteten Pflanzenfetten enthalten) sollten soweit wie möglich gemieden werden, da der Körper diese nicht in wertvolle Stoffe umbauen kann. Ist gute, ausgewogene Ernährung ein Problem, etwa weil mitten im Examen die Zeit zum Kochen fehlt oder starke psychische Barrieren gegen Fettverzehr erst weichen müssen, ist dreimal täglich eine bis zwei Kapseln mit Ölen, die Gamma-Linolensäure enthalten, ein Kompromiss, zum Beispiel hypo-A Nachtkerzen-Borretschsamenöl oder Epogam. So erreichen Sie bei minimalem Einsatz von Fettkalorien eine maximale Aufnahme von mehrfach ungesättigten Fettsäuren.

Aber auch das Gegenteil kann ein Problem sein. Wenn auch lange nicht alle Frauen, die nicht gertenschlank sind, hormonelle Probleme haben, so geht starkes Übergewicht häufig mit einer Insulinresistenz einher. Betroffene haben zwar keine Zuckerkrankheit (Diabetes mellitus), benötigen aber deutlich höhere Insulinmengen als andere Menschen. Da ein hoher Insulinspiegel die Ausschüttung des luteinisierenden Hormons (LH) der Hirnanhangdrüse aus dem Takt bringt (LH steigt zu früh und zu hoch im Zyklus an), kommt es zu einer Eireifungsstörung. Der Körper kann sich nicht so richtig entscheiden, welcher der Bewerber für den nächsten Eisprung ausgewählt werden soll, und der Zyklus »bleibt stecken«. Bei bestimmten Formen des PCO-Syndroms (polyzystische Ovarien) spielt eine Insulinresistenz eine große Rolle.

Der Rat, Gewicht abzunehmen, ist meist viel leichter gegeben, als umgesetzt. Bei einer Insulinresistenz ist eine langfristige Ernährungsumstellung nach einem niedrigen glykämischen Index, zum Beispiel gemäß Logi-Konzept nach Dr. Worms oder das »Schlank im Schlaf«-Konzept[27] nach Dr. Pape, für viele Frauen besser geeignet als niedrigkalorische oder fettsparende Diäten. Bei starkem Übergewicht mit einem BMI über 35 ist auch zu bedenken, das Bauchfett eine hormonelle Funktion hat. Im Bauchspeck findet sich das Enzym Aromatase, das Östrogen aktiviert und damit das Gleichgewicht von Östrogen zu Progesteron (der Taktgeber für die Menstruation) hin zu einer Östrogendominanz verschieben kann. Regelmäßige Bewegung senkt die Insulinresistenz ebenfalls, dabei müssen es wirklich keine sportlichen Höchstleistungen sein. Regelmäßig dreimal die Woche 30 Minuten zügiges Spazierengehen oder eine andere Alltagsbewegung wie mit dem Fahrrad zur Arbeit zu fahren wirken sich schon positiv auf den Insulinspiegel und damit auf die hormonelle Regulation aus.

27 Den Titel »Schlank im Schlaf« finden meine Kolleginnen in der Praxis und ich unglücklich gewählt. Andererseits: »Langfristig gesünder durch weniger Insulin in der Nacht« würde sich wahrscheinlich nicht so gut verkaufen.

Vitamine und Spurenelemente

Dass die Einnahme der Pille den Körper an bestimmten Mikronährstoffen verarmen lässt, hat sich noch nicht allgemein herumgesprochen, aber es ist wissenschaftlich ganz klar nachgewiesen, dass Frauen, die lange die Pille genommen haben, viel niedrigere Speicherwerte und Blutwerte von Vitamin B1, B2, B3, B6, B12 und Folsäure haben. Auch ein Mangel an Mineralstoffen wie Zink, Selen und Magnesium kann durch die langjährige Einnahme der Pille, oft in Kombination mit unausgewogener Ernährung, entstehen. Nicht nur Jodmangel, auch ein Mangel an Selen und Zink kann die Funktion der Schilddrüse behindern. Da Schilddrüsenstörungen wiederum die Eierstöcke belästigen, kann es Sinn machen, neben einer vollwertigen, ausgewogenen Ernährung zeitweise entsprechende Nahrungsergänzungen zu nehmen, bis sich der Zyklus wieder eingespielt hat, zum Beispiel einmal täglich je eine Kapsel hypo-A B-Komplex plus und hypo-A Selen. Eine vollwertige Ernährung ausführlich zu besprechen würde völlig den Rahmen dieses Buches sprengen. Unsere Faustregeln in der Praxis sind:

Von allem ein bisschen, von nichts zu viel. Eine große Vielfalt an Nahrungsmitteln versorgt uns mit allem, was wir brauchen. Auch scheinbar Gesundes kann schädlich sein, wenn das Maß nicht stimmt. Wer zu jeder Mahlzeit Vollkornprodukte verzehrt – morgens Müsli, mittags Vollkornpasta, abends Vollkornbrot – hat oft einen fürchterlich schlechten Zinkspiegel, da die Phytate in Ballaststoffen das Zink binden. Weizenkeime enthalten viel Zink, aus einem Weizenvollkornbrot kann es der Körper aber nicht gut aufnehmen. Allein die Dosis macht, dass ein Ding kein Gift sei!

Zu 80 bis 90 Prozent richtig gut essen. So bleibt für maximal 20 Prozent Raum für sinnfreien Genuss oder Bequemlichkeit. Wir machen uns mit genügend Dingen Stress im Leben und der Druck, 100 Prozent der Zeit optimal zu essen, muss nicht auch noch sein!

Möglichst saisonal, regional und naturbelassen einkaufen. Lange Transportwege und Lagerzeiten von Gemüse und Obst vermindern den Vitamingehalt drastisch.

Inhaltsstoffliste durchlesen. Wenn etwas enthalten ist, das Ihre Oma nicht kannte und Sie ohne Studium der Biochemie oder verwandter Naturwissenschaften nicht aussprechen können, dann das Produkt meiden. Oder Sie zählen es zu den erlaubten 20 Prozent Genussessen – wohlgemerkt zählt hierbei nicht der einzelne Inhaltsstoff, sondern das ganze Produkt.

Fleisch, Eier und Milchprodukte nur in Bioqualität kaufen. Solche Produkte sollten möglichst von Tieren aus artgerechter Freilandhaltung bzw. mit Grasfütterung stammen. Die in den Futtermitteln bei konventioneller Tierhaltung eingesetzten Hilfsstoffe im Kraftfutter (wozu brauchen die Tiere Kraft, wenn sie nicht aus dem Stall dürfen?) und Antibiotika können als endokrine Disruptoren (siehe Seite 247) wirken. Antibiotika in der Tieraufzucht verändern unsere Darmflora, was wiederum den Kreislauf der Östrogene verändert. Denn: Östrogene werden in der Leber abgebaut und die Abbauprodukte teilweise über die Niere ausgeschleust, teilweise über die Gallenblase in den Darm abgegeben und dann ausgeschieden. Je nachdem, wie die Darmflora zusammengesetzt ist, wird viel recycelt und vom Darm wieder zurück in den Körper geführt. Eine gestörte Darmflora erhöht somit das Angebot an Östrogenen im Körper, da der Recyclinganteil steigt. Wer sehr gerne Fleisch isst, aber sehr knapp bei Kasse ist und sich Biofleisch beim besten Willen nicht leisten kann, sollte eben seltener und bewusst Fleisch genießen und sich nicht stressen, das fällt dann unter die 20 Prozent. Aber bitte keine billigen Wurstwaren, diese haben oft einen sehr hohen Anteil an mehr oder weniger versteckten Fetten (gesättigte, bäh!) und da sich im Fettgewebe von Tieren Schadstoffe wie Pestizide ansammeln können …

Prämenstruelle Störungen

Ist nach Absetzen der Pille der Zyklus zwar regelmäßig, aber prämenstruelle Stimmungsschwankungen sind ein Problem für die Frau und ihre Umwelt, so ist zu bedenken, dass eine zu niedrige Versorgung mit B-Vitaminen den Tryptophanhaushalt im Gehirn beeinträchtigt. Ist ausreichend Vitamin B6 vorhanden, kann der Körper Trypthophan in Serotonin umwandeln, und eine gute Versorgung mit Serotonin wiederum sorgt für eine ausgeglichene Stimmung. Um die Speicher zügig wieder aufzufüllen, kann es sinnvoll sein, ein gutes B-Komplex-Präparat für zwei bis drei Zyklen in einer erhöhten, therapeutischen Dosierung zu nehmen, mit über 12 mg Vitamin B6 pro Tag. Auch wenn eine Überdosierung bei den wasserlöslichen B-Vitaminen fast nicht möglich ist, da der Körper einen Überschuss über die Niere ausschleusen kann, sollten Sie hochdosierte Vitaminpräparate auf Dauer nur nach Rücksprache mit Ihrer Ärztin einnehmen.

Auch Magnesium, das die Muskulatur entkrampft, und Gamma-Linolensäure, zum Beispiel in Nachtkerzen- und Borretschsamenöl, helfen häufig, ein prämenstruelles Syndrom zu lindern und die Menstruation weniger schmerzhaft zu gestalten. Allerdings nur, wenn tatsächlich ein ernährungsbedingter Mangel vorliegt – und Sie dem prämenstruellen Schokoladenhunger widerstehen, denn Zucker ist ein Magnesiumräuber allererster Güte.

Frauen, die eine antiandrogene Pille eingenommen haben, die hautaustrocknend und gegen Akne wirkt, schlagen sich in den ersten drei bis sechs Monaten häufig mit sehr fettiger Haut und Mitessern herum. Wenn die hormonell unterdrückende Wirkung der Pille wegfällt, braucht es oft einige Zeit, bis sich die Unreinheiten mit einem regelmäßigen Zyklus wieder bessern. Konsequente Hautpflege ohne stark entfettende Mittel, die die Talgproduktion weiter anheizen würden, ist das Gebot. Sie sollten außerdem nicht ohne Abschminken ins Bett gehen, sich regelmäßig eine tiefe Hautreinigung bei einer guten Kosmetikerin gönnen und keine Kosmetikprodukte und Cremes, die Filmbildner (Fette, die die Poren verstopfen) enthalten, verwenden. Das hilft ebenfalls, die Pickelbildung klein zu halten. Da Kupfer und Zink im Blut des Menschen Gegenspieler sind, können möglicherweise die geringen Mengen Kupfer, die eine Spirale abgibt, bei einem bereits bestehenden Zinkmangel, die Waage noch etwas mehr in die Schieflage bringen. Da ein Mangel an Zink Hautprobleme und Haarausfall begünstigen kann, macht eventuell die Einnahme eines Zinkpräparates in der Umstellungsphase Sinn. Zinkmangel wird unter anderem durch den Verzehr von Vollkornprodukten gefördert, da Phytate aus den Getreiderandschichten Zink binden. Zinktabletten wie Unizink bitte daher nie gleichzeitig mit Müsli, Getreidebrei oder Vollkornbrot futtern!

Gut gerüstet für die Zeit nach der Pille

Gerade Frauen, die direkt nach dem Absetzen der Pille schwanger werden, sind von einem Mangel an Folsäure bedroht, der leider Fehlbildungen beim werdenden Kind begünstigt, beispielsweise einen offenen Rücken (Spina bifida). Vitamin-B12-Mangel fördert Blutarmut und Erschöpfung in der Schwangerschaft. Auch wenn Sie sich dieses Buch nicht gekauft haben, weil Sie sich gerade ein Kind wünschen, denken Sie bitte daran, wenn Ihnen eine Freundin erzählt: Letzte Pillenpackung gekauft, danach geht es ins Trainingslager, im nächsten Jahr soll ein Baby im Haus sein! Wenn es irgend geht, sollten die letzten drei Monate der Pilleneinnahme von einem guten Vitamin-B-Komplex-Präparat begleitet werden, beispielsweise ein- bis zweimal täglich eine Kapsel hypo-A B-Komplex plus, die mitten in einer Hauptmahlzeit eingenommen werden (vegetabile Kapsel, keine Zusatzstoffe, keine Allergene, also für viele Frauen kompatibel).

Endokrine Disruptoren

Leider können zahlreiche Stoffe, die in unserer Umwelt vorkommen bzw. unsere Umwelt belasten, an die Hormonrezeptoren in unserem Körper andocken. Auf diese Weise können sie falsche Informationen über unseren hormonellen Zustand an die Zellen liefern. Diese Stoffe nennen sich Xenoöstrogene (xeno = fremd) oder endokrine Disruptoren, ein Begriff, den ich gerne mit »Drüsenstörenfriede« übersetze. Zu den hormonellen Störenfrieden gehören Parabene in Kosmetika, die zum Beispiel über Bodylotionen in den Körper gelangen können, aber auch Weichmacher wie Bisphenol A (BPA), die in Plastikflaschen, Lebensmittelbehältern und Schweißfolie vorkommen können. Wenn Zyklusstörungen vorhanden sind, sollten Sie Ihre Lebensgewohnheiten überprüfen und zum Beispiel Kosmetik auf toxische Inhaltsstoffe überprüfen (siehe Anhang).

Hilfe aus der Natur: Heilpflanzen

Menstruationsschmerzen, ein unregelmäßiger Zyklus und starke Menstruationsblutungen – alle drei Probleme können Ausdruck eines unausgewogenen Hormonhaushalts sein. Im Idealfall lassen Sie sich individuell mit einem passenden homöopathischen Mittel oder mit einer maßgeschneiderten Heilpflanzenkombination behandeln. In hartnäckigen Fällen ist bei Schmerzen eine Behandlung mit Neuraltherapie sehr erfolgreich, bei unregelmäßigem Zyklus und starken Blutungen hilft die traditionelle chinesische Medizin. Die folgenden Ratschläge können Ihnen nicht die Frauenärztin ersetzen. Aber ich kann Ihnen zumindest ein paar erprobte und bewährte Heilpflanzen vorstellen, mit denen wir in der Praxis ca. 70 Prozent der Frauen erfolgreich behandeln, vor allem solche, die nach dem Wechsel von einer Pille auf ein IUP oder ein anderes Verhütungsmittel von hormonellem Chaos und ungewöhnlichen Blutungsmustern gebeutelt sind.

Frauenmantel (Alchemilla xanthochlora, synonym Alchemilla vulgaris)

Im wissenschaftlichen Vergleich nimmt der Frauenmantel neben anderen Pflanzen wie Mönchspfeffer (Agnus castus) und Traubensilberkerze (Actea racemosa bzw. nach alter Nomenklatur Cimicifuga racemosa) her kümmerlich Raum ein. Diese seit alters für Frauenprobleme angewendete Pflanze lässt sich mit stofflicher Erforschung schlecht greifen, einzig sicher nachgewiesen ist eine abdichtende Wirkung auf die Darmschleimhaut bei Durchfall. Durch die enthaltenden Gerbstoffe wirkt Frauenmantel zusammenziehend und die ebenfalls enthaltenen Flavonoide beruhigen und regenerieren gereizte Oberflächen des Körpers.

Der Frauenmantel hat in der Gynäkologie seine Stärke im Bereich der feinen Energien, er wirkt sanft hormonausgleichend und psychisch wie energetisch abdichtend. Wenn Sie ein Blatt der Alchemilla vulgaris, wie die Pflanze wissenschaftlich heißt, umdrehen, fällt zum einen auf, dass das Blatt die Form eines Capes hat – wie ein Frauenmantel aus dem Mittelalter, der vorne oder an der Schulter mit einer Fibel geschlossen wurde. Daneben beeindruckt die Behaarung des Blattes, sanft und weich wie ein Fell. Der Frauenmantel ist die Pflanze für dünnhäutige und sensible Frauen, bei denen beruflicher oder partnerschaftlicher Stress, Veränderungen im Lebensrhythmus und in der Ernährung schnell Verschiebungen im Menstruationszyklus bewirken. Auf

Störungen reagiert der Körper hier mit Zwischenblutungen oder zeitlichen Verschiebungen der Mens.

Alchemilla legt sich wie ein kleiner Pelz über die Schultern und lässt frau ein kleines bisschen dickfelliger gegen die Fährnisse des Alltags werden. Frauenmantel lässt sich gut als Heiltee zubereiten oder als Tinktur verwenden. Wir haben in der Praxis mit der Ceres Urtinktur, die aus der frisch geernteten Pflanze schonend hergestellt wird, bessere Erfahrungen gesammelt als mit Tinkturen aus getrocknetem Kraut. Die Tinktur wirkt eher etwas stärker im psychischen Bereich, wenn die Dünnhäutigkeit emotionaler Natur ist. Den Tee aus dem getrockneten Kraut (beispielsweise aus der Apotheke) empfehle ich als Teekur über zwei bis drei Monate, wenn äußere Umstände den Zyklus irritieren und das Problem, zum Beispiel Zwischenblutungen nach dem Sex, eher auf der körperlichen Ebene liegt.

Symptome und Situationen, bei denen Frauenmantel hilft:

- Überempfindlichkeit, Dünnhäutigkeit
- Zyklus schwankend, leicht durch äußere Einflüsse wie Reisen, Stress, Ernährungsumstellung zu verschieben
- Zwischenblutungen, Schmierblutungen mittzyklisch zum Eisprung

Dosierung: Ceres Alchemilla vulgaris Urtinktur dreimal täglich zwei Tropfen nach dem Essen auf der Zunge zergehen lassen. Alternativ: dreimal täglich eine Tasse frisch aufgebrühten Tee nach dem Essen trinken. Dazu einen leicht gehäuften Teelöffel pro Tasse mit kochendem Wasser aufgießen, zugedeckt fünf bis sieben Minuten ziehen lassen, dann abseihen.

Frauenmantel ist auch ein bewährter Bestandteil des Nestreinigungstees nach Margret Madejsky (Tab. 13). Diese Teemischung reinigt den Körper milde bei Kinderwunsch nach längeren Krankheiten, Belastungen oder dem Ausgesetztsein gegenüber Umweltschadstoffen. Für ein bis drei Zyklen werden zwei Tassen am Tag getrunken. Dazu pro Tasse einen gehäuften Teelöffel der Kräutermischung mit 200 ml kochendem Wasser übergießen und ca. fünf Minuten zugedeckt ziehen lassen.

Achtung, starke Ausleitungs- und Detox-Tees enthalten oft Heilpflanzen, die auch eine Ausleitung über die Menstruationsblutung anregen. Sie können die Menstruation stärker und schmerzhafter machen! Bei anderen Teerezepten zur »Blutreinigung« bitte Vorsicht walten lassen.

Tab. 13: Nestreinigungstee nach Margret Madejsky

Heilpflanze	Wirkung
30 g Frauenmantelkraut *(Alchemilla vulgaris)*	Reguliert den Zyklus, hilft bei Zwischen- und Schmierblutungen, vor allem für dünnhäutige, empfindliche Frauen geeignet
30 g Gundelrebenkraut *(Glechoma hederacea)*	Milde Frühjahrspflanze zur Regeneration, reinigt die Oberflächen des Körpers, vor allem die Schleimhäute
30 g Taubnesselkraut mit Blüten *(Lamium album)*	Flavonoidreiche Pflanze, regeneriert die Oberflächen und hilft gegen Ausfluss
20 g Storchschnabelkraut *(Geranium robertianum)*	Reinigt das Lymphsystem
20 g Brennnesselblätter *(Urtica urens)*	Regt die Nieren an, schwemmt aus
20 g Goldrutenkraut *(Solidago virgaurea)*	Entzündungshemmend, kräftigt die Nieren und hilft ihnen bei der Ausscheidung. Achtung, die Echte Goldrute verwenden!
20 g Schafgarbenblüten *(Alchemilla millefolia)*	Altes Wundheilungskraut, regt die Regeneration des Körpers an, leicht gestagenfördernd, entkrampfend
10 g Stiefmütterchenkraut *(Viola tricolor)*	Stoffwechselregulierend, klärt Haut und Schleimhäute

Mönchspfeffer

Diese Heilpflanze trägt auch den Namen Keuschlamm, eine Übersetzung der lateinischen Bezeichnung Vitex agnus castus: Agnus ist das »Lamm (Gottes)« und castus bedeutet »keusch«. Aber keine Angst, diese gut erforschte Pflanze, die bei Frauen die Progesteronproduktion anregt und einen zu langen Zyklus reguliert, lässt Ihre Libido nicht schwinden. Bei Männern soll dies anders sein und das war über Jahrhunderte auch das Haupteinsatzgebiet des Mönchspfeffers. Schon Dioskurides, einer der Militärärzte Kaiser Neros im alten Rom, empfahl die Früchte des im Mittelmeerraum wild wachsenden Halbstrauches. In Wein gesotten sollten sie an die Soldaten auf Truppentransporten ausgeschenkt werden, um den Trieb zu dämpfen und die im Heereslager gelangweilten Soldaten zu bremsen, sich gegenseitig zu vermöbeln. Die römischen Feldherren wussten noch nichts von Testosteron, Östrogenen und Gestagenen, aber dass die Pflanze Männer milde stimmt, war bekannt.

Im Mittelalter wurden die Keuschlammfrüchte oft zur Fastenzeit in Kräuterbieren verwendet, um den Männern das zölibatäre Leben einfacher zu machen. Und das nicht nur in den Klöstern, denn phasenweise war selbst Eheleuten der Geschlechtsverkehr vor und während religiöser Feiertage streng verboten. Bis zu 200 Tage pro Jahr waren für Verheiratete als zölibatäre Tage deklariert, alle anderen sollten ja sowieso nicht sündigen. Finsteres Mittelalter!

Der Mönchspfeffer ist nicht gut als Teepflanze geeignet. Da die Wirkstoffe überwiegend fettlöslich sind, wird Alkohol als Auszugsmittel benötigt. Aus diesen Extrakten werden dann Fertigpräparate hergestellt. Mit qualitativ hochwertigen Extrakten ist in den vergangenen Jahren viel geforscht worden, die Effekte sind hormonell gut messbar. Agnus castus stimuliert die Hirnanhangdrüse, woraufhin der Körper der Frau mit einer besseren und schnelleren Eireifung reagiert und vor allem in der zweiten Zyklushälfte die Progesteronproduktion ankurbelt.

Mönchspfeffer wirkt akut bei Unterleibskrämpfen während der Mens, vor allem wenn eine etwas höhere Einmaldosis genommen wird. Einmal zwei bis vier Tabletten Agnucaston oder 100 Tropfen Agnolyt bei Beginn der Menskrämpfe helfen manchen Frauen besser als eine konventionelle leichte Schmerztablette.

Die eigentliche Domäne dieser schönen Heilpflanze ist aber die Regulierung unregelmäßiger, verlängerter und schmerzhafter Menstruationen. Dazu muss sie aber regelmäßig über einen längeren Zeitraum eingenommen werden, das heißt, drei bis sechs Monate lang. Der Effekt tritt oft erst ab dem dritten Zyklus ein, da ist etwas Geduld gefragt. In meiner Praxis kombinieren wir die Dauereinnahme in den ersten Monaten oft mit entkrampfenden Menstruationstees, einen guten Schmerztee finden Sie in **Kapitel 3** (im Abschnitt »Nach der IUP-Einlage«).

Heute wird der Mönchspfeffer als Fertigmedikament in folgenden Situationen verwendet:

- Zu langer Zyklus
- Unregelmäßige Abstände zwischen den Menstruationen
- Regelschmerzen, die mit der Blutung kommen und krampfartig im vorderen Unterbauch sitzen
- Brustspannen vor der Regel
- Wassereinlagerungen vor der Regel
- Prämenstruelle Verstimmungen vom weinerlich-depressiven Typ, oft gepaart mit unstillbarem Schokoladenhunger

Dosierung: drei bis sechs Monate lang jeden Morgen eine Tablette Agnucaston vor dem Frühstück einnehmen. Die Einnahme sollte morgens erfolgen, da die Hirnanhangdrüse zu dieser Tageszeit in Bezug auf die weibliche Hormonproduktion besonders aktiv ist. Leider gibt es seit einigen Jahren Agnucaston nur noch als Tabletten, der Fluidextrakt wird nicht mehr hergestellt. Wenn Sie Probleme haben, Tabletten zu schlucken, sind jeden Morgen 40 Tropfen Agnolyt in etwas Wasser eine gute Alternative. Bei den Tropfen bemängeln manche Frauen, dass sie nicht gut schmecken. Wie der Name der Pflanze sagt: Mönchspfeffer hat einen scharfen Geschmack. Sofort etwas anderes hinterherzutrinken, etwa Kaffee, stört wie Wirkung nicht, es ist ja eine phytotherapeutische Zubereitung und kein homöopathisches Mittel, das über die Mundschleimhaut einwirken soll.

Traubensilberkerze

Diese Pflanze trägt eine Reihe weiterer Namen wie Frauenwurzel, im Englischen »squaw root«, botanisch heißt sie Actaea racemosa oder nach alter Nomenklatur Cimicifuga racemosa. Die nordamerikanischen und kanadischen Indianerinnen schätzen sie seit Jahrhunderten unter dem Namen »black cohosh« als Heilpflanze. Anfang des 19. Jahrhunderts fand sie auch Eingang in die europäische Medizin. In Deutschland wird diese wunderbare Heilpflanze eher als Wechseljahrespflanze wahrgenommen und in der Literatur auch meist so beschrieben – sehr schade, denn Cimicifuga kann deutlich mehr. Bei den Indianerinnen verwendeten auch deutlich jüngere Frauen den Wurzelstock, gerade wenn nach Geburten der Zyklus unangenehm verlief.

Die Traubensilberkerze hat einen sehr komplexen Wirkmechanismus. Sie regt den Körper an, mehr weibliche Hormone (Östrogene und Progesteron) zu bilden, und senkt die Menge an freiem, aktivem Testosteron im Blut. Neueste Forschungsergebnisse weisen zudem darauf hin, dass Cimicifuga-Extrakte den Serotoninspiegel im Gehirn positiv beeinflussen können, was den »entspannenden Effekt zwischen den Ohren« bei bestimmten Formen von prämenstruellen Beschwerden erklären würde, den wir seit Jahren beobachten.

Auch bei Cimicifuga ist es wichtig, qualitativ hochwertige Fertigextrakte zu verwenden (siehe Basiswissen Heilpflanzen auf unserer Praxis-Homepage). Als Teepflanze ist der Wurzelstock nicht geeignet, zum einen lösen sich nicht alle Inhaltsstoffe in Wasser, zum anderen hat die Pflanze einen sehr merkwürdigen Geruch und Geschmack. Der lateinische Namen Cimicifuga (lat. cimex für »Wanze« und fuga für »Flucht«) spiegelt sich im alten Namen Wanzenkraut. Deutsche Siedler in Nordamerika verwendeten die Pflanze oft im Bettstroh, um Ungeziefer fernzuhalten, denn Insekten mögen den Geruch auch nicht.

Die Traubensilberkerze verordnen wir in folgenden Fällen:

- Kurze Zyklen von weniger als 26 Tagen
- Starke Blutungen mit Klumpenbildung (Koagel)
- Vorkleckern, das einige Tage vor der eigentlichen Regelblutung beginnt
- Menstruationsschmerzen, die vor der Regel beginnen, oft nach hinten in den Rücken ausstrahlen und besser werden, sobald die Blutung richtig fließt – wie ein Ventil, das geöffnet wird
- Prämenstruelle Beschwerden mit Kreuzschmerzen, Blähbauch, gereizter Stimmung, geringer Frustrationstoleranz, innerer Unruhe, Überforderungsgefühlen, Schlafstörungen, oft mit Aufwachen zwischen drei und vier Uhr und nicht wieder gut Einschlafenkönnen, die Beschwerden bestehen teilweise ab dem Eisprung, der oft früh im Zyklus liegt

Dosierung: drei bis sechs Monate lang jeden Abend vor dem Schlafengehen eine Tablette Klimadynon uno. Bei starken Beschwerden kann im ersten Monat die Dosis verdoppelt werden auf zwei Tabletten zur Nacht, dann tritt die Wirkung rascher ein. Auch die Traubensilberkerze ist eine Pflanze, für die es drei bis sechs Zyklen Geduld braucht.

Bitte wundern Sie sich nicht, wenn im Beipackzettel steht: »Nicht ohne Befragen eines Arztes länger als sechs Monate einnehmen.« Dieser Satz steht bei vielen hormonregulierenden Pflanzen im Beipackzettel, damit Patientinnen bei anhaltenden Beschwerden mit einer längeren Selbstmedikation keine ernsthaften Erkrankungen verschleppen und den regelmäßigen Check-up bei der Frauenärztin nicht vergessen. Wissenschaftliche Langzeitbeobachtungen mit bis zu 52 Monate langen Einnahmen haben bei qualitativ hochwertigen Extrakten keine ernsthaften Nebenwirkungen gezeigt. Trotzdem gilt der Grundsatz: Im Zweifel einmal durchchecken lassen, ob wirklich alles okay ist.

Weltweit sind in der Literatur einige Fälle von Leberwerterhöhungen nach Einnahme von Cimicifuga-Extrakten beschrieben worden, die nach Absetzen wieder zurückgingen. Fast alle Patientinnen, die betroffen waren, hatten eine vorgeschädigte Leber und zum Beispiel eine Hepatitis durchgemacht oder längere Zeit zu viel Alkohol konsumiert. Und in allen Fällen handelte es sich um Präparate aus Ländern, in denen die Qualitätsvorschriften und -kontrollen für Heilpflanzenextrakte sehr lasch sind. In den USA, aus denen einige Fälle gemeldet wurden, gelten Heilpflanzenextrakte als Nahrungsergänzung und die Auszugsmittel und das Herstellungsverfahren müssen teilweise gar nicht deklariert werden. Das heißt, der Verbraucher kann sich beim Kauf nicht informieren, ob Ethanol (Weingeist, Trinkalkohol) oder Industriealkohole verwendet wurden und wie viel Heilpflanzenmaterial in dem Extrakt steckt.

In Deutschland ist für apothekenpflichtige Phytopharmaka das gesamte Herstellungsverfahren zu dokumentieren und offenzulegen, ansonsten erhalten die Präparate keine Zulassungsnummer (siehe Basiswissen Heilpflanzen auf unserer Praxis-Homepage). Außerdem müssen für den Verbraucher sichtbar das Extraktionsmedium, das Droge-Extrakt-Verhältnis, auch alle Hilfsstoffe wie Laktose sowie der Energiegehalt in Broteinheiten (für Diabetikerinnen wichtig) deklariert werden. Wenig verblüffend, dass in Deutschland noch kein einziger Fall von Leberproblemen durch Einnahme von Traubensilberkerzenextrakten gemeldet wurde …

Bestehen sowohl Symptome, die für Mönchspfeffer sprechen, als auch solche, die Traubensilberkerze erfordern, vor allem bei starken Blutungen und heftigen prämenstruellen Störungen, können auch beide Heilpflanzen für drei Monate kombiniert werden. Nehmen Sie dann eine Tablette Agnucaston morgens und eine Tablette Klimadynon uno am Abend. Die Traubensilberkerze und der Mönchspfeffer ergänzen sich super, wenn die weiblichen Hormone stärker aus dem Ruder gelaufen sind. Teerezepte als akute Hilfe bei starker und krampfartiger Menstruationsblutung finden Sie im **Kapitel 3** unter der Überschrift »Nach einer IUP-Einlage« (Seite 88).

Es gibt natürlich noch ganz viele, spannende weitere Pflanzen und gerade bei hochsensiblen Frauen, die auf kleinste Reize reagieren, ist es häufig sinnvoller, den Bereich der stofflich wirkenden Phytopharmaka zugunsten der Homöopathie zu verlassen. Aber hier enden die Möglichkeiten eines Buches und es beginnt die individuelle Medizin, die in die Hände einer naturheilkundlichen Ärztin oder Heilpraktikerin gehört.

13 Nachwort: Ende gut, alles gut?

Jetzt haben Sie einen Überblick über die Verhütungsmethoden gewonnen, die ohne Hormone funktionieren. Was bleibt also noch zu sagen? Verhütung existiert nicht im luftleeren Raum, sondern zwischen Frauen und Männern innerhalb einer Gesellschaft und ihren Untergruppen. Es ist spannend zu sehen, wie sich die Erwartungen an Verhütung und deren Wahrnehmung in den letzten 100 Jahren verändert hat. Ein solcher Blick mag Anlass geben, unsere Situation heute neu zu überdenken.

Wo kommst du her, wo gehst du hin?

Das Angebot an Verhütungsmethoden ist heute so groß wie noch nie. Im Gegensatz zu Frauen vorangegangener Generationen haben wir heute viele Wahlmöglichkeiten, die mich immer wieder dankbar machen. In Gesprächen mit sehr alten Patientinnen sind oft Sätze gefallen wie: »Ihr jungen Deerns habt es so gut. Dass wir keine Verhütungsmittel hatten, hat mir die ganze Jugend versaut!« Manche Äußerungen haben mich fast umgehauen. Als ich 1997 einer 75 Jahre alten Dame in der Klinik mein Beileid bekundete darüber, dass ihr Mann vor einigen Wochen verstorben war, antwortete sie resolut: »Nein, das muss Ihnen nicht leid tun. Der Erwin, das war schon immer ein Ekel! Damals konnte man ja nicht ausprobieren, ob man zusammenpasst, da wurde gleich geheiratet, dann war ich sofort schwanger und mit einem Kind die Scheidung einzureichen war undenkbar.« Dahinter stehen viele Jahre in einer unglücklichen Beziehung.

Aber auch für die Männer war es sicher oft nicht leicht, heiraten zu müssen, weil »etwas unterwegs« war, und dann als Versorger zu funktionieren. Irische Kolleginnen erzählten, dass es lange auf den Dörfern die »shotgun marriages« gab, bei der der Bruder oder Vater der Braut mit der Schrotflinte im Kirchenschiff stand, damit der junge Mann, der die Braut geschwängert hatte, nicht in letzter Sekunde Reißaus nahm.

Gelegentlich erzählten auch Kollegen, die ihre Zeit als Medizinalassistent in den 1960er-Jahren absolviert hatten, von den fürchterlichen Momenten in der Ambulanz, wenn wieder eine blutende – manchmal auch sterbende – Frau eingeliefert wurde, die eine unprofessionelle illegale Abtreibung hatte vornehmen lassen. Ein mittlerweile den wohlverdienten Ruhestand genießender Kollege erzählte mir einmal im Nachtdienst, er sei deshalb in den 1970er-Jahren ein vehementer Befürworter der Abtreibung gewesen. Er habe an Demonstrationen teilgenommen und protestiert, weil er es nicht mehr mit ansehen konnte, dass in der Klink, in der er seine Ausbildung machte, jede Woche mindestens eine Frau mit zerstörter Gebärmutter, schmerzgekrümmt und elend, eingeliefert wurde. Und oft musste er ohnmächtig zusehen, wie ihm die junge Frau unter den Händen wegstarb. Von abgebrochenen Stricknadeln, die noch in der Gebärmutter steckten, Bauchfellentzündungen, Notoperationen, lebenslangen Verstümmelungen der Frauen, die verzweifelt genug waren, ihre Schwangerschaft nicht austragen zu wollen, legt auch das hervorragend recherchierte Museum für Verhütung und Abtreibung in Wien gruseliges Zeugnis ab. Die Lebensrealität von Frauen hatte bis weit ins letzte Jahrhundert sehr hässliche Seiten und hat es in vielen außereuropäischen Ländern auch heute noch.

Aber nicht nur die Methoden selbst, auch der Kontext hat sich geändert, in dem Verhütung verfügbar ist. Die enge Sexualmoral, die Geschlechtsverkehr nur innerhalb einer Ehe akzeptierte und in deren Rahmen Verhütung nur für Frauen vorsah, bei denen ernsthafte medizinische Gründe gegen weitere Schwangerschaften bestanden, hat sich gewandelt. Unvorstellbar ist auch die Idee, Verhütungsmittel gerade noch denjenigen Frauen zuzugestehen, die bereits mit den vorhandenen Kindern an ihre Grenzen kamen, erschöpft, blutarm und abgearbeitet waren. Viele von uns finden es selbstverständlich, dass Paare selbstbestimmt die Zahl, den Zeitpunkt und den Abstand zwischen ihren Nachkommen bestimmen und die unterschiedlichsten Lebensentwürfe gelebt werden dürfen.

Wenn ich diese Berichte von Zeitzeuginnen Revue passieren lasse, denke ich oft, dass wir heute gar nicht wissen, wie gut wir es in vielen Beziehungen haben. Und doch hat dieser Prozess auch andere Seiten. Durch die gute Verfügbarkeit der Kontrazeptiva in den meisten europäischen Ländern hat sich zum Beispiel die Verantwortung für die Verhütung völlig verschoben. War es in den 1960er- und 1970er-Jahren noch selbstverständlich, dass Mann und Frau sich gemeinsam Gedanken machten, wie eine Schwangerschaft zur Unzeit verhindert werden konnte, hat sich in den vergangenen 40 Jahren leise eingeschlichen, dass in den meisten Fällen die Verantwortung völlig aufseiten der Frau liegt. Gut, in den 1960er-Jahren brauchte eine Frau in Deutschland die Einwilligung ihres Ehemanns, um eine Arbeitsstelle anzunehmen, einen Führerschein zu machen und ein eigenes Konto zu eröffnen. Aber die verfügbaren Methoden Coitus interruptus, Kondome oder zeitweilige Abstinenz waren ohne die Mitarbeit des Mannes zum Scheitern verurteilt. Es war völlig klar, dass ein verhütungswilliges Paar aus zwei Personen bestand.

Eine mittlerweile sehr alte Kollegin berichtete mir, wie ihr damaliger Frauenarzt Ende der 1960er-Jahre auf ihren Wunsch nach einem Diaphragma reagierte: Er meckerte los, dass sie ja wohl einen ziemlichen Dämlack als Freund erwischt habe, wenn der nicht »aufpassen« und sich um die Verhütung kümmern könne. Verantwortungsvolle Männer gibt es auch heute noch und ich freue mich immer, wenn Paare gemeinsam zu Verhütungsberatung kommen. Aber soziologische Untersuchungen belegen, dass in vielen Partnerschaften die Männer mittlerweile meinen, Verhütung sei Frauensache.

Es ist gut, wenn Frauen selbstbestimmt entscheiden können, wann sie schwanger werden wollen. Es ist auch ein unschätzbarer Vorteil, wenn Frauen, die sich nicht fest binden wollen, Vorkehrungen treffen und ihre Sexualität frei ausleben können. Keine Angst vor einer ungeplanten Schwangerschaft zu haben ist ein wichtiger Faktor, die eigene Sexualität mit anderen zu erkunden. Aber in einer festen Beziehung geht das Thema wirklich beide an. Gerade bei Frauen um die 40, die über Libidomangel klagen, stellt sich manchmal eine unbefriedigende Verhütungssituation als Ursache dar und nicht Hormonmangel oder das FLK-Syndrom[28]. Entweder wünscht sie sich noch ein weite-

28 Laut Dr. B. Kleine-Gunk helfen bei bestimmten Libidoproblemen die besten Tabletten nicht weiter. Wenn er für seine Stereoanlage richtig große, leistungsstarke Boxen mit gutem Sound besorgen würde und im Player liege die gleiche CD, die ihn schon seit Monaten anöde, dann sei der Hörgenuss nicht toll. Wenn zu Hause ein »furchtbar langweiliger Kerl« (FLK) sitzt, mit dem frau nur noch zusammen bleibt, weil er ein liebevoller Vater für die Kinder ist, dann helfen Hormonanalysen nichts. Das Thema Libidostörungen ist komplex. Überarbeitung oder nicht erkannte Depressionen können genauso dahinter stecken wie ein Beziehungsproblem, das sich gelegentlich darin äußert, dass er sich paschahaft drückt, die Verantwortung für seine Zeugungsfähigkeit zu übernehmen und sie die Zuständigkeit nicht mehr will.

res Kind, er aber nicht – aber er weigert sich auch, zur Vasektomie zu gehen oder Kondome zu benutzen. Oder sie hat in ihrem Leben schon alle Methoden ausprobiert, hat keine Lust mehr, Hormone zu schlucken, hat auch keinen Bock mehr auf eine weitere Spirale, will sich auch nicht immer ums Diaphragma kümmern und findet, nach den zwei Schwangerschaften und Geburten sei er mal an der Reihe. Und er überlegt jetzt seit sechs Monaten, ob er mal zur Beratung – also wirklich erst mal nur zur Beratung – zum Urologen geht. Und wenn ich direkt anspreche, ob die fehlende sexuelle Lust vielleicht eine unbewusste Vermeidungsstrategie sein könnte, weil sie eigentlich nicht verhütet und es mit zwei Kindern zu Hause und dem Job schon grenzwertig viel Belastung ist, guckt sie mich erstaunt an und sagt, da könne etwas dran sein.

Warum ich die vergangenen, oft harten Zeiten für Frauen ist Bewusstsein rufen möchte? Ist das nicht gruselig und unappetitlich und braucht in unserer modernen, aufgeklärten westeuropäischen Welt gar keine Rolle mehr zu spielen? Nun, das Wissen darüber, wo wir herkommen und wie sich Dinge geschichtlich entwickelt haben, auch die Geschichte von Verhütung und Abtreibung, setzt unser Handeln in eine sinnvollere Perspektive. Und wie ich schon im Vorwort schrieb: Nicht nur ich, sondern Kolleginnen in verschiedenen europäischen Ländern – Ärztinnen, Krankenschwestern, Beraterinnen – nehmen seit einiger Zeit einen Trend war, dass immer mehr Frauen zur Verhütungsberatung kommen und eigentlich gar nichts wollen. Sie wollen keine Hormone, das sei unnatürlich, keine Spirale, da das ein Eingriff in den Körper sei, sich mit dem eigenen Körper zu beschäftigen und die Handhabung eines Diaphragmas oder eines NFP-Kurvenblattes zu erlernen ist ihnen zu aufwendig. Aber schwanger werden wollen sie auf keinen Fall. »Wasch mir den Pelz, aber mach mich nicht nass!«

Gleichzeitig steigt die Anforderung an die Sicherheit der Verhütungsmethode. Eine ungeplante Schwangerschaft soll unbedingt vermieden werden, geht gar nicht, ist undenkbar … Für viele junge Frauen scheint der Sicherheitsaspekt der wichtigste Entscheidungsfaktor für eine Verhütungsmethode zu sein und ich erlebe regelrechte Panik, wenn ich erkläre, dass keine Methode eine Schwangerschaft 100-prozentig verhindern kann. Das, was älteren Frauen als eine paradiesische Auswahl erscheint und zuverlässiger als alles, was ihnen zugänglich war, empfinden andere heute entweder als nicht sicher genug oder zu unnatürlich oder mühsam. Wir brauchen den Blick zurück, um zu verstehen, dass Fruchtbarkeit ein angeborener Teil unseres

Lebens ist, und um einen Sinn dafür zu bekommen, dass das Leben nicht immer planbar und alles sicher ist. Im Vergleich zu den Generationen von Frauen, die einen oder beide Weltkriege, die Krisenzeit dazwischen und die Nachkriegszeit mit Aufbau und Mangel erlebt haben, ist unser Leben heute sehr sicher und in den meisten Fällen sehr satt.

Unser Wissen hat zugenommen, aber damit wuchsen auch die Überinformation und die Verwirrung. Wahrnehmung und Beschäftigung mit unserem Körper haben sich im Durchschnitt verschoben. Während es der Frauengesundheitsbewegung der 1970er- und 1980er-Jahre darum ging, sich Wissen über die eigenen Körperfunktionen anzueignen, den eigenen inneren Raum zu erobern und sich für Aufklärung von Frauen einzusetzen, erleben wir heute oft eine Scheinaufgeklärtheit. Theoretisch ist ganz viel Wissen verfügbar, es geht aber in der großen Menge der Informationen unter und das Augenmerk hat sich auf Äußerlichkeiten verschoben. Laut Prof. Dr. med. Hans-Joachim Ahrendt, der sich professionell um Gynäkologie, Verhütung und Sexualwissenschaft verdient gemacht hat, kennen viele junge Frauen heute ihren Körper äußerlich genau, »bis hin zum letzten depilierten Schamhaar«. Sie vergleichen ihren Körper mit mageren Idealbildern der Modewelt und der Werbung, die oft genug mit Bildbearbeitungsprogrammen verändert wurden, oder mit den operativ nachgebesserten Bodys von Filmstars und Models. Die Größe der Brüste oder der Venuslippen sind oft Anlass für Körperscham, sie werden vor dem Spiegel mit dem Maßband ausgemessen, aber eine Vorstellung, wie groß die eigene Gebärmutter oder gar die Klitoris ist, fehlt. »Wie, so klein?«, höre ich sowohl beim gemeinsamen Betrachten des Uterus im Beckenorganmodell auf meinem Schreibtisch als auch beim Zeigen der verschiedenen Spiralenmodelle. »Wie, so groß?«, bekomme ich oft als Reaktion, wenn ich ein durchschnittlich großes 70-Millimeter-Diaphragma aus der Schublade hole.

Und ganz zum Schluss:

Meine gynäkologische Privatpraxis ist keine Beratungsstelle! Sie dürfen gerne als Patientin zu uns in die Praxis kommen, aber wir führen keine Beratungen per Telefon oder per E-Mail durch.

Meine Wünsche am Ende des Buches

Da die Zahl der Patientinnen, die meine Kolleginnen und ich in meiner Praxis in Kiel persönlich begleiten können, begrenzt ist, habe ich mich hingesetzt und dieses Buch aus der täglichen Arbeit mit Frauen heraus geschrieben. Ich hoffe, dass ich nicht nur viele nützliche Informationen vermittelt habe, sondern auch den einen oder anderen Denkanstoß geben konnte, über unseren weiblichen Körper und unser Leben mit und in ihm. Meine Wünsche am Ende des Buches sind große:

Mögen alle Frauen frei sein, dort zu lieben, wohin ihr Herz sie trägt, und frei sein, ihre Körper zu schenken und zu teilen, mit wem sie es für richtig halten.

Mögen Frauen ihren Körper als ein Geschenk und einen Segen lieben lernen und ihn fröhlich bewohnen.

Kiel, am 2. Mai 2015

Zur Autorin

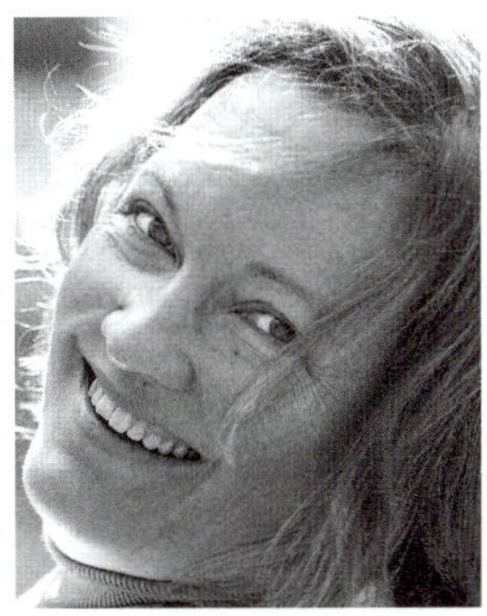

Dr. med. Dorothee Struck ist Fachärztin für Gynäkologie und Geburtshilfe und Ärztin für Naturheilverfahren mit eigner Praxis in Kiel. Schon während des Studiums galt ihr besonderes Interesse den Alternativen zu Pille & Co: Bei ihrer ehrenamtlichen Mitarbeit in der Verhütungsberatung im Feministischen Frauengesundheitszentrum Kiel lernte sie alternative Verhütungsmethoden kennen – und sah, dass es weit mehr gibt, als im Medizinstudium vermittelt wurde. Ihren Blickwinkel erweiterten auch ihre Auslandsaufenthalte, in denen sie erfuhr, wie Menschen in anderen Kulturen und unter verschiedenen sozialen Gegebenheiten mit Verhütung umgehen. Aus den Fragen ihrer Patientinnen und dem Wunsch, das eigene Wissen möglichst vielen Frauen zur Verfügung zu stellen, entstand dieses Buch.

Anhang

Literaturempfehlungen & Links

Sie sind hier sehr knapp gehalten und beziehen sich auf Bücher oder Quellen, die für die praktische Anwendung der Verhütungsmethoden relevant sind oder gute Informationen über Frauengesundheit im weiteren Sinne bieten. Für diejenigen, die tiefer einsteigen möchten und wissenschaftliche, überwiegend englischsprachige Literatur nicht scheuen, findet sich eine ausführliche Liste der Literaturempfehlungen und Links sowie eine Liste der Frauengesundheitszentren, in denen eine Diaphragmaanpassung möglich ist, auf unserer Praxishomepage www.frauengesundheit-kiel.de unter dem Stichwort »Verhütung« zum Download.

Falls Sie sich wundern, warum dort teilweise sehr alte Literatur aufgeführt ist: Bahnbrechende Erkenntnisse und große Sprünge in der Entwicklung der Verhütungsmittel gab es überwiegend in den 1960er- und 1970er-Jahren. Dr. Carl Djerassi, einer der Hauptentwickler der Anti-Baby-Pille, sagte in Hamburg 2013 auf einem Kongress zum 50. Geburtstag der Pille, das unter den heutigen Bedingungen, die politisch und rechtlich auf die Forschung einwirken, ein Präparat wie die Pille nicht mehr zu entwickeln und zur Marktreife zu bringen wäre. Die Gründe sind vielfältig, von den saftig gestiegenen Versicherungsprämien für medizinische Studien, die dazu führen, das nur große Pharmakonzerne Interesse haben, Produkte zu beforschen (die dann auch saftigen Gewinn versprechen), bis hin zur sehr umfangreich gewordenen Aufklärungen, die für Probandinnen in Studien mittlerweile Pflicht sind. Eigentlich gut für die Probandinnen, aber ganz ehrlich: Wer hat in einer normalen Arztpraxis dafür Zeit? Und eine eigenen »study nurse« (Krankenschwester, die die Datensammlung, Vorbereitung etc. organisiert) können sich auch nur wieder große Forschungszentren leisten. Viel Grundlagenforschung und große Datenmengen über IUP und Diaphragmen stammen daher aus den 1960er- und 1970er-Jahren. In den letzten Jahren haben wir eine starke Zunahme von Studien und Daten fast ausschließlich aus den Bereichen der hormonellen Verhütung und aus dem Bereich NFP zu verzeichnen. Schade eigentlich! Hinter Forschungsvorhaben zu hormonellen Präparaten stehen oft Pharmafirmen, NFP-Anwenderinnen senden häufig Kopien ihrer Kurvenblätter an wissenschaftliche Projekte wie die der Universität Düsseldorf, da sie motiviert sind, die Methode zu fördern. Aber wer sammelt eigentlich die Erfahrungen glücklicher Diaphragmabesitzerinnen?

Frauengesundheit allgemein

Chalker R: Klitoris, die unbekannte Schöne. Orlanda 2012

Di Marino V, Lepidi H: Anatomic study of the clitoris and the bulbo-clitoral organ. Springer 2014

Forleo M: Make every man want you. McGraw Hill Book 2008 – Der Titel ist irreführend, es ist ein Buch über gute Selbstfürsorge, locker zu lesen und eine Anregung, auch ohne Kerl an der Seite ein erfülltes Leben zu führen (was die Jungs manchmal mehr anlockt als verzweifelte Suche ...)

Henning A-M, Bremer-Olszewsky T: Make Love – ein Aufklärungsbuch. Rogner & Bernhard 2012

Méritt L (Hrsg.): Frauenkörper neu gesehen. Ein illustriertes Handbuch. Orlanda 2014

Northrup C: Frauenkörper – Frauenweisheit: Wie Frauen ihre ursprüngliche Fähigkeit zur Selbstheilung wiederentdecken können. Goldmann 2010

Schäfgen M: Kommen Sie doch, wie Sie wollen. Orlanda 2008

Scholz G: Das Tor ins Leben. Lebensgut 2007

Smith RP, Turek PJ: Netter Collection, Medizinischer Atlas – Reproduktionssystem. Urban und Fischer 2012

Young WF: Netter Collection, Medizinischer Atlas – Endokrines System. Urban und Fischer 2012

Museum für Verhütung und Abtreibung in Wien: http://de.muvs.org

»Vulvina«: Film von Ella Berlin zur positiven Benennung unserer Geschlechtsorgane: www.youtube.com/watch?v=w17OSvumkew

61 Minuten Sex: geniale Filme zur Sexualaufklärung auf Youtube: www.youtube.com/user/61MinutenSex

Barrieremethoden

www.medintim.de – Informationen zu Diaphragma, Femcap und Caya

www.caya.eu

Zeitwahlmethoden

Arbeitsgruppe NFP: Natürlich & sicher – Das Praxisbuch. Trias, 9. Auflage 2012

Arbeitsgruppe NFP: Natürlich & sicher – Das Arbeitsheft mit Zyklusbeispielen von Pubertät bis Wechseljahren. Trias 2012

Raith-Paula E, Frank-Hermann P, Freundl G, Strowitzki T: Natürliche Familienplanung heute. Springer, 5. Auflage 2013. Wissenschaftliches, ausführliches Werk rund um alle Aspekte des NFP

Cyclotest Lady: speziell für die Zyklusmessung entwickeltes Thermometer, zu beziehen über jede Apotheke unter der Pharmazentralnummer (PZN) 01753150

Die andere Hälfte des Himmels

Baker JP: Conscious conception: elemental journey through the labyrinth of sexuality. North Atlantic Books 2009

Gray M: Roter Mond. Stadelmann (vorauss. Ende 2015)

Jütte R: Lust ohne Last: Geschichte der Empfängnisverhütung von der Antike bis zur Gegenwart. C. H. Beck 2003

Nachverhütung

Maguire DC: Sacred rights – The case for contraception and abortion in world religions. Oxford University Press 2003

Stadelmann I: Die Hebammensprechstunde. Stadelmann, 17. Auflage 2005

Zyklusstörungen nach Absetzen der Pille

Engelsing A-M: Homöopathie ganz weiblich: Die sanfte Methode für umfassendes Wohlbefinden. Trias 2008

Lemberger H, Mangiameli F: Das neue große LOGI-Kochbuch. Verlag Systemed 2014

Madejsky M: Alchemilla: Eine ganzheitliche Kräuterheilkunde für Frauen. Goldmann 2000

Pape D, Cavelius A, Ilies A, Schwarz R, Trunz-Carlisi E: Schlank im Schlaf – das Kochbuch. Gräfe und Unzer 2014

Analysen von Kosmetikinhaltsstoffen

www.kosmetikanalyse.org

www.toxfox.de

Glossar

Anwendersicherheit – durchschnittliche Sicherheit einer Verhütungsmethode im täglichen Leben (praktische Anwendung) mit allen Fehlerquellen bezogen auf 100 Frauenjahre, d.h. bezogen auf 100 Frauen, die damit ein Jahr verhüten

Barrieremethoden – Verhütungsmethoden, bei denen eine mechanische Barriere das Zusammentreffen von Samenzellen und Eizelle verhindert, dazu gehören Kondome, Femidom, Diaphragmen, Portiokappen

Basaltemperatur – morgendliche Körperkerntemperatur, die immer am gleichen Ort gemessen wird

Bauchfell – spiegelglatter Überzug aller inneren Organe im Bauchraum, der dafür sorgt, dass die Organe sich gegeneinander verschieben können

Diaphragma – weibliche Barrieremethode, die kuppelförmig über dem Muttermund sitzt

Döderlein-Bakterien – Milchsäurebakterien, auch Laktobazillen genannt, die den Großteil der Vaginalflora bei gesunden Frauen zwischen Pubertät und Wechseljahren stellen und durch die Produktion von Milchsäure und Bakteriozinen (das sind Stoffe, die andere Bakterien fernhalten) Infektionen verhindern

Eierstöcke – in diesen Organen reifen die Eizellen heran und es werden Geschlechtshormone, die Östrogene und Progesteron, produziert, in kleinen Mengen auch männliche Hormone

Eileiter – seidenzarter, aber aktiver Transportkanal, der die Eizelle und Samenzellen zusammenführt und nach der Befruchtung sanft Richtung Gebärmutter schuckelt

Eisprung – das herangereifte Eibläschen im Eierstock bricht auf und setzt die reife Eizelle frei. Jetzt läuft die Uhr: Kommt es in den nächsten zwölf Stunden nicht zu einer Befruchtung der Eizelle, sinken die Chancen auf eine Schwangerschaft in diesem Zyklus rasant ab

Endometrium – zweischichtige Schleimhaut, die die Gebärmutter auskleidet. Aus der unteren Schicht bildet sich das Eibett. Tritt keine Schwangerschaft ein, fließt sie mit der Menstruation ab, bei Eintritt einer Schwangerschaft wandelt sie sich in die Eihülle (Amnion) um

Femcap – weibliche Barrieremethode aus Silikon, von der Form an eine Matrosenmütze erinnernd. Sie wird oft zu den Portiokappen gezählt

Follikel – Eibläschen in den unterschiedlichen Reifungsstadien

Gebärmutter – muskulöses Organ, das einem heranwachsenden Baby Hülle, Raum und Nahrung geben kann, aber nicht muss

Gebärmutterhals – unterer Teil der Gebärmutter, der in die Scheide (Vagina) hineinreicht und über eine kleine Öffnung, den Muttermund, eine Verbindung zwischen der Scheide und der Gebärmutterhöhle bildet

Gelbkörper – Nach dem Eisprung geht das Eibläschen nicht in Rente, sondern wird innerhalb von zwei bis drei Tagen richtig aktiv: Es bildet als Gelbkörper für zehn Tage viel Progesteron, wenn ein hormonelles Signal kommt, dass eine Schwangerschaft eingetreten ist, auch deutlich länger

G-Punkt – eher G-Zone, ein Gebiet aus Schwellkörpern um die Harnröhre herum, das in der vorderen Scheidenwand liegt, die G-Zone ist ein Teil des Klitorisorgans

Gestagene – Gruppe von weiblichen Geschlechtshormonen, auch Gelbkörperhormone genannt. Sie wirken als Taktgeber für den Zyklus und erhalten eine Schwangerschaft aufrecht

Gynefix – Kupferkette, rahmenlose Spirale

Hirnanhangdrüse – kleines Organ, vorne unter dem Großhirn gelegen, das Arbeitsanweisungen für die hormonellen (endokrinen) Drüsen ausgibt: Schilddrüse, Eierstöcke, Nebennierenrinde und auch die Milchproduktion in der Stillzeit werden von Hormonen der Hirnanhangdrüse reguliert

IUP – intrauterines Pessar, umgangssprachlich als Spirale bezeichnet. Verhütungsmittel, das in die Gebärmutter eingesetzt wird

Klitoris – großes, unter der Haut von Vulva und Vagina liegendes Organ (von außen ist nur die kleine Perle zu sehen), dessen einzige Funktion ist, bei sexueller Erregung Vergnügen zu bereiten

Menarche – allererste Regelblutung im Leben einer Frau

Menopause – letzte Regelblutung im Leben einer Frau

Methodensicherheit – Sicherheit einer Verhütungsmethode, wenn sie immer absolut korrekt angewendet wird (maximale Sicherheit, die mit dieser Methode möglich ist)

Muttermund – Öffnung der Gebärmutter, durch die unsere Kinder ausschlüpfen

Myometrium – Muskulatur der Gebärmutter

NFP – natürliche Familienplanung, Bezeichnung für die symptothermale Methode, d. h. die Kombination von Temperaturmessung und Körpersymptomen

Östrogene – Gruppe weiblicher Sexualhormone, die den Zyklus starten und in der Gebärmutter mit der Schleimhaut jeden Monat ein Eibett aufbauen

Ovarien– *siehe* Eierstöcke

Ovulation – *siehe* Eisprung

Portio – Teil des Gebärmutterhalses, der in die Scheide hineinreicht und mit den Fingern tastbar ist

Portiokappe – Barrieremethode, die direkt auf die Portio aufgesetzt wird

Progesteron – das wichtigste Gestagen (Gelbkörperhormon)

Symphyse – »Venusknochen«, der vordere, mittlere Teil des Beckenrings, der eigentlich kein Knochen ist, sondern harter Knorpel

Tube – *siehe* Eileiter

Uterus – *siehe* Gebärmutter

Vulva – äußere weibliche Geschlechtsorgane: Venushügel, innere und äußere Lippen, Damm

Zeitwahlmethoden – Ermittlung der fruchtbaren Tage anhand der Temperatur und/oder anderer Körpersymptome

Zervix – *siehe* Gebärmutterhals

Register

U, V, W

X, Y, Z